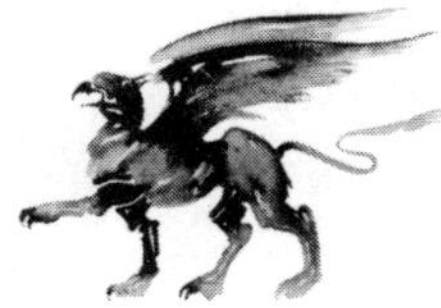

BERNARD MAYER

Die Dynamik der Konfliktlösung

Ein Leitfaden für die Praxis

Aus dem Amerikanischen
von Maren Klostermann

KLETT-COTTA

Klett-Cotta
www.klett-cotta.de
Die Originalausgabe erschien unter dem Titel »The Dynamics of Conflict Resolution. A Practitioner's Guide« im Verlag Jossey-Bass

Printed in Germany
Schutzumschlag und Foto: Roland Sazinger, Stuttgart
Gesetzt aus der ITC Stone Serif von Dörlemann Satz, Lemförde
Auf säure- und holzfreiem Werkdruckpapier gedruckt und gebunden von fgb – freiburger graphische betriebe
ISBN 978-3-608-94433-4

Bibliographische Information der Deutschen Nationalbibliothek
Die Deutsche Nationalbibliothek verzeichnet diese Publikation in der Deutschen Nationalbibliographie; detaillierte bibliographische Daten sind im Internet über <http://dnb.d-nb.de> abrufbar

Inhalt

EINLEITUNG

Konflikte und ihre Lösungen: Eine Frage des Denkens

Das Verständnis von Konflikten ist eine grundlegende Voraussetzung für ihre Lösung. Wer einen Konflikt beenden will, muß zunächst sein Wesen begreifen. Ein erfolgreicher Friedensstifter oder Konfliktmittler zeichnet sich nicht durch ein Arsenal an Verfahren, Methoden oder Techniken aus, sondern durch eine bestimmte Denkweise, feste Wertvorstellungen, einige analytische und zwischenmenschliche Fähigkeiten und einen klaren Fokus.

Ich möchte in diesem Buch einige praktische Ideen unterbreiten, die dazu beitragen sollen, Konflikte besser zu verstehen und dann zu lösen. Mediatoren und andere Konfliktmittler arbeiten nicht in erster Linie in der Welt der Theorie, aber sie stützen sich auch nicht ausschließlich auf bestimmte Verfahren oder Interventionsinstrumente. Erfolgreiche Konfliktmittler setzen vielmehr eine Mischung aus persönlichen Fähigkeiten, inhaltlichem Wissen und praktischen Konzepten ein. Diese Konzepte bilden das Verbindungsglied zwischen Theorie und Praxis. Durch sie wird es möglich, daß sich bestimmte Kenntnisse und Fähigkeiten zu einem Berufsfeld entwickeln, daß die allgemeine Praxis von spezifischen Erfahrungen geprägt wird und daß die Menschen, die diese Tätigkeit ausüben, durch ständige Reflexion reifen. Der Bereich der professionellen Konfliktlösung befindet sich in einer Entwicklungsphase, die eine Konzentration auf diesen konzeptuellen Rahmen erfordert.

Ich konzentriere mich in diesem Buch hauptsächlich auf die Frage, wie Konfliktmittler auf produktive Weise über Konflikte und ihre Lösung nachdenken können, und weniger darauf, wie sie handeln sollten. Ich stelle Ideen und Denkansätze vor, die zu einer erfolgreichen Verhandlungsführung, Mediation, Moderation und Kommunikation beitragen können. Diese Konzepte müssen von unseren praktischen Erfahrungen und unseren Wertvorstellungen geprägt sein, aber sie haben selbst wiederum großen Einfluß auf unser konkretes Handeln in Konfliktsituationen. Ich stütze mich bei diesen Konzepten auf die Erfahrungen, die ich in mehr als zwei Jahrzehnten als Mediator, Moderator, Trainer von Konfliktlösungsverfahren und Gestalter von Konfliktlösungssystemen gesammelt habe. Bei der Herausbildung dieser praktischen Konzepte, die ich in meiner Arbeit anwende, hat für mich der Prozeß der Selbstreflexion eine entscheidende Rolle gespielt. Nach meiner Überzeugung entfalten wir als praktische Theoretiker unsere größte Kreativität, wenn wir uns bemühen, die Erklärungen, zu denen wir in bezug auf Konflikte und Konfliktlösungen neigen, mit den Beobachtungen zu verbinden, die wir über unser tatsächliches Handeln in realen Situationen machen.

Meine Erfahrungen als Konfliktlösungstrainer haben mich von der zentralen Bedeutung praktischer Konzepte überzeugt ebenso wie von ihrer entscheidenden Rolle für die Weiterentwicklung dieses Bereichs. Ich habe wiederholt erlebt, daß Menschen in die Seminare kamen, weil sie lernen wollten, was man als Mediator, Moderator oder Verhandlungsführer »machen muß«. Die Herausforderung bestand darin, ihre Aufmerksamkeit stattdessen darauf zu richten, wie sie auf kreative Weise über Konflikte und deren Beilegung *denken* können und wie sie dieses *Denken* in den vielen unterschiedlichen Situationen, mit denen sie konfrontiert werden, in die Praxis umsetzen können. Wenn es meinen Kollegen und mir gelingt, zu komplexeren Denkweisen über Konfliktlösungen anzuregen, tragen wir weit mehr zu einem veränderten Handeln bei, als wenn wir den Menschen einfach bestimmte Verfahren oder Maßnahmen für den Umgang mit Konflikten beibringen.

Ich möchte in diesem Buch auf praxisnahe Weise die Konzepte vorstellen, die meine Kollegen und ich bei den verschiedenartigsten Konflikten einsetzen, und an praktischen Beispielen zeigen, daß diese Konzepte in den unterschiedlichsten Situationen anwendbar sind. Ich hatte das Glück, in sehr vielen unterschiedlichen Umgebungen und mit vielen unterschiedlichen Konfliktarten arbeiten zu dürfen, und ich habe mich bemüht, die ganze Bandbreite meiner Erfahrungen zu nutzen, um die Konzepte zu veranschaulichen. Das heißt nicht, daß man identische Ansätze für unterschiedliche Arten von Konflikten verwenden sollte oder daß keine bedeutsamen Unterschiede in den grundlegenden Strukturen dieser Konflikte existierten. Doch wenn man zum Beispiel eine Dynamik entdeckt, die sowohl einem, sagen wir, internationalen Konflikt als auch einem familiären Konflikt zugrunde liegt, kann man meines Erachtens schon aus der bloßen Erkenntnis, wie weitreichend diese Dynamik ist, eine wichtige Lehre ziehen. Deshalb verwende ich Beispiele aus allen Bereichen meiner Arbeit – von interpersonellen, Organisations- und Gemeinschaftskonflikten über Konflikte zwischen Arbeitgebern und Gewerkschaften bis hin zu Konflikten im öffentlichen Bereich (Public Policy*) und zu internationalen Konflikten. Zudem

* Zum Bereich der Public Policy gehört eine Vielzahl von Politikdialogen und öffentlichen Aushandlungsprozessen im Bereich Politik und Verwaltung; Raum- und Landschaftspla-

erörtere ich einige Konflikte, die besondere Beachtung in den Medien gefunden haben.

Ich bin von dem großen Wert einer kooperativen Problemlösung überzeugt, was auch meine Herangehensweise an dieses Buch bestimmt hat, und ich stütze mich hauptsächlich (wenn auch nicht ausschließlich) auf Erfahrungen, die ich als neutraler Dritter gesammelt habe. Dieses Buch ist durchdrungen von meiner Überzeugung, daß Menschen über die Macht und die Fähigkeit verfügen, ihre Konflikte selbst zu lösen. Dennoch geht es in diesem Buch nicht in erster Linie um kooperative Verhandlungsführung, Mediation oder das Entwerfen von Konfliktlösungssystemen (DSD – Dispute System Design). Verhandeln und Vermitteln sind Grundfähigkeiten des menschlichen Daseins, und jede Behandlung des Themas Konfliktlösung muß sich der Vollständigkeit halber mit diesen Grundfähigkeiten auseinandersetzen. Doch ich erörtere sie im Kontext einer umfassenderen Betrachtung von Konflikten und Bewältigungsprozessen.

Als ich das erste Mal mit dem Bereich Konfliktlösung und Mediation in Berührung kam, hatte ich das Gefühl, daß zwei wichtige Teile meines Lebens plötzlich auf bemerkenswerte Weise zusammengeführt wurden. Meine ersten Erfahrungen in der Berufswelt habe ich im Bereich der Kinder- und Jugendfürsorge und der Psychotherapie gemacht. Ich habe als Psychotherapeut und Leiter in stationären Therapieeinrichtungen für Kinder, in psychotherapeutischen Einrichtungen, Drogenprogrammen und in einer privaten Praxis gearbeitet. Aber ich bin auch in den sechziger Jahren erwachsen geworden und habe mich sehr aktiv in einer Vielzahl von Initiativen engagiert, die sich für Frieden und für mehr soziale Gerechtigkeit einsetzten. Vor allem der Vietnamkrieg und die Bürgerrechtsbewegung haben meine Entwicklung tiefgreifend beeinflußt. Die Arbeit auf dem Gebiet der Konfliktlösung schien diese verschiedenen Teile meine Lebens zusammenzubringen – den Teil, der interessiert daran war, Menschen in unterschiedlichsten Krisensituationen zu helfen, und den Teil, der sich für gesellschaftliche Veränderungen engagierte.

Konfliktlösung hat nach wie vor diesen doppelten Impetus als Hilfsleistung für Menschen, die Unterstützung brauchen, und als Kraft gesellschaftlicher Veränderung. Aber man verliert diese doppelte Stoßrichtung leicht aus den Augen, wenn man damit beschäftigt ist, ein angesehenes Praxisfeld aufzubauen. Früher

---

nung, Normensetzung, Umweltverträglichkeitsprüfung, Verkehrskonzepte, Standortfragen u.ä. In den USA sind mittlergestützte Aushandlungsprozesse (sogenannte »Regulatory Negotiations«) zwischen Betroffenen und Behörden als Teil des förmlichen Verwaltungsverfahrens zum Teil gesetzlich vorgeschrieben.

stand die soziale Bedeutung der Konfliktlösung häufig im Vordergrund, und man war hauptsächlich darauf konzentriert, ihre Relevanz und Wirksamkeit zu demonstrieren, neue Anwendungsbereiche zu erschließen und allgemein anerkannte Prinzipien und Verfahren für die Praxis zu fördern. Heute, wo dieses Tätigkeitsfeld anerkannter und stärker institutionalisiert ist, besteht eher die Gefahr, daß man die Grundwerte dieser Arbeit aus den Augen verliert. Nach meiner Überzeugung geht es bei dieser Tätigkeit weiterhin darum, daß wir einerseits Menschen helfen, ihr Leben auch in Krisensituationen unter Kontrolle zu behalten, und daß wir andererseits wirksamere, demokratischere Methoden entwickeln, um uns mit wichtigen Fragen der Friedenssicherung und sozialen Gerechtigkeit auseinanderzusetzen. Für die Praktiker, die sich anfangs für die Schaffung eines neuen Praxisfelds begeisterten, und jetzt allmählich vor der weniger aufregenden, aber genauso wichtigen Herausforderung stehen, die Fundamente des Bereichs und seine institutionelle Struktur zu festigen, ist es von entscheidender Wichtigkeit, daß sie einen klaren Blick für die Kernwerte dieser Arbeit bewahren.

Ich habe mich in diesem Buch bemüht, keine Rezepte dafür zu geben, was Konfliktmittler *tun* oder *machen* sollten, und statt dessen versucht, mich auf nützliche *Denk*ansätze für Konflikte und ihre Lösungen zu konzentrieren. Ich präsentiere diese Ideen nicht als den einzig richtigen Denkrahmen, sondern als mögliche Ansätze, die sich bei meiner Arbeit als Konfliktmittler und Trainer als nützlich und wirksam erwiesen haben. Ich möchte die Leser durch meine Ausführungen anregen, ihr eigenes Denken zu erweitern und eigene Ideen zu entwickeln, und sei es, weil meine Ideen sie zum Widerspruch reizen.

Ich glaube nicht, daß irgendein Mensch diese ganzen Konzepte im Kopf behalten kann, wenn er Tag um Tag, Stunde um Stunde mit der praktischen Arbeit der Konfliktlösung beschäftigt ist. Dennoch hoffe ich, daß jeder Leser sich von einigen der Ideen angesprochen fühlt und diese Vorstellungen in seine Praxis integriert. Andere Ideen erweisen sich vielleicht als nützlich, wenn jemand über seine eigenen Erfahrungen reflektiert und daraus zu lernen versucht. Wieder andere finden möglicherweise überhaupt keine Resonanz und werden vielleicht schnell verworfen oder, was wahrscheinlicher ist, vergessen.

Ich versuche nicht, eine einzige umfassende Theorie der Konfliktlösung aufzustellen, auch wenn ich glaube, daß die Konzepte, die ich vorstelle, in sich schlüssig sind. Tatsächlich bin ich skeptisch gegenüber solchen allgemeinen Theorien, weil sie meiner Ansicht nach zu leicht zu Zwangsjacken oder Dogmen werden. Ich präsentiere die Ideen vielmehr als eine Reihe von konzeptuellen Werkzeugen, die aufeinander aufbauen, aber auch für sich allein stehen können. Es gibt allerdings einige Themen, die immer wiederkehren, weil sie grundlegend für meine Denkweise sind. Dazu gehören die folgenden:

Konfliktlösung ist ein interaktiver und dynamischer Prozeß. Es gibt keinen einzelnen Ansatz, der in allen Situationen angemessen oder wirksam ist, und keine einzelne Theorie, die einen Königsweg zum Verständnis von Konflikten bietet. Ausschlaggebend für eine erfolgreiche Konfliktlösung sind einige konstruktive Grundhaltungen und Kommunikationsfähigkeiten. Ich stelle häufig fest, daß die Wirksamkeit unseres Handelns entscheidend von den Einstellungen abhängt, mit denen wir an Konflikte und an die Kommunikation herangehen. Die Kunst der Konfliktlösung besteht darin, daß man die Ebene erkennt, auf der ein Konflikt tatsächlich wirkt, und dann einen Weg findet, um auf genau dieser Ebene zu arbeiten. Wir können Fehler machen, indem wir zu tief ansetzen oder zu sehr an der Oberfläche bleiben. Auch wenn Konfliktlösung als solche keine Bewegung für mehr soziale Gerechtigkeit ist, lassen sich die Wertvorstellungen, die uns bei dieser Arbeit leiten, nicht vom Engagement für Frieden und Gerechtigkeit trennen. Wenn unsere Auffassungen von Konflikten und unsere Bemühungen um ihre Lösung nicht mit diesen Werten übereinstimmen, werden wir nicht sehr erfolgreich sein. Ich bin überzeugt, daß Konflikte eine konstruktive Kraft im menschlichen Leben sein können und daß die Überwindung von Schuld und Machtlosigkeit entscheidend ist, wenn wir erfolgreich als Konfliktmittler arbeiten wollen. Schließlich bin ich auch überzeugt, daß Konfliktlösung am besten funktioniert und am ehesten mit den ihr eigenen Werten übereinstimmt, wenn sie dazu beiträgt, daß Menschen ihre Konflikte eigenständig auf kooperative, nachhaltige und gerechte Weise lösen.

An wen richtet sich dieses Buch?

Dieses Buch wendet sich insbesondere an Personen, die im Bereich der praktischen Konfliktlösung tätig sind – Mediatoren, Moderatoren, Unternehmensberater, Trainer, Vermittler in Verhandlungsprozessen zwischen Behörden und Bürgern, Fachleute für Öffentlichkeitsarbeit, Gruppenkoordinatoren, Familientherapeuten und professionelle Verhandlungsführer. Doch ich habe mich bemüht, dieses Buch so zu gestalten, daß es auch für alle anderen, die sich für das Thema Konfliktlösung interessieren, verständlich und zugänglich ist. Ich unterstelle nicht, daß der Leser über umfassende Kenntnisse von der Theorie oder Praxis der Konfliktlösung verfügt, und nehme mir bei der Beschreibung der Zusammenhänge, aus denen sich ein erweitertes konzeptuelles Rahmenwerk ergibt, genügend Zeit, um einige recht elementare Prinzipien zu erklären. Außerdem versuche ich, mich auf Konzepte zu konzentrieren, die sich allgemein auf verschiedene Konflikt- und Konfliktlösungsbereiche anwenden lassen. Auch wenn ich im Laufe der Jahre von vielen Autoren beeinflußt worden bin, geht es in diesem Buch nicht um eine Auswertung der bestehenden Fachliteratur. Es geht vielmehr um die praktischen Konzepte, die sich aus meiner beruflichen Tätigkeit ergeben haben und die sich bei meiner praktischen Arbeit und meiner Unterrichtstätigkeit als besonders wirkungsvoll und hilfreich erwiesen haben.

Inhaltsübersicht

Dieses Buch umfaßt zwei Hauptteile. In den vier Kapiteln des ersten Teils werden Konzepte vorgestellt, die hilfreich für ein Verständnis des Konfliktprozesses sind. Kapitel 1 befaßt sich mit dem Wesen von Konflikten – insbesondere mit den verschiedenen Ebenen, auf denen Konflikte auftreten, den Ursachen von Konflikten, den Beweggründen der Beteiligten und der Wechselbeziehung zwischen einem Konflikt als emotionalem Ausdrucksmittel und einem Konflikt als Versuch, ein bestimmtes Ergebnis zu erzielen. In Kapitel 2 befasse ich mich mit der Art und Weise, wie Menschen Konflikte austragen oder vermeiden, und mit den unterschiedlichen Methoden, durch die sie versuchen, ihre Bedürfnisse zu befriedigen. In diesem Kapitel werden auch einige Variablen erörtert, die nützlich für ein Verständnis menschlichen Konfliktverhaltens sind. In Kapitel 3 beschreibe ich die unterschiedlichen Formen von Macht, die Menschen bei Konflikten ausspielen, sowie die Quellen dieser Macht und erörtere anschließend die unterschiedlichen Methoden, mit denen Kontrahenten ihre Macht in einem Konflikt einsetzen. Ich unterscheide zwischen integrativer und distributiver Macht und beschließe das Kapitel mit einer Erörterung des Verhältnisses, das bei Konfliktlösungen zwischen Macht und sozialer Gerechtigkeit besteht. In Kapitel 4 geht es um die wichtige Beziehung zwischen Konflikt und Kultur – insbesondere um die Gemeinsamkeiten und Unterschiede in der Art, wie man in unterschiedlichen Kulturen mit bestimmten Konfliktelementen umgeht. Untersucht werden dabei nicht nur die Probleme, die sich aus kulturellen Unterschieden ergeben können, sondern vor allem die Frage, wie es Menschen aus unterschiedlichen Kulturen gelingt, ihre Unterschiede zu überwinden, wenn sie sich auf einen Konfliktlösungsprozeß einlassen.

In den Kapiteln des zweiten Teils wird der Prozeß der Konfliktlösung erörtert. Kapitel 5 befaßt sich mit dem Wesen der Konfliktlösung und geht der Frage nach, wodurch sich eine echte Konfliktlösung auszeichnet. Ich stelle ein Modell der verschiedenen Lösungsdimensionen vor und beschreibe die Ziele, die bei verschiedenen Konfliktlösungsansätzen verfolgt werden. Hier geht es um die entscheidende Frage, vor der Konfliktmittler stehen, nämlich wie man die richtige Ebene ermittelt, auf der eine Konfliktlösungsbemühung ansetzen sollte. In Kapitel 6 untersuche ich das A und O der Konfliktlösung – die Kommunikation. Ich lege dar, wie man erkennt, was eine erfolgreiche Kommunikation auszeichnet. Dazu gehört, daß man zuhört, sich klar und überzeugend ausdrückt und den Konflikt auf konstruktive, aber prägnante Weise darstellt. In diesem Kapitel wird auch erörtert, wie man Kommunikationswerkzeuge einsetzen kann, um den Beteiligten zu helfen, ihre grundlegende Sichtweise des Konflikts zu verändern.

Kapitel 7 beleuchtet den Verhandlungsprozeß und untersucht die widersprüchlichen Neigungen, mit denen die meisten Verhandelnden ringen. Ich beschreibe die verschiedenen Verhandlungsebenen und in welcher Weise die Verhandelnden auf diesen Ebenen operieren und schließe mit einer ausführlichen Erörterung der unterschiedlichen Vorgehensweisen, durch die Verhandlungsführer zu Übereinkünften und zum Abschluß von Verhandlungen gelangen. Im Mittelpunkt von Kapitel 8 steht das Wesen der Blockaden, die bei Konflikten auftreten; ich erläutere, wie man diese Sackgassen als einen notwendigen und häufig konstruktiven Aspekt des Lösungsprozesses betrachten kann. Kapitel 9 befaßt sich mit dem entscheidenden Beitrag, den die Mediation zum Konfliktlösungsprozeß leistet. Ich lege dar, wie der Mediator das Wesen der Konfliktinteraktion verändern kann und durch welche konkreten Maßnahmen er den Verlauf eines Konflikts beeinflußt. Dieses Kapitel behandelt außerdem die Widersprüche zwischen dem Selbstverständnis des Mediators und den Erwartungen der Streitenden.

In Kapitel 10 werfe ich einen Blick auf die breite Palette der Konfliktlösungsansätze und untersuche, was die einzelnen Elemente dieses Angebotskontinuums zu leisten vermögen. Erörtert werden insbesondere Prävention, Verfahrensunterstützung, inhaltliche Unterstützung, Versöhnungsprozesse, Hilfen bei der Entscheidungsfindung sowie Planungs- und Verknüpfungsverfahren für diese Elemente. Kapitel 11 befaßt sich mit der Wertegrundlage von Konfliktmittlern. Ich erörtere diese Wertvorstellungen unter dem Aspekt, wie wir mit Konflikten umgehen, wie Konfliktlösungsbemühungen mit übergreifenden Werten im Hinblick auf Frieden, Demokratie und soziale Gerechtigkeit zusammenhängen und wie sich die Arbeit in der professionellen Konfliktlösung auf die Persönlichkeit des einzelnen Konfliktmittlers auswirkt.

Für mich sind die Jahre meiner praktischen Arbeit, die mich schließlich zu den Vorstellungen geführt haben, die in diesem Buch dargelegt werden, und das schriftliche Bekenntnis zu ihnen eine aufregende Entdeckungsreise gewesen. Doch mir ist auch klar, daß meine Schlußfolgerungen nur eine Momentaufnahme sind – ein kurzer Eindruck von einer bestimmten Zeit in einem fortlaufenden Entdeckungsprozeß, an dem ich und viele anderen Menschen beteiligt sind. Für mich war es eine ungeheuer lohnende Erfahrung. Ich hoffe, daß es auch die Reise des Lesers bereichert, wenn ich diese Momentaufnahme mit ihm teile.

Dank

Es ist eine beängstigende Aufgabe, den vielen Menschen zu danken, die mir direkt und indirekt bei diesem Buch geholfen haben. Im Laufe der Jahre sind meine Vorstellungen natürlich stark von anderen Autoren und Praktikern aus diesem Bereich beeinflußt worden, vor allem von meinen Kollegen und Partnern bei CDR Associates in Boulder, Colorado, die seit langem als Konfliktmittler und Trainer arbeiten und gerade ihr zwanzigjähriges Firmenjubiläum feierten, als ich mit der Arbeit an diesem Projekt begann. In dieser langjährigen beruflichen Beziehung habe ich mich immer gefühlt wie in einem laufenden Seminar mit einigen der kreativsten und fähigsten professionellen Konfliktmittler, die man sich vorstellen kann. Wo der Einfluß von CDR endet und meine eigenen Ideen anfangen, läßt sich unmöglich sagen.

Alle meine Kollegen bei CDR haben mir als Lehrer, Freunde und Berater zur Seite gestanden. Mein besonderer Dank gilt meinen wunderbaren Partnern, deren Engagement und Können mich seit zwanzig Jahren inspirieren: Judy Mares-Dixon, Mary Margaret Golten, Michael Hughes, Christopher Moore, Louise Smart und Susan Wildau. Sie haben mir nicht nur gestattet, in aller Ruhe dieses Buch zu schreiben, sondern auch allesamt Teile des Manuskripts durchgesehen und mir aufrichtige und unschätzbare Rückmeldungen gegeben. Ein Großteil meiner Vorstellungen ist im Dialog mit ihnen entstanden. Viele weitere Menschen haben Teile des Buches gelesen und wunderbare Ideen und Vorschläge beigesteuert: Peter Adler, Jonathan Bartsch, Daniel Bowling, Mark Gerzon, Suzanne Ghais, Katherine Hale, Amy Miller, John Paul Lederach, Donald Selcer, Margaret Shaw, Arnie Shienvold, Paul Smith und Michael Williams und auch meine Frau, Reggie Gray, und mein Bruder Tom Mayer.

Der Stab von Jossey-Bass, einschließlich Alan Rinzler und Mariana Raykov, hat mir große Hilfe und Unterstützung gewährt. Mein besonderer Dank gilt meiner Herausgeberin Leslie Berriman. Ihre Geduld, ihre Klugheit und ihr Verständnis waren unabdingbar für die Fertigstellung dieses Buches. Von Anfang an hat sie an den Wert dieses Projekts geglaubt und mir verständlich gemacht, wie man ein Konzept in ein Buch verwandelt. Danken möchte ich auch Elspeth MacHattie für ihre hervorragende Bearbeitung des Manuskripts. Schließlich danke ich meiner Familie. Meine Kinder Ethan Greene und Mark Mayer waren immer auch meine Lehrer. Dieses Buch spiegelt die vielen Lektionen wider, die ich aus meiner Elternrolle gelernt habe. Die Freude, die sie in mein Leben gebracht haben, gibt mir immer wieder Kraft und Rückhalt. Mein ganz besonderer Dank geht schließlich an Reggie Gray, die mir seit siebenundzwanzig Jahren als Ehefrau, Freundin und Partnerin zur Seite steht. Durch sie habe ich gelernt, wie man sich den tiefsten Abgründen von Konflikten und den Freuden ihrer Bewältigung stellt. Alles, was ich bin, wäre ohne ihre Unterstützung, ihre Klugheit und ihr Verständnis undenkbar.

Boulder, Colorado *Bernard Mayer*

TEIL 1
Der Konflikt

KAPITEL 1

Das Wesen des Konflikts

Wir alle wissen nicht genau, was wir von Konflikten halten sollen. Wir sagen, daß Konflikte gesund, unvermeidbar, notwendig und normal seien und daß nicht der Konflikt als solcher, sondern der Umgang damit problematisch sei. Andererseits geben wir nur äußerst widerwillig zu, wenn wir selbst gerade mitten in einem Konflikt stecken. Eltern, die sich heftig zanken, versichern ihren Kindern, daß sie »nicht streiten, sondern nur diskutieren«. Organisationen beauftragen Spezialisten, wenn sie Hilfe bei der strategischen Planung, beim Festlegen von Zielen, bei Qualitätszirkeln, bei der Teambildung und bei allen möglichen Trainingsmaßnahmen brauchen, doch bei internen Konflikten schrecken sie davor zurück, sich Rat und Hilfe zu holen. Das Eingeständnis eines Konflikts ist irgendwie gleichbedeutend mit dem Eingeständnis einer Niederlage und einer scheinbar völlig verfahrenen Situation.

Diese ambivalente Haltung gegenüber Konflikten wurzelt in derselben schwierigen Aufgabe, vor der auch Konfliktmittler stehen – nämlich wirklich zu verstehen, was eigentlich das Wesen des Konflikts ausmacht. Konfliktmittler können einen Konflikt auf sehr unterschiedliche Weise auffassen und deuten. Auf welcher Ebene ein Konflikt unserer Auffassung nach angesiedelt ist, hat entscheidenden Einfluß darauf, welche Haltung wir gegenüber dem Konflikt einnehmen und wie wir an ihn herangehen. Man kann einen Konflikt als ein Gefühl, als eine Meinungsverschiedenheit, als reale oder wahrgenommene Unvereinbarkeit von Interessen, als widersprüchliche Weltanschauungen oder Verhaltensweisen auffassen. Wenn wir erfolgreich mit einem Konflikt umgehen wollen, müssen wir zunächst sein Wesen begreifen. Wir brauchen geeignete Instrumente, um zwischen den vielen komplexen Interaktionen zu unterscheiden, aus denen sich ein Konflikt zusammensetzt, um seine Ursachen aufzudekken und um einen Zugang zu den Kräften zu finden, die das Verhalten aller Beteiligten, einschließlich unseres eigenen, motivieren.

Ob wir uns dessen bewußt sind oder nicht, wir alle gehen mit bestimmten Annahmen über das Wesen des Konflikts an ihn heran. Manchmal sind diese Annahmen sehr hilfreich für uns, manchmal wirken sie jedoch wie Scheuklappen, die uns daran hindern, die wahren Ursachen eines Konflikts und alternative Herangehensweisen zu erkennen. Wir brauchen Prinzipien, die unser Denken erweitern, die unsere Annahmen in Frage stellen und die praktikabel und leicht anwendbar sind. Je besser wir Konflikte in ihrer ganzen Komplexität wahrnehmen und begreifen können, desto besser werden wir in der Lage sein, erfolgreich damit umzugehen und sie auf eine Weise zu bewältigen, die im Einklang mit unseren tiefsten Überzeugungen über den Aufbau einer friedlicheren Welt steht. Doch damit die Bewältigung komplexer Konflikte einfacher wird, müssen wir »komplizierter« denken, das heißt zu einer komplexeren Wahrnehmung des Konflikts gelangen. Das ist die große Herausforderung, vor der alle, die sich mit Konflikten und ihrer Lösung beschäftigen, immer wieder aufs neue stehen.

Ein Denkrahmen zum besseren Verständnis von Konflikten ist wie ein verstellbares Objektiv, das uns hilft, den Konflikt aus verschiedenen Blickwinkeln wahrzunehmen und besser zu fokussieren. Es gibt viele verschiedene Objektive, die wir verwenden können, um Konflikte zu betrachten, und manche passen besser zur eigenen Sichtweise als andere. Außerdem sind die in diesem Kapitel beschriebenen Objektive nicht auf alle Konflikte gleichermaßen anwendbar. Man kann sie selten alle gleichzeitig auf dieselbe Situation anwenden. Dennoch bieten sie in ihrer Gesamtheit ein konzeptuelles System, das uns helfen kann, das Wesen von Konflikten und die Dynamik ihrer Entfaltung besser zu verstehen.

Was ist ein Konflikt?

Man kann einen Konflikt als ein Phänomen auffassen, das sich in drei Dimensionen entfaltet – einer kognitiven (Wahrnehmung), einer emotionalen (Gefühl) und einer verhaltensbezogenen (Handlung). Diese dreidimensionale Perspektive hilft uns, die Komplexität eines Konflikts zu begreifen und zu verstehen, weshalb er sich mitunter in unterschiedliche Richtungen zu bewegen scheint.

Konflikt als Wahrnehmung

Im Sinne bestimmter Wahrnehmungen ist ein Konflikt die Überzeugung oder Auffassung, daß die eigenen Bedürfnisse, Interessen, Wünsche oder Werte unvereinbar mit denen einer anderen Person sind. Diese kognitive Dimension umfaßt sowohl objektive als auch subjektive Elemente. Wenn ich ein Grundstück bebauen und ein Einkaufszentrum darauf errichten will und Sie ein Stück unberührter Natur auf diesem Areal erhalten wollen, dann besteht eine objektive Unvereinbarkeit unserer Wünsche. Wenn ich überzeugt bin, daß die Art, wie Sie die Erziehung unseres Sohnes gestalten wollen, unvereinbar mit meiner Vorstellung der Elternrolle ist, dann hat das zumindest eine signifikante subjektive Komponente. Was ist, wenn nur einer von uns der Auffassung ist, daß eine Unvereinbarkeit besteht? Befinden wir uns dann auch in einem Konflikt? Rein praktisch jedoch finde ich es hilfreich, davon auszugehen, daß ein Konflikt besteht, wenn mindestens eine Person von seiner Existenz überzeugt ist. Wenn ich überzeugt bin, daß meine Interessen nicht mit Ihren Interessen vereinbar sind, und entsprechend handele, dann verwickle ich Sie in einen Konfliktprozeß, auch wenn Sie meine Wahrnehmung nicht teilen.

Konflikt als Gefühl

Zu einem Konflikt gehört auch, daß eine bestimmte Situation oder Interaktion eine emotionale Reaktion auslöst, die irgendeine Art von Uneinigkeit signalisiert. Bei diesen Gefühlen kann es sich um Furcht, Traurigkeit, Groll, Wut oder Hoffnungslosigkeit handeln oder auch um eine Mischung aus all diesen Empfindungen. Wenn wir diese Gefühle in bezug auf eine andere Person oder Situation entwickeln, haben wir den Eindruck, in einem Konflikt zu sein – und sind es deshalb auch. Als Mediator habe ich schon mit Personen zusammengearbeitet, die sich verhielten, als hätten sie einen heftigen Streit über schwerwiegende Fragen, dennoch konnte ich nicht genau feststellen, worüber sie eigentlich uneins waren. Trotzdem befanden sie sich in einem Konflikt, weil sie das Gefühl hatten, daß es so war. Oft existiert ein Konflikt, weil eine Person sich im Streit mit einer anderen fühlt, obwohl diese andere Person die Gefühle nicht erwidert und mitunter gar nichts davon weiß. Die Verhaltenskomponente mag minimal sein, aber der Konflikt ist dennoch sehr real für die Person, die diese Gefühle erlebt.

Konflikt als Handlung

Ein Konflikt besteht auch aus den Handlungen, die wir ergreifen, um unsere Gefühle auszudrücken, unsere Wahrnehmungen deutlich zu machen und unsere Bedürfnisse auf eine Weise zu befriedigen, die möglicherweise mit der Fähigkeit des anderen, seine eigenen Bedürfnisse zu befriedigen, kollidiert. Dieses Konfliktverhalten kann den direkten Versuch umfassen, etwas geschehen zu lassen und eine bestimmte Wirkung auf Kosten des anderen zu erzielen. Es kann darin bestehen, daß man Macht ausübt. Es kann gewalttätig oder destruktiv sein. Umgekehrt kann dieses Verhalten auch versöhnlich, konstruktiv und freundlich sein. Doch unabhängig vom Ton, ist das Ziel des Konfliktverhaltens, entweder den Konflikt zum Ausdruck zu bringen oder die eigenen Bedürfnisse zu befriedigen. Auch hier stellt sich wieder die Frage der Reziprozität. Wenn Sie Briefe an Ihren Lokalredakteur schreiben, Unterschriften sammeln und Rechtsanwälte konsultieren, um mein Einkaufszentrum zu verhindern, und ich nicht einmal weiß, daß Sie existieren, befinden wir uns dann in einem Konflikt? Können Sie im Streit mit mir liegen, wenn ich nicht im Streit mit Ihnen liege? Unabhängig davon, was die Theorie sagt, denke ich, daß sich beide Fragen de facto bejahen lassen.

Das Wesen des Konflikts in einer der drei Dimensionen beeinflußt natürlich sein Wesen in den anderen beiden Dimensionen. Wenn ich überzeugt bin, daß Sie versuchen, mir in irgendeiner Weise zu schaden, habe ich sehr wahrscheinlich das Gefühl, im Konflikt mit Ihnen zu stehen, und werde vermutlich auch zu einem Konfliktverhalten neigen. Darüber hinaus ist keine dieser Dimensionen statisch. Menschen können sich in schnellem Wechsel in einen Konflikt hinein- und wieder aus ihm herausbewegen, und die Intensität oder der Charakter des Konflikts auf den verschiedenen Ebenen kann sich rasch und häufig ändern. Und auch wenn jede dieser drei Dimensionen die anderen beiden beeinflußt, führt eine Veränderung des Konfliktausmaßes in einer Dimension nicht notwendigerweise zu einer ähnlichen Veränderung in den anderen beiden. Manchmal ist eine Verstärkung in einer Dimension mit einer Abschwächung in einer anderen Dimension verbunden. Zum Beispiel nimmt der emotionale Konfliktanteil gelegentlich ab, wenn die Beteiligten einen bestehenden Streit bewußter wahrnehmen und sein Wesen besser erkennen. Das ist einer der Gründe, weshalb Konflikte so verwirrend und unvorhersagbar erscheinen können.

Wie steht es um eine Situation, in der man keinen Konflikt wahrnimmt, fühlt oder durch sein Verhalten zum Ausdruck bringt, in der jedoch ein riesiges Konfliktpotential besteht? Vielleicht wissen Sie gar nicht, daß ich ein Einkaufszentrum bauen will, und ich weiß nichts von Ihren Plänen für ein Stück unberührter Natur. Befinden wir uns dann im Konflikt? Das könnte bald der Fall sein, aber solange der Konflikt in keiner der drei Dimensionen existiert, ist es meiner Ansicht nach produktiver, von einem potentiellen als von einem tatsächlichen Konflikt zu sprechen. Zwischen allen Einzelpersonen oder Institutionen, die miteinander interagieren, besteht im Grunde immer ein Potential für Konflikte. Solange wir nicht denken möchten, daß wir ständig mit allen anderen Menschen im Streit liegen, ist es hilfreicher, nur dann von einem tatsächlich existierenden Konflikt zu sprechen, wenn er sich deutlich in einer der drei Dimensionen manifestiert.

Können soziale Systeme – Organisationen, Staaten und Gemeinschaften – genauso wie Einzelpersonen miteinander in Konflikt geraten, insbesondere auf der emotionalen oder kognitiven Ebene? Obwohl man sehr vorsichtig sein muß, wenn man Systemen menschliche Eigenschaften oder Motivationsstrukturen zuschreibt, bin ich rein praktisch der Ansicht, daß Systeme, die im Widerspruch zueinander stehen, diesen Konflikt häufig in allen drei Dimensionen erleben. Auch wenn wir besser Begriffe wie Kultur, Ethos, öffentliche Meinung oder verbreitete Überzeugungen benutzen sollten, um deutlich zu machen, daß diese Dimensionen in sozialen Systemen von größerer Komplexität und anderem Charakter sind, haben Konflikte zwischen Gruppen eindeutig kognitive und emotionale Dimensionen ebenso wie eine Verhaltensdimension. Hat der Konflikt zwischen dem Irak und den USA eine emotionale und kognitive Komponente? Selbstverständlich, und wir können das Wesen des Konflikts nur verstehen, wenn wir diese Aspekte berücksichtigen. Das heißt nicht, daß jeder einzelne Bürger oder auch nur die Mehrheit der Bürger in diesen beiden Staaten diese Gefühle oder Wahrnehmungen teilt. Es heißt vielmehr, daß der Konflikt bestimmte Reaktionen und Haltungen bei den führenden Politikern und einer signifikanten Anzahl von Menschen in diesen beiden Gesellschaften hervorruft. Ähnliches gilt, wenn wir Konflikte zwischen Arbeitgebern und Gewerkschaften, zwischen Umweltgruppen und Industrieverbänden, Demokraten und Republikanern betrachten: Um zu verstehen, was geschieht, müssen wir verstehen, welche Haltungen, Gefühle, Wertvorstellungen und Überzeugungen diese Gruppen sich entgegenbringen.

Wenn wir bei der Betrachtung eines Konflikts die kognitive, emotionale und verhaltensbezogene Dimension berücksichtigen, erkennen wir, daß er keine einfache, lineare Entwicklung nimmt. Wenn Einzelpersonen oder Gruppen in Konflikt geraten, haben sie es mit einer unterschiedlichen und manchmal widersprüchlichen Dynamik in diesen verschiedenen Dimensionen zu tun und zeigen ein entsprechendes Verhaltens- und Reaktionsmuster. Das erklärt einen Großteil des scheinbar irrationalen Verhaltens in Konflikten. Nehmen wir das folgende, nicht unübliche Beispiel eines Streits am Arbeitsplatz*:

* Alle Beispiele aus meiner Praxis stammen entweder aus öffentlichen, nicht vertraulichen Bereichen oder sind so stark abgewandelt, daß der Schutz der Persönlichkeit gewahrt bleibt.

Zwei Mitarbeiter sind gemeinsam für ein Projekt eingeteilt worden und geraten sich schnell darüber in die Haare, ob jeder einen angemessenen Beitrag leistet und wichtige Informationen an den anderen weitergibt. Sie streiten ziemlich lautstark in Anwesenheit von Kollegen, und beide beschweren sich beim Vorgesetzten. Der Vorgesetzte setzt ein gemeinsames Gespräch an, und sie einigen sich auf eine bestimmte Aufteilung der Arbeit und bestimmte Verhaltensnormen, an die sie sich anschließend zu halten scheinen. Ist der Konflikt damit gelöst? Was die Verhaltensdimension betrifft, ist er möglicherweise beigelegt worden. Aber beide Mitarbeiter haben nach dem Gespräch das Gefühl, daß der andere sie schikaniert und der Chef sie nicht genügend anerkennt. Einer der Mitarbeiter kommt zu dem Schluß, daß solche Gefühle sich einfach aus der Art der Arbeit ergeben, und hält den unmittelbaren Konflikt für beigelegt, aber der andere wertet es weiterhin als Ausdruck des Konflikts, wenn sein Kollege zu spät zu einem Treffen kommt oder eine barsche E-Mail schickt. Folglich ist es nur auf der Verhaltensebene zu einer Verbesserung gekommen, während sich der Konflikt auf emotionaler Ebene verschärft hat und sich auf kognitiver Ebene in gegensätzliche Richtungen bewegt. Diese Art von Ergebnis ist nicht ungewöhnlich bei Konflikten und treibt die Beteiligten dazu, sich scheinbar unlogisch zu verhalten. Auch wenn das offene Streitverhalten zwischen den beiden abnehmen mag, nimmt die Spannung zwischen ihnen wahrscheinlich eher zu.

Wodurch entstehen Konflikte?

Konflikte haben viele Ursachen, und es gibt zahlreiche Theorien, die diese Ursprünge zu erklären suchen. Diesen Theorien zufolge entstehen Konflikte aus elementaren menschlichen Instinkten, dem Wettbewerb um Macht und Ressourcen, aus der Struktur der Gesellschaft und ihrer Institutionen, aus dem unvermeidbaren Kampf zwischen sozialen Schichten. Obwohl diese Theorien alle etwas für sich haben, sind sie nicht immer hilfreich, wenn wir uns mit Konflikten auseinandersetzen wollen. Was wir brauchen, ist ein konzeptuelles System, das uns hilft, einige der besten Erkenntnisse unterschiedlicher Konflikttheorien auf praktische Weise anzuwenden.

Wenn wir ein brauchbares System für das Verständnis von Konfliktursachen entwickeln, sind wir in der Lage, eine Art Landkarte zu erstellen, die uns durch den Konfliktprozeß leitet. Durch ein besseres Verständnis der unterschiedlichen Kräfte, die das Konfliktverhalten motivieren, können wir einen genaueren und differenzierteren Ansatz im Umgang mit Konflikten erarbeiten. Das in Abbildung 1.1 wiedergegebene Konfliktrad gehört zu den Mitteln, die man nut-

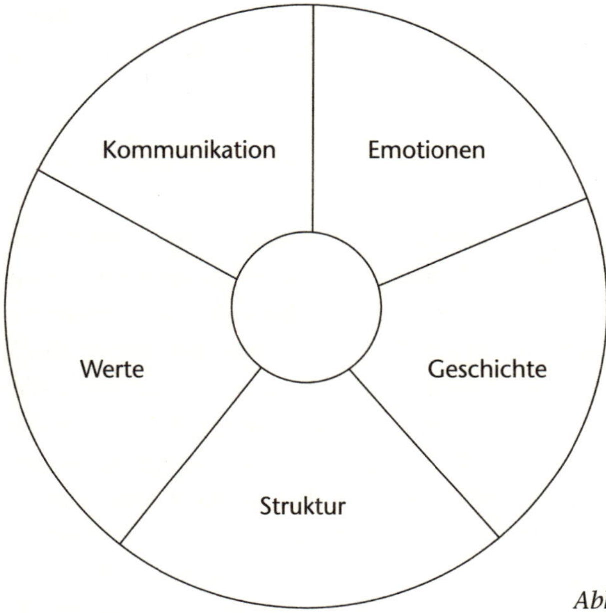

Abbildung 1.1 Das Konfliktrad

zen kann, um die Kräfte zu verstehen, die den meisten Konflikten zugrunde liegen. Diese Konzeptualisierung von Konfliktursachen beruht auf meiner Arbeit und auf vielen Gesprächen mit Kollegen bei CDR Associates und lehnt sich an den Konfliktkreis an, den einer meiner Partner, Christopher Moore, entwickelt hat (vgl. Moore, 1986, 1996).

Im Zentrum aller Konflikte stehen menschliche Bedürfnisse. Menschen lassen sich entweder auf einen Konflikt ein, weil sie bestimmte Bedürfnisse haben, die vom Konfliktprozeß selbst befriedigt werden, oder weil sie bestimmte Bedürfnisse haben (oder zu haben glauben), die mit denen anderer Menschen kollidieren. Ich werde das Kontinuum menschlicher Bedürfnisse in diesem Kapitel später noch erörtern. An dieser Stelle geht es mir hauptsächlich um den Punkt, daß Menschen aufgrund ihrer Bedürfnisse in Konflikt miteinander geraten und daß eine Transformation oder Beilegung des Konflikts erst möglich ist, wenn man sich in irgendeiner Form mit diesen Bedürfnissen auseinandergesetzt hat.

Bedürfnisse existieren allerdings nicht in einem Vakuum. Sie sind eingebettet in eine Konstellation weiterer Kräfte, durch die Konflikte ausgelöst und bestimmt werden. Um erfolgreich auf Bedürfnisse einzugehen, muß man sich normalerweise mit einigen dieser anderen Kräfte auseinandersetzen, die Einfluß auf die Entstehung und Wahrnehmung von Bedürfnissen haben. Zu den fünf grundlegenden Konfliktkräften oder -ursachen gehören: Kommunikationsstil, Emotionen, Werte, die Strukturen, in denen die Interaktionen stattfinden, und geschichtlicher Kontext (vgl. Abbildung 1.1). Im folgenden will ich ausführlicher auf diese einzelnen Kräfte eingehen.

Kommunikation

Menschen kommunizieren auf sehr unvollkommene Weise. Diese Unvollkommenheit kann zu Konflikten führen, unabhängig davon, ob eine bedeutsame Unvereinbarkeit von Interessen vorliegt oder nicht, und sie führt fast immer zu Schwierigkeiten bei der Lösung eines Konflikts. Die menschliche Kommunikation hat zu einer umfangreichen Literatur und zahlreichen Forschungsgebieten angeregt, und ich werde später ausführlich auf die Kommunikation als Mittel der Konfliktlösung eingehen. Im Moment gilt unser Hauptaugenmerk dem Umstand, daß es Menschen schwerfällt, über komplexe Themen zu kommunizieren, vor allem unter emotional belastenden Bedingungen. Wir sollten uns selbst immer wieder ins Gedächtnis rufen, wie leicht die Kommunikation entgleisen kann. Häufig kommt es zur Eskalation von Konflikten, weil Menschen von der Annahme ausgehen, daß sie sich klar ausgedrückt und genauestens verständigt haben, obwohl dies nicht der Fall ist. Wenn sie erfahren, daß der andere aufgrund von Informationen und Annahmen handelt, die sich von ihren eigenen unterscheiden, schreiben sie dies häufig bösen oder hinterhältigen Absichten zu und nicht der Unvollkommenheit menschlicher Kommunikation.

Viele Faktoren können zu Kommunikationsproblemen beitragen. Kultur, Geschlecht, Alter, Klasse und Umwelt haben großen Einfluß auf die individuelle Fähigkeit, erfolgreich zu kommunizieren. Menschen verlassen sich häufig auf unzutreffende oder unvollständige Wahrnehmungen, neigen zur Bildung von Stereotypen und bringen Schlußfolgerungen aus früheren Gesprächen oder Erfahrungen in die Kommunikation ein. Häufig versuchen sie auch, Probleme zu lösen, bevor sie sie verstanden haben. Je größer der Druck ist, unter dem der einzelne steht, desto schwieriger (und häufig auch wichtiger) wird die Kommunikation. Manchmal erfordert sie mehr Energie und Konzentration, als die Person an einem kritischen Punkt aufbieten kann oder will, und bei schweren Konflikten entsteht leicht der Eindruck, es sei unmöglich, erfolgreich zu kommunizieren. Trotz dieser ganzen Probleme wursteln Menschen sich irgendwie durch und sind auch bei äußerst gravierenden Konflikten in der Lage, an einer besseren Kommunikation zu arbeiten. Die Kommunikation gehört zu den größten Problem- und gleichzeitig Hoffnungsquellen beim Umgang mit ernsthaften Konflikten.

Emotionen

Gefühle sind der Kraftstoff, der den Konflikt antreibt. Wenn man sich immer vollkommen rational darauf konzentrieren könnte, wie sich die eigenen und die Bedürfnisse anderer am besten erfüllen lassen, und wenn man sich in aller Ruhe um eine erfolgreiche Gesprächsführung bemühen würde, dann würden viele Konflikte entweder gar nicht erst entstehen oder sehr schnell deeskalieren. Doch das liegt nun mal nicht in der menschlichen Natur, auch wenn viele von uns gelegentlich so tun, als ob es anders wäre. Manchmal scheinen die Gefühle die Kontrolle über das Verhalten zu übernehmen. Manchmal sind sie auch eine Quelle der Kraft für die Kontrahenten. Sie tragen zu der Energie und der Stärke, zu dem Mut und der Ausdauer bei, die es den Beteiligten ermöglichen, einen Konflikt kraftvoll auszutragen.

Gefühle werden sowohl durch bestimmte Interaktionen oder Umstände als auch durch frühere Erfahrungen hervorgerufen. Wenn jemand während eines Streits mit dem Finger auf uns zeigt, reagieren wir auf den unmittelbaren Kontext und die konkrete Bedeutung dieses Verhaltens, aber wir reagieren möglicherweise auch auf viele frühere Situationen, in denen diese Geste uns wütend gemacht hat.

Oft kann und muß man bei Konflikten ganz gezielt an der emotionalen Bedeutung arbeiten, die der Streit für die Beteiligten hat. Dazu ist es normalerweise erforderlich, daß sie ihre Gefühle in irgendeiner Form zum Ausdruck bringen oder herauslassen können und bei einer anderen Person auf Verständnis und Empathie stoßen. Es wird häufig darauf hingewiesen, wie wichtig es sei, daß Menschen »Dampf ablassen« und ihre Gefühle auf spontane, kathartische Weise zum Ausdruck bringen können. Doch oft ist dieses »Dampfablassen« weder möglich noch erstrebenswert. Ein direkter Ausdruck von Gefühlen kann dazu führen, daß der Konflikt eskaliert. Statt dessen kann es notwendig sein, daß die Beteiligten über ihre Gefühle sprechen, ohne sie zu zeigen, und daß sie sich um die Schaffung eines geschützten Rahmens bemühen, in dem sie ihre Gefühle nach und nach gefahrlos herauslassen oder gegenüber einer dritten Partei äußern können anstatt direkt gegenüber der anderen Person. Manchmal ist es einfach notwendig (auch wenn dies vielleicht einigen verbreiteten Überzeugungen widerspricht), Gefühle zu unterdrücken, bis man eine passendere Gelegenheit findet, um sich damit auseinanderzusetzen.

Gefühle heizen Konflikte an, aber sie sind auch ein wichtiges Mittel der Deeskalation. Bestimmte Gefühle tragen dazu bei, Konflikte zu verhindern, abzuschwächen oder zu begrenzen. In jedem von uns ist die Sehnsucht nach Verbundenheit, Bestätigung und Akzeptanz angelegt. Ein echter Ausdruck von

Kummer oder Besorgnis kann sich als Schlüssel zu einer erfolgreichen Konfliktbearbeitung erweisen. Als entscheidend für viele Konflikte erweist sich auch, ob man eine Möglichkeit findet, so angemessen mit den Gefühlen aller Beteiligten umzugehen, daß sie weder mißachtet werden noch außer Kontrolle geraten können. Manchmal kann es notwendig sein, einen Konflikt ein Stück weit eskalieren zu lassen – gerade so viel, daß man sich mit den Emotionen auseinandersetzen kann, aber nicht so viel, daß die Streitparteien nicht mehr konstruktiv mit der Situation umgehen können. Die Kunst der Konfliktlösung besteht häufig darin, auf dem schmalen Grat zwischen hilfreichem Gefühlsausdruck und destruktiver Polarisierung zu balancieren. Das ist ein Grund, weshalb es häufig hilfreich ist, die Dienste einer dritten Partei in Anspruch zu nehmen.

Werte

Unsere Werte spiegeln wider, was wir für wichtig halten, wodurch sich nach unserer Überzeugung Richtig und Falsch oder Gut und Böse unterscheiden und an welchen Grundsätzen wir unsere Lebensführung orientieren wollen. Wenn ein Konflikt als Wertefrage verstanden oder empfunden wird, reagieren die Beteiligten besonders empfindlich und widerborstig. Weil Menschen sich selbst zum Teil über ihre wichtigsten Überzeugungen definieren, haben sie das Gefühl, persönlich angegriffen zu werden, wenn ihre Wertvorstellungen angegriffen werden. Aus demselben Grund fällt es Menschen auch schwer, Kompromisse einzugehen, wenn es um Grundüberzeugungen geht, weil sie dann das Gefühl haben, sich selbst oder ihre Integrität aufzugeben.

Bei einigen Konflikten geht es zwar unweigerlich um fundamentale Wertedifferenzen, doch sehr viel häufiger haben Kontrahenten die Wahl, ob sie einen Konflikt auf diese Weise auffassen wollen oder nicht. Wenn Menschen in ihrem Selbstgefühl verunsichert sind, nicht wissen, was sie tun sollen, oder angegriffen werden, geraten sie besonders leicht in Versuchung, ein Problem als Frage von Richtig oder Falsch zu definieren. Dadurch fühlen sie sich kompetenter und stärker, auch wenn es ihr Denken verhärtet und ihre Wahrnehmung akzeptabler Optionen einschränkt. Häufig ist es leichter, einen Konflikt fortzusetzen, wenn man sich selbst als ehrenvoll, tugendhaft und als Vertreter des Guten sehen kann und die Gegenseite als böse, niederträchtig und gefährlich. Diese Haltung, so tröstlich sie sein mag, führt leicht zur Eskalation und Aufrechterhaltung von Konflikten.

Obwohl Werte häufig eine Ursache von Konflikten sind und ihre Lösung behindern, können sie doch auch eine Quelle von Gemeinsamkeiten sein und einer Eskalation entgegenwirken. Normalerweise können Kontrahenten eine Ebene gemeinsamer Werte finden, und oft teilen sie bestimmte Wertvorstellungen über interpersonelle Beziehungen, die eine kooperative Anstrengung fördern. Um einen Konflikt in eine konstruktive Richtung zu lenken, ist es sehr wichtig, daß man erkennt, ob widerstreitende Wertvorstellungen im Spiel sind. Wenn Personen ihre Werte direkt ansprechen und ihre Überzeugungen positiv darstellen – das heißt, indem sie erklären, woran sie glauben, und nicht, was sie ablehnen –, können sie auf konstruktivere Weise an den Konflikt herangehen.

Struktur

Die Struktur, das äußere Rahmenwerk, in dem eine Interaktion stattfindet oder ein Problem sich entwickelt, ist eine weitere Konfliktursache. Zu Strukturelementen können verfügbare Ressourcen, Entscheidungsverfahren, zeitliche Beschränkungen, Kommunikationsverfahren und räumliche Gegebenheiten gehören. Sogar wenn sich Kontrahenten aufgrund vereinbarer Interessen auf eine kooperative Haltung zubewegen, kann die Struktur, in der sie sich befinden, einen Konflikt fördern. Ein Beispiel sind Gerichtsprozesse, also eine der Strukturen für eine Entscheidungsfindung, wenn Menschen in Konflikt geraten. Ein Gerichtsverfahren ist gut geeignet, wenn man eine abschließende Entscheidung erwirken will, nachdem andere, weniger antagonistische Verfahren nicht zum Erfolg geführt haben. Doch es ist auch eine Struktur, die Konflikte verschärft, Kompromisse schwierig macht und Streitfragen als Win-Lose-Kämpfe darstellt. Wahlen oder Abstimmungsverfahren sind ein weiteres interessantes Beispiel. Wenn man ernsthafte Meinungsunterschiede durch eine Abstimmung zu lösen versucht, verstärkt dies normalerweise die Polarisierung und erschwert eine konstruktive Kommunikation. Bewerber für ein politisches Amt versuchen häufig, bei vielen wichtigen Fragen die Mitte des politischen Spektrums zu besetzen, so daß sie bei vielen Themen kaum Unterschiede zeigen. Doch sie suchen auch nach sogenannten Reizthemen, bei denen sie im Widerspruch zu ihrem politischen Gegner stehen, um Profil und, wie sie hoffen, die Gunst bestimmter Wählergruppen zu gewinnen. Doch das kann den öffentlichen Streit über solche Fragen wie Affirmative-Action-Programme, Abtreibung, Waffenkontrolle, Sozialleistungen oder Gesundheitsversorgung verschärfen.

Zu weiteren Strukturelementen, die einen Konflikt häufig beeinflussen, gehören die Nähe der Kontrahenten, die Verteilung von Ressourcen, der Zugang zu Informationen, rechtliche Parameter, Organisationsstrukturen und politische Zwänge. Manchmal können diese strukturellen Gegebenheiten durch einen

Konfliktlösungsprozeß verändert werden. Doch häufig muß der Prozeß eher auf eine Akzeptanz von Strukturelementen hinwirken, die sich nicht verändern lassen.

Geschichte

Konflikte lassen sich nicht losgelöst von ihrem historischen Kontext verstehen. Die Geschichte der Menschen, die an einem Konflikt beteiligt sind, der Systeme, in denen der Konflikt auftritt, und der Streitfragen als solcher hat ungeheuren Einfluß auf den Verlauf des Konflikts. Die Geschichte gibt den Impuls für die Konfliktentwicklung. Allzu häufig versuchen wir, einen Konflikt losgelöst von seinen historischen Wurzeln zu verstehen, und wundern uns dann über die Sturheit der Akteure. Andererseits ist die Geschichte auch nicht der alles entscheidende Faktor in einem Konflikt, auch wenn es manchmal so aussehen kann. Die lange Geschichte des Konflikts im Nahen Osten, in Nordirland oder im ehemaligen Jugoslawien bedeutet zum Beispiel nicht, daß gegenwärtige Konflikte in diesen Regionen nie beigelegt werden könnten. Diese Form von historischem Determinismus ist gefährlich und irreführend. Dennoch muß man, um solche Konflikte zu lösen, das komplizierte Interaktionssystem verstehen, das sich im Laufe der Zeit entwickelt hat, und erkennen, inwieweit der Konflikt selbst zu einem Teil der Identität der Kontrahenten geworden ist. Diese ganzen verschiedenen Konfliktursachen – Kommunikation, Emotionen, Wertvorstellungen, Struktur und Geschichte – stehen in Wechselbeziehung miteinander. Die Erfahrungsgeschichte eines Menschen beeinflußt seine Werte, seinen Kommunikationsstil, seine emotionalen Reaktionen und die Strukturen, in denen er vorgeht. Und da Geschichte nichts Abgeschlossenes ist, sondern sich stetig weiterentwickelt, wird sie ihrerseits wiederum von den anderen Kräften beeinflußt.

Das Konfliktrad ist ein Konstrukt, dessen Wert sich an seiner Nützlichkeit bemißt. Ich bin überzeugt, daß wir diese Ursachen analysieren müssen, wenn wir Konflikte verstehen wollen. Wer einen Konflikt begreifen und seine Bearbeitung planen will, muß sich Gedanken darüber machen, wo die beteiligten Personen nicht weiterkommen, wo Einsichten notwendig sind und wo Ansatzmöglichkeiten für eine Verbesserung der Situation liegen könnten. Das Rad ist ein Mittel, das uns dabei helfen kann. Wie wertvoll ein derartiges Analysewerkzeug und ein Verständnis der an früherer Stelle beschriebenen drei Konfliktdimensionen sein kann, zeigt der folgende Fall der zehn Cousins und Cousinen.

Zehn Cousins und Cousinen, die in unterschiedlichen Teilen der USA und Kanadas lebten, erbten ein wertvolles Anwesen direkt an der Meeresküste in Neu England. Dieser Grundbesitz hatte ihrem Großvater gehört, der so bekümmert über das schlechte Verhältnis zwischen seinen drei Kindern, den Eltern der Cousins und Cousinen, gewesen war, daß er beschlossen hatte, den Besitz direkt an seine Enkel zu vererben. Die Cousins und Cousinen verbanden viele ihrer glücklichsten Kindheitsmomente mit dem Anwesen des Großvaters, aber der Besitz befand sich in einem heruntergekommenen Zustand. Sowohl das Wohnhaus als auch die Zufahrt mußten wahrscheinlich grunderneuert werden. Das Alter der Erben reichte von zwanzig bis vierundvierzig Jahren, und ihre finanziellen Verhältnisse waren sehr unterschiedlich, von relativ mittellos bis ziemlich wohlhabend. Sie hatten völlig unterschiedliche Vorstellungen davon, was sie mit dem Erbe anfangen wollten; einige wollten den Besitz verkaufen und den Gewinn aufteilen, während andere den Ort als zentralen Familiensitz bewahren wollten. Für eine vernünftige Nutzung des Anwesens waren erhebliche finanzielle Investitionen erforderlich, zu denen nicht alle Beteiligten in der Lage waren.

Um die Situation noch komplizierter zu machen, waren die Beziehungen innerhalb von mindestens zwei der drei Geschwistergruppen angespannt. Außerdem hatten die Geschwister und Eltern der einen Gruppe in den letzten fünfzehn Jahren keinen Kontakt zur übrigen Familie gehabt, hauptsächlich weil die Mutter sich nicht mit ihren Geschwistern verstand. Da die Cousins und Cousinen nicht wußten, wie sie vorgehen sollten, nahmen sie Kontakt zu mir auf, und zusammen mit einem Kollegen ging ich mit neun Familienmitgliedern an einem ruhigen Ort in Klausur.

Wie konnten wir einen Zugang zum Wesen dieses Konflikts finden? Es war klar, daß alle drei Konfliktdimensionen eine Rolle spielten. Es gab verhaltensbezogene Probleme, um die wir uns kümmern mußten, außerdem voreingenommene Wahrnehmungen der Situation und der beteiligten Personen sowie jede Menge Emotionen. Doch trotz der bestehenden Probleme auf der Verhaltens- oder Handlungsebene hing der langfristige Erfolg der Erbengemeinschaft eher davon ab, ob die Cousins und Cousinen in der Lage sein würden, an den Haltungen und Gefühlen zu arbeiten, die seit so langer Zeit zu ihrer Familiendynamik gehörten.

In Anbetracht der Komplexität der Situation war uns anfangs nicht klar, wo wir ansetzen sollten. Es gab offenkundig entgegengesetzte Bedürfnisse, auf die wir eingehen mußten. Einige Beteiligte wollten, daß das Grundstück in Familienbesitz blieb, um »den Wunsch und das Vermächtnis des Großvaters in Ehren zu halten«. Andere machten sich Sorgen um den zeitlichen und finanziellen Aufwand, der dazu erforderlich sein könnte. Die meisten hofften auf eine Verbesserung der familiären Beziehungen, fürchteten jedoch, daß das Gegenteil eintreten könnte. Doch diese Bedürfnisse waren eingebettet in alle Elemente des Konfliktrades. Die Kommunikation zwischen den Cousins und Cousinen hatte sich seit Jahren auf das Notwendigste beschränkt (und war in einigen Fällen völlig zusammengebrochen). Der Grundbesitz stand für die komplexen Emotionen, die alle im Hinblick auf ihre familiären Beziehungen hatten. Er war ein Symbol sowohl der Probleme als auch der positivsten Aspekte, die diese Familie auszeichneten. Die Familienmitglieder hatten unterschiedliche Wertvorstellungen in bezug auf die gemeinsame Nutzung und Renovierung des Besitzes ebenso wie in bezug auf ihre jeweiligen Beiträge, die Berücksichtigung ihrer unterschiedlichen Ressourcen und die angemessene Interaktionsweise in der Familie. Die strukturellen Probleme waren enorm. Die Cousins und Cousinen hatten kein eingespieltes System, um miteinander zu kommunizieren, Entscheidungen zu treffen oder die Arbeit auf dem Grundbesitz zu beaufsichtigen, und die Ungleichheit ihrer finanziellen Situation machte alles noch komplizierter. Außerdem wurden die Optionen für eine Aufteilung des Anwesens oder die Errichtung neuer Gebäude durch zahlreiche lokale Bestimmungen zur Landnutzung eingeschränkt. Schließlich war auch der Einfluß der Geschichte deutlich zu spüren. In vielerlei Hinsicht setzten die Cousins und Cousinen eine generationsübergreifende Familiensaga fort. Die Konflikte zwischen den Eltern drohten sich zu wiederholen. Andererseits gab es auch eine positive Geschichte – alle Cousins und Cousinen verbanden fast ausschließlich positive Kindheitserinnerungen mit dem Anwesen und fühlten sich dadurch motiviert, nach einer konstruktiven Lösung zu suchen.

In Anbetracht der komplexen Situation und der begrenzten Zeit (drei Tage), die uns zur Verfügung stand, kamen wir zu dem Schluß, daß wir uns nicht mit den Problemen innerhalb der einzelnen Geschwistergruppen auseinandersetzen konnten und daß die Stärken der Familie in den relativ positiven Haltungen lagen, die sie gruppenübergreifend zum Ausdruck brachten. Wir hatten den Eindruck, daß wir uns mit der Geschichte auseinandersetzen mußten und daß der unmittelbare Fokus vor allem auf den strukturellen Barrieren liegen mußte, die ein Vorankommen verhinderten. Deshalb baten wir zunächst alle Beteiligten, ihre persönlichen Erinnerungen an das Anwesen zu schildern und von den Hoffnungen und Befürchtungen zu berichten, die sie mit seiner künftigen Entwicklung verbanden. Dieses Gespräch führte unter anderem zu der einhelligen Entscheidung, daß sie den Besitz falls irgend möglich behalten wollten. Sie kamen überein, einen Plan für die Erhaltung des Familienbesitzes auszuarbeiten und einigten sich darauf, daß jeder unabhängig von seinem Beitrag das Recht haben sollte, den Besitz zu nutzen. Nachdem diese allgemeinen Übereinkünfte ausgehandelt waren, konzentrierten wir uns auf die strukturellen Probleme in bezug auf die Kommunikationsweise, Entscheidungsfindung, Zusammenarbeit mit örtlichen Behörden und die Informationssammlung. Am Ende hatten die

Cousins und Cousinen einige allgemeine Entscheidungen getroffen und eine interessante Kommunikations- und Entscheidungsstruktur entwickelt. Sie ernannten ein Leitungskomitee, dem je ein Repräsentant von jeder Geschwistergruppe angehörte. Unsere Intervention ergab sich also aus unserer Analyse der Struktur und Ursache dieses speziellen Konflikts. Ohne irgendein Ordnungsprinzip für die Einschätzung dieser komplexen Situation wären wir verloren gewesen.

Es gibt drei weitere dynamische Kräfte, die nicht in dem Modell des Konfliktrades enthalten sind, weil sie sich quer durch alle Ursachenbereiche ziehen und sich häufig am besten im Zusammenhang mit diesen Ursachen analysieren lassen. Das sind Kultur, Macht und Informationen. Die Kultur beeinflußt einen Konflikt, weil sie den Kommunikationsstil, die Geschichte und den Umgang mit Gefühlen, Werten und Strukturen prägt. Macht ist ein schwer faßbares Phänomen, das unsere Wahrnehmung verwirren oder das Verständnis einer Interaktion erleichtern kann. Einige Machtquellen sind struktureller Natur, aber andere Elemente spielen ebenfalls mit hinein. Ich gehe in den Kapiteln 3 und 4 ausführlicher auf die Themen Macht und Kultur ein. Informationen als solche sind meiner Ansicht nach keine Konfliktursachen, doch die Art, wie man damit umgeht und sie weitergibt, kann zu Konflikten führen. Deshalb stellen sich Informationen oder Daten mitunter sowohl im Rahmen der Kommunikation als auch im Rahmen der Struktur als Problem dar. (Für einen Überblick über die wichtigsten Theorien zu Konflikten und Konfliktursachen vgl. Wehr, 1979; vgl. auch Frost und Wilmot, 1978; Kriesberg, 1982; Schellenburg, 1982; Schelling, 1960.)

Das Kontinuum menschlicher Bedürfnisse

Im Zentrum des Konfliktrad-Modells stehen die menschlichen Bedürfnisse, die unser Verhalten, einschließlich unseres Konfliktverhaltens, antreiben. Zahlreiche Theoretiker, von Freud bis Maslow, haben sich mit grundlegenden menschlichen Bedürfnissen befaßt. Einige beschreiben die unterschiedlichen Intensitätsgrade oder Ebenen von Bedürfnissen. In der Konfliktliteratur wird häufig zwischen Interessen und Bedürfnissen unterschieden. Interessen gelten als etwas eher Vorübergehendes und Oberflächliches, während Bedürfnisse eher als etwas Grundlegendes und Dauerhaftes betrachtet werden. Was die Beilegung von Konflikten betrifft, wird teilweise argumentiert, daß die Befriedigung von Interessen weniger bedeutsam sei als die Befriedigung von Bedürfnissen – eher eine Art Trostpflaster als eine echte Lösung (Burton und Dukes, 1990).

Anstatt von einem grundlegenden Unterschied zwischen Interessen und Bedürfnissen auszugehen, was irreführend und polarisierend wirken kann, halte ich es für sinnvoller, sich menschliche Bedürfnisse als ein Kontinuum vorzustellen, das in etwa Maslows Bedürfnispyramide (1954) entspricht. Interessen wären demnach eine Kategorie menschlicher Bedürfnisse, die zwischen der fundamentalen Sorge ums Überleben am einen Ende des Kontinuums und dem Streben nach Identität am anderen Ende angesiedelt wäre (vgl. Abbildung 1.2). Überlebensbedürfnisse verstehen sich von selbst, deshalb konzentriere ich mich hier auf Interessen und Identitätsbedürfnisse.

Interessen

Interessen sind diejenigen Bedürfnisse, die den Großteil menschlichen Handelns motivieren. Man kann sich damit auf einer eher simplen, oberflächlichen Ebene auseinandersetzen oder in die Tiefe gehen und sie gründlicher erforschen. Zu den Herausforderungen, vor denen wir bei unserer praktischen Arbeit stehen, gehört die genaue Bestimmung der Bedürfnis- oder Interessenebene, die die beste Erklärung für den anstehenden Konflikt bietet. Wenn wir bei der Ursachenbetrachtung auf einer zu oberflächlichen Ebene bleiben, ist eine bedeutungsvolle Bearbeitung des Konflikts nicht möglich. Wenn wir umgekehrt zu sehr in die Tiefe gehen, erschweren wir die Bewältigung des Konflikts und gehen mit unserem Ansatz möglicherweise auch an der Realität, wie sie von den Beteiligten erlebt wird, vorbei.

Wenn eine Gemeinde besorgt ist, weil in ihrer Nähe eine chemische Fabrik errichtet werden soll, läßt sich das Wesen des Problems auf vielen verschiedenen Ebenen betrachten. Man könnte zum Beispiel die Bedürfnisse der Gemeinde,

Überlebensbedürfnisse	Interessen	Identitätsbezogene Bedürfnisse
Nahrung	Inhaltliche	Sinn
Schutz	Prozedurale	Gemeinschaft
Gesundheit	Psychologische	Intimität
Sicherheit		Autonomie

Abbildung 1.2 Das Kontinuum menschlicher Bedürfnisse

die den Lärm, den Geruch, den Verkehr und die giftigen Abfälle so gering wie möglich halten möchte, den Bedürfnissen der Fabrikbetreiber gegenüberstellen, die sich einen praktischen, kostengünstigen und geeigneten Standort wünschen. Das mag eine befriedigende Ebene für die Analyse des Konflikts sein, aber wenn die Motivationsstrukturen der Gemeinde oder der Fabrik tiefer liegen, ist sie unter Umständen nicht ausreichend. Die Gemeinde hat vielleicht grundsätzliche Bedenken wegen des Imageschadens, der durch diese Anlage entstehen könnte, und fürchtet negative Auswirkungen auf die allgemeine Attraktivität der Gemeinde und damit auf die Attraktivität für Investoren, sozial aufsteigende Familien und die erwachsenen Kinder der Einwohner.

Auch die Fabrik macht sich möglicherweise Sorgen um ihr öffentliches Ansehen und um die Frage, wie leicht sie Arbeitskräfte anziehen und halten kann. Wenn wir zu sehr an der Oberfläche der Interessen bleiben und die tieferen Ebenen unberücksichtigt lassen, arbeiten wir am Ende wahrscheinlich an den falschen Fragen und übersehen wichtige Problembereiche auf beiden Seiten.

Andererseits besteht die Gefahr, daß man es übertreibt und zu tief bohrt. Wir könnten uns auf so fundamentale Fragen wie Wirtschaft kontra Umwelt, das Wesen von Gemeinschaft oder auch auf das Selbstverständnis der Unternehmensführer im Gegensatz zum Selbstverständnis der Gemeindeführer und die damit verbundenen Ansichten über den Bau einer chemischen Fabrik konzentrieren. Obwohl diese Fragen vielleicht tatsächlich in den Konflikt hineinspielen, sind sie wahrscheinlich weder eine konkrete Ursache des Konflikts noch eine nützliche Basis für eine wirkungsvolle Intervention. Bei einer Fokussierung auf diese grundlegenden Fragen würden wir den Konflikt nicht auf der Ebene aufgreifen, auf der die Beteiligten ihn erleben, und uns auf Interessen konzentrieren, die einem praktischen Konfliktlösungsprozeß wahrscheinlich nicht zugänglich wären. Die Ermittlung der angemessenen Tiefendimension bei der Bedürfnisanalyse ist kein abstrakter Vorgang und findet auch nicht im luftleeren Raum statt. Nur durch die Interaktion mit den Hauptakteuren können wir mit der Zeit die Ursachen eines Konflikts aufdecken und zu einem konstruktiven, praktisch umsetzbaren Verständnis gelangen. Die Kunst der Konfliktlösung hängt entscheidend von der Fähigkeit ab, daß man die richtige Verständnistiefe findet und damit die richtige Ebene für die Intervention.

Wenn wir Interessen als menschliche Bedürfnisse von mittlerer Intensität definieren, d.h. als die praktischen Beweggründe, die uns in den meisten Konflikten antreiben, dann müssen wir uns in der Regel zunächst auf die Interessen konzentrieren, wenn wir den Konflikt besser verstehen wollen. Die Interessen sind auch derjenige Bereich, in dem sich die meisten Konflikte lösen lassen.

Wenn die Beteiligten einander ihre Anliegen auf konstruktive Weise mitteilen können und sich bemühen, die Interessen der anderen Seite zu verstehen, besteht die größte Wahrscheinlichkeit, daß sie Fortschritte bei der Durcharbeitung des Konflikts machen.

Wenn wir über die Interessen der Beteiligten nachdenken, finden wir viele unterschiedliche Arten: kurzfristige und langfristige Interessen, Einzel- und Gruppeninteressen, ergebnisorientierte und prozeßorientierte, bewußte und unbewußte Interessen. Moore (1986, 1996) unterscheidet drei Arten von Interessen: inhaltliche (Bestrebungen in bezug auf materielle Vorteile), prozedurale (Bestrebungen in bezug auf den Interaktions-, Kommunikations- oder Entscheidungsfindungsprozeß) und psychologische (Bestrebungen in bezug auf Behandlung, Respekt und Anerkennung). Häufig reden die Beteiligten vor allem über eine Art von Interessen, sind aber hauptsächlich von einer anderen motiviert. Auch wenn die Konfliktparteien unvereinbare inhaltliche Interessen haben, lassen sich oft Fortschritte bei einem Konflikt erzielen, wenn man auf die psychologischen und prozeduralen Interessen eingeht.

Die US-amerikanische Vorstellung vom Staatswesen bietet ein interessantes Beispiel dafür, wie diese Interessen wirken. Zu den Grundlagen der Demokratie gehört aus der Sicht von Amerikanern eine Verpflichtung, sich um prozedurale Interessen zu kümmern, auch wenn inhaltliche Interessen nicht immer befriedigt werden können. Viele Wertvorstellungen bezüglich der Staatsführung hängen mit diesen prozeduralen Interessen zusammen. US-Amerikaner stehen loyal zu ihrer Staatsführung, auch wenn sie deren Politik für falsch halten und die amtierende Regierung nicht selbst gewählt haben, weil sie den Prozeß, durch den die Regierung ausgewählt wird, grundsätzlich unterstützen. Die elementare Übereinkunft in einer Demokratie besteht darin, daß wir als Bürger vielleicht nicht immer unseren Willen bekommen, aber immer ein Wörtchen mitzureden haben und uns im Gegenzug loyal verhalten.

Doch da wir als Konfliktmittler die unterschiedlichen Arten von Interessen analysieren, mit denen die Beteiligten in einen Konflikt hineingehen, müssen wir uns angestrengt bemühen, ein möglichst umfassendes Bild von den Interessen aller Beteiligten (einschließlich der eigenen) zu gewinnen und die richtige Verständnisebene zu finden, um einen praktischen Zugriff auf das Konfliktgeschehen zu erhalten.

Identitätsbezogene Bedürfnisse

Jenseits der Interessen finden wir Beweggründe, die man als identitätsbezogene Bedürfnisse bezeichnen kann (Rothman, 1997). Sie entstehen aus dem Wunsch, ein bestimmtes Selbstbild zu bewahren und zu wissen, wer man ist und wo man steht. Diese Bedürfnisgruppe läßt sich in vier Arten unterteilen, nämlich in die Bedürfnisse nach Sinn, Zugehörigkeit, Intimität und Autonomie.

Das Bedürfnis nach *Sinn* ist darauf gerichtet, dem eigenen Leben, Dasein, Handeln und Ringen einen bedeutungsvollen Inhalt zu geben. Für manche Menschen kann ein Konflikt ungemein sinnstiftend wirken. In diesem Fall umfaßt die Konfliktlösung einen signifikanten Sinnverlust. Wenn die Betreffenden keine neue Sinnquelle finden, kann dieser Verlust so vernichtend sein, daß sie an dem Konflikt festhalten, unabhängig davon, wie gut die vorgeschlagene Lösung ihre Interessen befriedigt. Ich habe einmal als Mediator an einem Fall von Altersdiskriminierung gearbeitet, an dem ein Mann beteiligt war, der kurz vor der Pensionierung stand. Als ich mit ihm über seine Pläne für den Ruhestand sprach, erklärte er mir, er wolle seinen Fall weiter verfolgen, bis er voll rehabilitiert sei. Trotz der Tatsache, daß er durch eine gütliche Einigung mit dem Unternehmen viel gewonnen hätte und seine Aussichten vor Gericht bestenfalls zweifelhaft waren, wußte ich, daß diese Mediation erfolglos verlaufen würde. Für viele Bewohner der von den Israelis besetzten Westbank geht es nicht einfach nur um ihre Sicherheit, wirtschaftliche Lage oder Selbstbestimmung, sondern auch um den Sinn, den der Kampf als solcher ihrem Leben gibt. Das ist eine der Ursachen für die Unnachgiebigkeit im Nahostkonflikt.

Gemeinschaft bezieht sich auf jenen Teil der Identität, der sich aus dem Verbundenheitsgefühl mit einer Gruppe ergibt, mit der man sich identifiziert und in der man sich anerkannt fühlt. Gemeinschaft kann durch konkrete Gemeinschaften entstehen. Die wehmütige Sehnsucht nach der amerikanischen Kleinstadt-Idylle ist zum Teil ein Ausdruck dieses Bedürfnisses. Auch der Wunsch vieler Menschen nach guter Nachbarschaft und einer Teilnahme am örtlichen Gemeinschaftsleben hängt mit diesem identitätsbildenden Element zusammen. Aber Gemeinschaft kann auch durch andere Gruppenbindungen entstehen, zum Beispiel durch die Zugehörigkeit zu einem Unternehmen, einer politischen Bewegung, einer Kirche, Synagoge oder Moschee, einem Sportverein, einer künstlerischen Szene, einer Berufsgruppe oder einer ethnischen Gruppe. Grundlage der Gemeinschaft kann etwas Positives oder etwas Negatives sein; die Identifikation mit einer Gruppe kann darauf beruhen, daß man sich gemeinsam für eine »gute Sache« einsetzt oder gegen etwas »Schlechtes« kämpft. Im Sinn eines identitätsbezogenen Bedürfnisses geht es bei Gemeinschaft nicht nur darum, sich einfach als Teil einer Gruppe zu fühlen, sondern auch darum, eine soziale Heimat in einer unpersönlichen Welt zu finden – einen Ort, an dem man sich mit anderen Menschen verbunden, beschützt und als Individuum anerkannt und gewürdigt fühlt. Wenn Menschen in Konflikt geraten, weil sie ein Gefühl von Gemeinschaft festigen oder ihre Gemeinschaft gegen desintegrierende Einflüsse verteidigen wollen, kämpfen sie zum Teil auch um die Bewahrung ihrer Identität.

Das Bedürfnis nach *Intimität* ist auf eine andere Art von Verbundenheit gerichtet. Es geht über das Bedürfnis nach Anerkennung hinaus und umfaßt den Wunsch, etwas Besonderes, Einzigartiges und Wichtiges für andere Menschen zu sein. Die meisten Intimitätsbedürfnisse werden über Familien- und Freundschaftsstrukturen erfüllt. Zur Intimität gehört eine gewisse Form von Reziprozität. Häufig klammern Menschen sich an Symbole oder an den Anschein von Intimität, fühlen sich aber im Grunde sehr allein. Bei Scheidungen ist es häufig der Verlust der Intimität (oder manchmal die Tatsache, daß die Fassade der Intimität zerstört wurde), der großen Schmerz verursacht und das Selbstgefühl des einzelnen – seine Identität – in Frage stellt. Zu den Problemen bei einer Scheidungsmediation gehört, daß es tatsächlich unmöglich (und häufig auch nicht wünschenswert) ist, auf dieser Ebene mit den Bedürfnissen der Parteien zu arbeiten. Das heißt, daß ein wichtiges Bedürfnis unerfüllt bleibt, auch wenn der Mediationsprozeß zu einer im Grunde tragfähigen Übereinkunft führt. Zur Bewältigung des Intimitätsverlustes ist normalerweise ein längerer Heilungsprozeß erforderlich.

Während Intimität und Gemeinschaft für zwei Aspekte des fundamentalen Bedürfnisses nach Verbundenheit stehen, ist das Bedürfnis nach *Autonomie* die Kehrseite der Medaille. So sehr Menschen nach Verbundenheit verlangen, brauchen sie doch gleichzeitig das Gefühl von Unabhängigkeit, Freiheit und Individualität. In Beziehungen ringt man häufig mit der Frage, wie man ein tiefes Gefühl von Verbundenheit schaffen und doch gleichzeitig seine Autonomie bewahren kann. Dieser Kampf um die Herstellung notwendiger Bindungen und um ihre Grenzen ist ein Hauptauslöser innerer Konflikte und auch die Ursache vieler interpersoneller Konflikte. Ein bekanntes Beispiel sind die vielen Auseinandersetzungen zwischen Eltern und ihren halbwüchsigen Kindern. Bei diesen Streitigkeiten, die sich vorgeblich um solche Themen wie häusliche Pflichten, Zapfenstreich oder Schule drehen, geht es im Grunde häufig um Abhängigkeit und Selbständigkeit. Dieses Bedürfnis zeigt sich auch in den Kämpfen vieler ethnischer Gruppen, die den Zusammenschluß zu einer autonomen politischen Einheit anstreben. Wenn Einzelpersonen oder Gruppen das Gefühl haben, daß ihre Autonomie, Unabhängigkeit oder Freiheit tiefgreifenden Einschränkungen unterliegt, wird es sehr wahrscheinlich zu ernsthaften Konflikten kommen, weil dieses fundamentale Identitätsbedürfnis nicht erfüllt wird.

Einige Konflikte lassen sich nur lösen, wenn man den Identitätsbedürfnissen gerecht wird. Solche Streitigkeiten sind einem Verhandlungsprozeß häufig nicht zugänglich. Sie erfordern in der Regel einen schrittweisen Veränderungsprozeß, bei dem Einzelpersonen, Gruppen oder Organisationen allmählich zu einer veränderten Wahrnehmung gelangen und ihre Kommunikationsfähigkeiten verbessern. Häufig erfordern sie auch irgendeine Form von sozialer Veränderungsbemühung oder persönlicher Reifungserfahrung. Für den Umgang mit diesen tiefergehenden Bedürfnissen erweisen sich mitunter Versöhnungsbemühungen als hilfreich, bei denen der Fokus eher auf der Beziehung zwischen den Konfliktparteien und weniger auf dem Erreichen einer speziellen Übereinkunft liegt.

Es fruchtet wenig, darüber zu streiten, ob die Arbeit an Interessen weniger wichtig oder bedeutungsvoll ist als die Auseinandersetzung mit identitätsbezogenen Bedürfnissen. Manchmal müssen wir in mehreren Schritten an einen Konflikt herangehen, weil wir nur durch die Fortschritte auf einer leichter zugänglichen Ebene zu den tieferliegenden Bedürfnissen vorstoßen können. Manchmal spielen tiefere Bedürfnisebenen einfach keine bedeutungsvolle Rolle für die Kontrahenten. Wenn ein Lösungsprozeß die Bedürfnisse der Beteiligten wirklich anspricht, in einer Weise, die ihnen selbst bedeutungsvoll erscheint, dann ist ein wichtiger Schritt getan.

Im oben beschriebenen Fall der Cousins und Cousinen spielte die Überlegung, wie weit man bei der Erforschung ihrer Bedürfnisse gehen sollte, eine entscheidende Rolle. Für einige Beteiligte schien das direkt am Meer gelegene Anwesen ihr Bedürfnis nach Gemeinschaft und sogar Sinn zu symbolisieren. Für andere war es eher eine wertvolle potentielle Ressource und ein schöner Feriensitz. Mein Kollege und ich entschieden, die identitätsbezogenen Bedürfnisse kurz zu streifen, weil es notwendig war, sie anzuerkennen, aber in Anbetracht der unmittelbaren Bedürfnisse und der Verfügbarkeit der Gruppe konzentrierten wir uns auf ihre Interessen, weil die Familienmitglieder sich zunächst in diesem Punkt einig werden mußten, bevor sie weitermachen konnten.

Der Wunsch, Gefühle auszudrücken, und das Streben nach Ergebnissen

Bei vielen Konflikten verhalten Menschen sich auf eine Weise, die ihren eigenen Interessen zuwiderzulaufen scheint. Sie wirken mitunter mehr daran interessiert, einen glanzvollen Auftritt vor Gericht zu haben, als eine Lösung zu finden, die ihren Bedürfnissen gerecht wird. Manche Menschen möchten offenbar eher ihre Gefühle zum Ausdruck bringen als Ergebnisse erzielen. Andere wiederum lehnen es strikt ab, sich mit ihren Gefühlen auseinanderzusetzen, und tun solche Ansätze als unpassend oder auch als reine »Gefühlsduselei« ab.

Lewis Coser unterscheidet in seinem Standardwerk *Theorie sozialer Konflikte* (1965) zwei Konfliktkomponenten. Eine, die er als »unecht« oder unrealistisch bezeichnet, ist das Verlangen nach irgendeiner Form von Spannungsentladung. Die andere Komponente, die er als »echt« oder realistisch bezeichnet, ist das Verlangen nach einem Ergebnis, das die Bedürfnisse der Beteiligten befriedigt. Die unrealistische Komponente läßt sich durch eine gute Lösung nicht befriedigen, sondern erfordert aufmerksames Zuhören, Dampfablassen, Anerkennung, Bestätigung, einen Tag vor Gericht oder irgendein anderes Mittel, durch das man die mit einem Konflikt verbundenen Emotionen und Energien zum Ausdruck bringen oder freisetzen kann. Die realistische Komponente verlangt nach einer befriedigenden Lösung, die den grundlegenden Interessen der Beteiligten gerecht wird.

Cosers Einteilung gibt mitunter zu Verwirrung Anlaß, weil in gewisser Weise beide Komponenten »echt« oder realistisch sind. Man sollte sie vielleicht eher als expressive und ergebnisorientierte Konfliktelemente auffassen. Die eine Komponente umfaßt das Bedürfnis der Kontrahenten, mit ihren möglicherweise bestehenden Gefühlen der Wut, Verletztheit, Anspannung, Frustration, Trauer und Furcht umzugehen. Die andere umfaßt die Bestrebungen um ein befriedigendes Ergebnis. Der Versuch, den expressiven Teil des Konflikts zu bewältigen, indem man Lösungen vorschlägt oder Übereinkünfte aushandelt, wird nicht zum Erfolg führen. Das gleiche gilt für den Versuch, die ergebnisorientierte Komponente in Angriff zu nehmen, indem man zum Ausdruck von Gefühlen ermuntert oder die Streßbelastung der Beteiligten anerkennt. Wir alle haben schon einmal erlebt, daß wir von heftigen Gefühlen überwältigt wurden und uns nicht auf eine rationale Problemlösung konzentrieren konnten. Aber die meisten haben auch schon einmal die Situation erlebt, daß man nur noch an einer vernünftigen Lösung interessiert ist und nicht mehr gewillt ist, Gefühle zu erforschen oder Wertvorstellungen zu klären.

Man könnte sich das expressive Element als den äußeren Teil des Konfliktrads vorstellen und das ergebnisorientierte Element als den inneren Bereich. Häufig (wenn auch nicht immer) müssen die Beteiligten ein Mittel finden, um mit dem expressiven Element des Konflikts umzugehen – manchmal direkt in der Konfliktinteraktion, manchmal an anderer Stelle –, bevor sie sich erfolgreich auf ein Ergebnis konzentrieren können, das ihren Bedürfnissen angemessen Rechnung trägt.

Die Bewegung zwischen den expressiven und den ergebnisorientierten Elementen ist kein linearer Prozeß, bei dem man immer an einer bestimmten Stelle anfängt und sich geradewegs auf eine andere zubewegt. Die Konfliktparteien wechseln zwischen diesen Bereichen hin und her; durch bestimmte Ereignisse rücken einmal die Gefühle in den Mittelpunkt der Aufmerksamkeit und dann wieder die angestrebten Ergebnisse, und häufig vermischen sich beide Elemente auf eine Weise, die schwer zu entwirren ist. Doch trotz der komplexen Wechselbeziehungen zwischen diesen beiden Konfliktelementen ist der Unterschied häufig offensichtlich, und die Beteiligten reagieren spontan mit unterschiedlichen Strategien.

Manchmal zeigt eine symbolische Handlung an, daß die Kontrahenten bereit sind, einen Teil der expressiven Konfliktelemente loszulassen und sich stärker auf das Ergebnis zu konzentrieren. Der historische Händedruck zwischen Itzhak Rabin und Jassir Arafat auf dem Rasen des Weißen Hauses symbolisierte eine Bewegung vom äußeren Rand des Konfliktrades zu seinem inneren Kern, die in etwa besagte: »Wir können unsere Gefühle und unsere Vergangenheit hinter uns lassen und uns um eine Lösung bemühen, die den Bedürfnissen unserer beiden Völker gleichermaßen gerecht wird.«

Warum über Konflikte nachdenken?

Dieses Buch und die Konfliktforschung im allgemeinen gehen von der Prämisse aus, daß die Beschäftigung mit Konflikten und Konfliktlösungen ein lohnendes Unterfangen ist, weil es zu einem besseren Verständnis menschlichen Verhaltens beiträgt. Es gibt sicherlich alternative Möglichkeiten, diese Art von Interaktionen zu analysieren. Wer sich beruflich damit beschäftigt, wie Menschen mit ihren Differenzen umgehen, kann sich auf viele Bereiche, wie etwa Entscheidungsfindung, Verhandlungen, Kommunikation, Reizreaktionen, Machtverhältnisse und ähnliches mehr konzentrieren. Warum sollten jene von uns, die sich als professionelle Konfliktmittler verstehen, ihre Aufmerksamkeit gerade auf den Konflikt richten? Heißt das nicht, daß wir unsere Aufmerksamkeit auf den negativen Aspekt des Austauschs richten, auf den Teil, bei dem Menschen uneins miteinander sind, anstatt auf den Teil, bei dem ihre gemeinsamen Interessen im Vordergrund stehen?

Konflikte als solche sind nichts Negatives. Sie sind aus vielerlei Gründen ein notwendiger Bestandteil der Reifung und Entwicklung von Einzelpersonen, Familien, Gemeinschaften und Gesellschaften. Konflikte können die Gemeinschaft fördern und dazu beitragen, daß die Bedürfnisse, die der Mensch als Einzelperson und als Mitglied eines Systems hat, erkannt und ins Gleichgewicht gebracht werden, und sie können uns helfen, uns über die vielen verschiedenen Entscheidungen, die das Leben mit sich bringt, klar zu werden und sie bewußt zu treffen. Die Durcharbeitung eines Konflikts kann sich als zutiefst verbindende und wachstumsfördernde Erfahrung erweisen. Die Stärke von sozialen Systemen hängt zum Teil davon ab, wie gut sie eine Eskalation entstehender Konflikte verhindern können und ob sie auf eine Weise mit Konflikten umgehen, durch die die Integrität des Systems und das Wohl seiner Mitglieder bewahrt bleibt. Soziale Organisationen passen sich Veränderungen in ihrer Umwelt an, indem sie sich wichtigen Konflikten stellen, sich damit auseinandersetzen und sich gegebenenfalls neu organisieren, um die Konflikte zu bewältigen und sich dadurch weiterzuentwickeln. Deshalb ist ein Verständnis der Konfliktdynamik ein Grundwerkzeug für Konfliktmittler und damit verwandte Berufsgruppen, das ihnen die Möglichkeit gibt, auf die entscheidenden Kräfte einzuwirken, die die Entwicklung von Einzelpersonen und sozialen Gebilden prägen.

Es sagt sich leicht, daß Konflikte unvermeidlich seien und an sich nichts Gutes oder Schlechtes bedeuteten, doch vielen Menschen fällt es sehr schwer, diese Prämisse zu akzeptieren. Wir können vielleicht eine wichtige Lehre daraus ziehen, daß Menschen sich so hartnäckig weigern, die Existenz von Konflikten in ihrem eigenen Leben anzuerkennen. Möglicherweise verbirgt sich dahinter noch etwas anderes als ein dysfunktionales Vermeidungsverhalten. Vielleicht kommt es durch das Eingeständnis eines Konflikts zu einem unvermeidlichen Wandel in der Interaktionsweise, so daß die Menschen aus gutem Grund sehr vorsichtig mit diesem Eingeständnis umgehen. Wenn diese Veränderung in der Wahrnehmung, Energie, Einstellung oder im Verhalten eine natürliche Folge eines entstehenden Konflikts ist und wenn der Konflikt selbst etwas Notwendiges, Unvermeidbares und oft Gesundes ist, dann stehen wir als gruppenbildende Individuen vor einem grundlegenden Dilemma. Deshalb sollten wir uns nach Kräften bemühen, das Wesen des Konflikts in seiner ganzen Komplexität zu begreifen. Das Verständnis von Konflikten wird zum Mittel für ein Verständnis der vielen Widersprüche, die zwangsläufig mit unseren Bemühungen um ein menschliches Miteinander einhergehen.

Außerdem kann man nahezu immer irgend etwas gegen Konflikte unternehmen. Das heißt nicht, daß man sie immer lösen kann, aber man kann normalerweise immer so produktiv reagieren, daß man sie auf einen konstruktiven Weg bringt. Manchmal kann diese Reaktion darin bestehen, einen Konflikt eskalieren zu lassen, damit er ins Bewußtsein der Menschen dringt oder sie seiner Lösung eine höhere Priorität einräumen. Manchmal kann die Reaktion darin bestehen, daß man gar nichts tut und den Ereignissen ihren Lauf läßt, um den Konflikt reifen zu lassen. Manchmal muß man den Beteiligten helfen, ihre Bedürfnisse zu erkennen und ihre Gefühle auf einer tieferen, bedeutungsvolleren Ebene auszudrücken. Manchmal muß man vielleicht einfach irgendein Pflaster finden, um die akute Blutung zu stoppen. Und manchmal muß man vielleicht nach kreativen Lösungen suchen, die alle Parteien akzeptieren können. Es gibt keinen Königsweg, keine einzig richtige Reaktion auf einen Konflikt, doch das bedeutet nicht, daß es keine klugen und unklugen Reaktionen auf jeden bestehenden Konflikt gäbe. Unser Erfolg als Individuen, Gemeinschaften, Organisationen und Gesellschaften ist in nicht geringem Maße davon abhängig, ob wir lernen, auf kluge Weise mit den vielen Konflikten umzugehen, auf die wir stoßen.

KAPITEL 2

Wie Menschen mit Konflikten umgehen

Menschen gehen äußerst unterschiedlich an Konflikte heran, und wenn wir Konflikte besser verstehen wollen, müssen wir auf diese großen Unterschiede achten. Wie Menschen mit Konflikten umgehen, ist von wesentlicher Bedeutung dafür, wer sie sind, wie sie sich ihr Leben vorstellen und wie ihre Beziehungen zu anderen aussehen. Die Herangehensweise an Konflikte wird nicht nur davon beeinflußt, was der einzelne über Konflikte gelernt hat und welche Erfahrungen er damit gemacht hat, sondern auch von seiner Persönlichkeit, seiner Kultur und seiner jeweiligen Rolle in einem Streit. Obwohl es viele nützliche Erklärungsmodelle für diese individuellen Unterschiede im Konfliktansatz geben mag, bin ich überzeugt, daß vier Faktoren besonders bedeutsam sind: die *Werte* und *Überzeugungen,* die Menschen mit Konflikten verbinden; die Art, wie sie Konflikte *vermeiden* und *austragen*; die Varianten im Konflikt*stil* und die *Rollen,* die die verschiedenen Personen in einem Konflikt übernehmen.

Wertvorstellungen und Überzeugungen

Die Werte und Überzeugungen, die der einzelne mit Konflikten verbindet, beeinflussen sein Verhalten häufig genauso stark wie seine Besorgnis über die Themen, die den Konflikt auslösen. Viele dieser Überzeugungen werden von der Kultur geprägt, in der ein Mensch erzogen wird, und von der Ära, in der er erwachsen wird. Doch innerhalb einer bestimmten Kultur oder sogar Familie finden wir enorme Variationen in den spezifischen Überzeugungen, die der einzelne im Hinblick auf Konflikte entwickelt. Die einflußreichsten Überzeugungen drehen sich darum, ob Konflikte akzeptabel sind, wie man sich bei einem Konflikt verhalten sollte und welche Art von Ergebnissen möglich oder annehmbar sind. Im folgenden will ich diese drei Überzeugungsbereiche näher betrachten.

Sind Konflikte akzeptabel?

Manche Menschen sind überzeugt, daß Konflikte zum Leben dazugehören, und finden es völlig normal, sich zu streiten. Für sie ist die Bereitschaft, sich auf Konflikte einzulassen, möglicherweise ein Teil ihres Selbstwertgefühls, oder sie haben den Eindruck, nicht wirklich lebendig zu sein, wenn sie nicht über irgend etwas streiten. Für andere sind Konflikte ein Ausdruck des Scheiterns, ein Zeichen für ein persönliches, organisatorisches oder gesellschaftliches Versagen. Diese Ansichten sind häufig mit Wertvorstellungen über das richtige Maß an Offenheit in Gesprächen und mit Überzeugungen bezüglich der Lösbarkeit von Konflikten verbunden. Wichtig ist in diesem Zusammenhang auch, ob Menschen glauben, daß es Konflikte geben kann, bei denen keine Seite im Unrecht ist. Wenn man der Auffassung ist, daß zwei Personen (oder Gesellschaften) schwerwiegende Differenzen über eine wichtige Frage haben können, ohne daß eine der beiden Seiten im Unrecht oder böse sein muß, dann fällt es leichter, Konflikte zu akzeptieren. Wenn man dagegen glaubt, daß bei jedem Konflikt zwangsläufig eine Seite im Unrecht sein müsse, dann besteht eher die Gefahr, daß ein auftretender Konflikt die Beziehung bedroht. Diese Überzeugung macht es auch schwieriger, irgendeine Lösung zu akzeptieren, bei der man nicht als eindeutiger Sieger aus der Situation hervorgeht.

Wie sollte man sich bei einem Konflikt verhalten?

Wir alle haben bestimmte Wertvorstellungen darüber, wie ein angemessenes Konfliktverhalten aussehen sollte. Manchmal haben Kontrahenten bestimmte Überzeugungen, was ihr eigenes Verhalten in einem Konflikt betrifft, und davon abweichende Überzeugungen, was das angemessene Verhalten der anderen betrifft. Diese Wertvorstellungen wirken sich darauf aus, wie offen man seine Anliegen, Gefühle, Hoffnungen und Vorstellungen äußern darf, und ob man es für akzeptabel hält, den anderen zu täuschen, anzulügen oder in die Irre zu führen. Es gibt ein breites Meinungsspektrum zu der Frage, ob und wie man Macht, Drohungen oder Belohnungen einsetzen sollte. Manche Menschen legen viel Gewicht darauf, daß man persönliche Verantwortung für Fehler übernimmt, während andere eher Wert darauf legen, daß man sich behauptet und nicht als Opfer dasteht.

Diese und viele andere Wertvorstellungen über das angemessene Verhalten in einem Konflikt treten häufig in einer recht komplizierten und häufig widersprüchlichen Mischung auf. Wir alle ringen in bestimmten Situationen mit widersprüchlichen Wertvorstellungen. Viele Menschen schätzen zum Beispiel ein faires, vertrauenswürdiges, sensibles und entgegenkommendes Verhalten, wollen aber gleichzeitig nicht naiv oder schwach erscheinen. Man möchte entschlossen und gleichzeitig flexibel, optimistisch und realistisch, anpassungsfähig und stark wirken. Manchmal lösen sich diese Widersprüche im Laufe der Konfliktbearbeitung auf, aber häufig stellen sie ein großes Problem dar, das die Fähigkeit der Kontrahenten, auf maßvolle, konsequente und wirkungsvolle Weise mit dem Konflikt umzugehen, behindert.

Sind Konflikte lösbar?

Die Meinungen darüber, ob Konflikte lösbar sind und ob Menschen sich verändern können, gehen weit auseinander. Je überzeugter die Kontrahenten davon sind, daß ein Konflikt lösbar ist, desto wahrscheinlicher ist es, daß sie sich um eine umfassende Beilegung ihrer Differenzen, eine echte Transformation des Konflikts und die Wiederherstellung einer tragfähigen Beziehung bemühen. Wenn sie nicht glauben, daß gravierende Konflikte sich überhaupt lösen lassen oder daß Menschen sich aufgrund bestimmter Erfahrungen tatsächlich ändern können, werden sie sich wahrscheinlich eher mit »Flickwerk« begnügen und nach oberflächlichen Lösungen oder nach Möglichkeiten suchen, wie sie den Konflikt umgehen können. Das gleicht einer sich selbst erfüllenden Prophezeiung, weil die Wahrscheinlichkeit, daß die Beteiligten das Ziel einer erfolgreichen Konfliktlösung anstreben, um so größer ist, je mehr sie daran glauben, daß eine solche Lösung möglich ist. Je mehr sie davon überzeugt sind, daß ein echter Konflikt niemals aus der Welt zu schaffen ist, desto wahrscheinlicher ist es, daß sie sich um kurzfristige Lösungen oder eher um eine Begrenzung als um eine echte Bewältigung des Konflikts bemühen.

Manche Leute neigen zu festen und unumstößlichen Überzeugungen, was Konflikte angeht. Andere neigen zu Wertvorstellungen, die sich je nach dem speziellen Konflikt und seinem Kontext verändern können. Viele Menschen haben zum Beispiel bestimmte Wertvorstellungen über Konflikte in ihrem Privatleben und davon abweichende Wertvorstellungen über Konflikte in sozialen oder organisatorischen Zusammenhängen. Das führt dazu, daß sie in diesen unterschiedlichen Bereichen völlig anders an Konflikte herangehen.

Häufig ist man sich der eigenen Wertvorstellungen in einem Konflikt gar nicht bewußt, ganz zu schweigen von den Wertvorstellungen anderer. Viel öfter, als wir denken, ist unser Konfliktverhalten vermutlich genauso stark von unseren Wertvorstellungen motiviert, wie von dem Wunsch, ein bestimmtes Ziel zu erreichen, wie etwa im folgenden Fall:

Vielleicht wollte ich bei dieser Schlichtung einfach keine Entscheidung treffen, aber ich ärgerte mich ganz besonders über die scheinbar selbstzerstörerische Unnachgiebigkeit eines der Kontrahenten. Ich war Vorsitzender eines Ausschusses, vor dem eine Anhörung über die mögliche Zwangsräumung eines Mieters aus einer Sozialwohnung stattfand. Bevor die endgültige Entscheidung verkündet wurde, machte die Wohnungsbehörde ein Vergleichsangebot, das die Bedürfnisse des Mieters zu erfüllen schien, aber er lehnte ab. Ich fragte den Mieter, was ihm an dem Vorschlag mißfalle. »Mein Vater hat mir das Geld geliehen, damit ich dieses Verfahren durchziehen kann«, erklärte er mir, »und er würde mich umbringen, wenn ich jetzt klein beigebe«. Ihm war es wichtig, bei diesem Streit »hart zu bleiben«, insbesondere vor seinem Vater. Das war seine Hauptmotivation für die Ablehnung eines Angebots, das er nach eigenem Bekunden nicht nur für gut, sondern für wesentlich besser hielt als das abschließende (und relativ absehbare) Ergebnis der Schlichtung.

Konflikte vermeiden und Konflikte austragen

Wer einen Konflikt vermeidet und sich dann entschließt, ihn auszutragen, macht häufig einen Riesensprung im Hinblick auf die damit verbundenen Emotionen und Verhaltensweisen. Die Folge ist, daß wir mitunter scheinbar erhebliche Brüche in Verhalten, Einstellung und Interaktionsstil beobachten, wenn ein Konflikt manifest wird. Wir alle haben schon einmal erlebt, daß bei Leuten, die ruhig, gelassen oder entgegenkommend wirken, plötzlich irgendein Schalter umgelegt zu werden scheint, der ein erheblich aggressiveres, gefühlsbetonteres oder stureres Verhalten auslöst. Manchmal kommt es zu dieser Veränderung, weil persönliche Wertvorstellungen oder tiefe Gefühle verletzt wurden, aber meistens ist sie einfach darauf zurückzuführen, daß Menschen bei der Vermeidung eines Konflikts einen anderen Stil haben, als wenn sie einen Konflikt austragen. Natürlich ist bei manchen Leuten der Sprung vom Vermeiden zum Austragen nicht so dramatisch, und bei ihnen ist es weniger wahrscheinlich, daß sie ihr Verhalten oder ihren Ansatz verändern, wenn sie sich auf den Konflikt einlassen. Doch bei den meisten kommt es zu einem gewissen Gefühls- und Verhaltenswandel, wenn sie die subtile Grenze zwischen der Vermeidung und der Austragung eines Konflikts überschreiten.

Alle Menschen ziehen es in gewissen Situationen vor, einen Konflikt zu vermeiden, und in anderen, sich darauf einzulassen. Sowohl das Vermeiden als auch das Austragen sind Schlüsselelemente des Konfliktprozesses, aber sie umfassen sehr unterschiedliche Haltungen. Bei der Vermeidung konzentriert man seine Anstrengungen darauf, den Konflikt unter der Oberfläche zu halten, seine Existenz zu leugnen oder sich aus einem bestehenden Konflikt herauszuhalten. Dabei begrenzt man im allgemeinen die Gefühle und die Energie, die man in den Konfliktprozeß investiert. Wenn man den Konflikt austrägt, richtet man seine Energie darauf, sich am Streit zu beteiligen, seine Bedürfnisse geltend zu machen, seine Gefühle auszudrücken, seine Vorstellungen deutlich zu machen und bestimmte Ergebnisse zu forcieren. Manchmal wechseln die Kontrahenten im Laufe eines Konflikts mehrfach zwischen Vermeidung und Austragung hin und her, insbesondere wenn sie sich schon lange kennen.

Häufig führt der Wechsel zwischen Vermeidung und Austragung zu einer Veränderung im Energielevel. Ich habe erlebt, daß Leute sich mit allen ihnen zur Verfügung stehenden Mitteln dagegen wehrten, sich auf einen Konflikt einzulassen, aber nachdem sie einmal angefangen hatten, den Streit auszutragen, wollten sie gar nicht wieder aufhören. Das kommt einem manchmal vor wie bei Leuten, die sich weigern, ins kalte Wasser zu springen, sich dann aber, wenn sie es doch tun, ganz in ihrem Element fühlen und gar nicht wieder herauswollen. Der Rückzug von der aktiven Austragung in die Vermeidungshaltung kann mitunter als Sinnverlust erlebt werden. Die Energie und Vitalität, die durch das Austragen eines Konflikts erzeugt werden können, sind manchmal genauso schwer aufzugeben wie die relative Behaglichkeit und Sicherheit der Vermeidung.

Manche Menschen fühlen sich am wohlsten, wenn sie sich schnell und nötigenfalls wiederholt auf einen Streit einlassen können. Andere geben sich große Mühe, jeden Konflikt zu vermeiden, ihn so schnell wie möglich zu beenden und eine Wiederholung zu verhindern. Natürlich haben auch die speziellen Umstände eines Konflikts großen Einfluß darauf, wie stark Leute geneigt sind, ihn zu vermeiden oder auszutragen. Wir alle können uns wahrscheinlich Konflikte vorstellen, die wir um jeden Preis vermeiden möchten, und andere, auf die wir uns bereitwilliger einlassen und die beinahe Spaß machen.

Kenneth Thomas (1983; vgl. auch Thomas und Kilmann, 1974) beschreibt fünf allgemeine Strategien, mit denen Menschen an Konflikte herangehen. Diese Strategien spiegeln ein wechselndes Verhältnis zwischen der Befriedigung eigener Interessen und der Berücksichtigung fremder Interessen wider. Zur *Kooperation* gehört das Bestreben, den Interessen beider Seiten gerecht zu werden;

bei der *Anpassung* ist man eher darauf bedacht, die Interessen der anderen Seite zu befriedigen; beim *Wettbewerb* stehen die eigenen Bedürfnisse im Vordergrund; bei der *Vermeidung* möchte man sich möglichst weder mit den eigenen noch mit den Interessen des anderen beschäftigen, und der *Kompromiß* ist darauf gerichtet, Verluste und Gewinne gerecht untereinander aufzuteilen. Dieses Modell hat sich in der Praxis der Konfliktlösung als sehr nützlich erwiesen, weil es eine einfache Möglichkeit bietet, die unterschiedlichen Herangehensweisen an Konflikte zu analysieren. Außerdem bietet es uns allen die Möglichkeit, die eigenen spontanen Neigungen in einem Konflikt einzuschätzen.

Dieses Modell hat allerdings auch seine Grenzen, insbesondere weil es nicht berücksichtigt, wie veränderlich die Konfliktansätze unter unterschiedlichen Bedingungen sein können. Bei vielen Konflikten bewegen sich die Beteiligten zwischen all diesen Strategien hin und her. Meiner Meinung nach ist es sinnvoll, getrennt zu untersuchen, wie Menschen einen Konflikt vermeiden und wie sie ihn austragen, anstatt beide Reaktionen als Konfliktorientierungen zu betrachten.

Wie Menschen Konflikte vermeiden

Es gibt acht Hauptansätze der Konfliktvermeidung, die sich häufig beobachten lassen.

Aggressive Vermeidung (»Leg dich nicht mit mir an oder du wirst es bereuen«)

Hinter einem aggressiven Verhalten steckt mitunter der Versuch, einem Konflikt auszuweichen. Auch wenn dieses Verhalten häufig einen Streit zu provozieren scheint (und tatsächlich häufig dazu führt), läßt es sich bei vielen Menschen eindeutig darauf zurückführen, daß sie andere einschüchtern und dadurch davon abhalten wollen, einen Streit vom Zaun zu brechen.

Passive Vermeidung (»Mit mir nicht«)

Eine weitere Methode, einem Konflikt aus dem Weg zu gehen, besteht darin, daß man Distanz hält und sich jeder Reaktion enthält. Es gibt viele Möglichkeiten, einen Konflikt passiv zu vermeiden, zum Beispiel indem man sich aus einer Beziehung zurückzieht, den Kontakt meidet, in entscheidenden Momenten schweigt, Ablenkung sucht, das Thema wechselt oder von der Bildfläche verschwindet. Passive Ansätze der Konfliktvermeidung zeichnen sich durch irgendeine Form von Untätigkeit aus.

Passiv-aggressive Vermeidung (»Wenn du wütend auf mich bist, ist das dein Problem«)

Wir alle kennen Menschen, die sich meisterhaft darauf verstehen, andere zu provozieren, ohne sich in irgendeiner Weise zu ihrem Verhalten zu bekennen. Wer andere zu einer Reaktion veranlaßt, während er selbst scheinbar unbeteiligt bleibt, versucht häufig, beides zu bekommen – sowohl den Konflikt als auch dessen Vermeidung. Manchmal wird dabei eine Hit-and-Run-Strategie eingesetzt: zum Beispiel, indem man eine gefühlsbetonte Äußerung macht, aber keine direkte Reaktion zuläßt und dadurch etwas von der eigenen Anspannung abbaut, ohne sich wirklich auf einen Konflikt einzulassen. Alternativ kann man auch eine Beschwerde vorbringen oder ein Problem ansprechen und sich dann weigern, sich an irgendeinem Problemlösungsversuch zu beteiligen.

Vermeidung durch Hoffnungslosigkeit (»Das bringt doch alles nichts«)

Eine der leichtesten Methoden der Konfliktvermeidung besteht darin, die Situation als aussichtslos oder irreparabel anzusehen oder zu leugnen, daß man irgendeine Einflußmöglichkeit auf das Problem hat. Was bringt es, einen Konflikt auszutragen, wenn ohnehin keine Hoffnung auf Besserung besteht?

Vermeidung durch Stellvertreter (»Streite du doch mit den anderen«)

Ein weiterer beliebter Ansatz besteht darin, die eigenen Kämpfe von anderen ausfechten zu lassen oder sie zu einem Streit anzustiften, während man selbst auf der Zuschauerbank Platz nimmt. Manchmal weichen Menschen einem Streit über ein heikles Thema aus, indem sie sich über ein weniger verfängliches Thema auseinandersetzen. In eine ähnliche Richtung geht der Versuch, sich mit einer Person zu streiten, die als Stellvertreter für einen bedrohlicheren Gegner fungiert.

Vermeidung durch Leugnen (»Wenn ich den Kopf in den Sand stecke, geht es vorbei«)

Die einfachste (und primitivste) Form ist auch die häufigste. Oft leugnen Menschen, daß ein Konflikt besteht, und hoffen, daß die Realität irgendwie verschwinden wird, wenn sie die Augen davor verschließen. Manchmal wird die Existenz eines Konflikts anerkannt, aber seine Schwere oder sein Ausmaß geleugnet.

Vermeidung durch vorzeitige Problemlösung (»Es gibt keinen Konflikt, ich habe alles in Ordnung gebracht«)

Der Versuch, ein Problem zu lösen, bevor der richtige Zeitpunkt dafür gekommen ist – d.h. bevor die Beteiligten den Konflikt verstanden, ihre Gefühle zum Ausdruck gebracht und ihre Wertvorstellungen geklärt haben und bevor alle Seiten gehört und gewürdigt wurden –, kann sich als sehr wirksame Form der Konfliktvermeidung erweisen. Manchmal sind die Beteiligten tatsächlich nur an einer sachlichen Lösung interessiert, aber wenn der Konflikt ein bedeutsames expressives Element enthält (der äußere Teil des Konfliktrads, wie in Kapitel 1 beschrieben), dann kann eine Problemlösung gleichbedeutend mit einer Konfliktvermeidung sein. Verfrühte Lösungen können außerdem leicht in die falsche Richtung gehen oder zu oberflächlich ausfallen und deshalb am Kern des Problems vorbeigehen.

Vermeidung durch Nachgeben (»Okay, wir machen es so, wie du es willst. Können wir jetzt über was anderes reden?«)

Manchmal vermeiden Menschen einen Konflikt, indem sie nachgeben, mehr Verantwortung übernehmen, als sie wirklich empfinden, oder auf der ganzen Linie kapitulieren. Mitunter opfern die Kontrahenten sehr wichtige Bedürfnisse, weil sie einen Streit vermeiden oder nicht einmal erforschen wollen, ob überhaupt ein Konflikt besteht. Wir alle machen das gelegentlich bei einfachen Interaktionen. Oft geben wir zum Beispiel lieber klein bei, wenn es um die Auswahl des Kinofilms geht, als später die Verantwortung für die getroffene Entscheidung zu übernehmen.

Eine bedeutsame Variante dieses Verhaltens besteht darin, daß man verfrühte oder unaufrichtige Entschuldigungen abgibt, die zumindest zum Teil dazu dienen, einen Konflikt zu vermeiden. Wer sich unter solchen Bedingungen entschuldigt, sagt häufig mit anderen Worten: »Was willst du denn noch? Ich habe mich entschuldigt. Muß ich dir jetzt trotzdem noch weiter zuhören?«

Diese acht Ansätze der Konfliktvermeidung treten natürlich häufig in den unterschiedlichsten Mischformen auf. So legt man vielleicht anfangs ein passiv-aggressives Verhalten an den Tag, um sich nicht weiter in einen Streit verwickeln zu lassen, und sucht dann am Ende sein Heil im Nachgeben oder in der Verleugnung, weil es quasi die letzte Möglichkeit der Vermeidung ist. Es ist nicht ungewöhnlich, daß beide Parteien sozusagen gemeinsame Sache machen, wenn es um die Konfliktvermeidung geht, wie zum Beispiel diese beiden Buchhalter:

Doug und Alex waren scheinbar ganz zufrieden damit, in ihrem Konfliktsumpf festzustecken. Beide arbeiteten als Buchhalter in nebeneinanderliegenden Büros in einem mittleren Unternehmen. Sie konnten einander nicht ausstehen und machten dies auch gegenüber Vorgesetzten, Kollegen, Freunden und jedem, der es hören wollte, unmißverständlich deutlich. Einmal hatten sie sich sogar wüsteste Beschimpfungen an den Kopf geworfen und die ganze Abteilung daran teilhaben lassen. Doch sie sprachen nie direkt über ihre eigentlichen Probleme miteinander. Sie tauschten schroffe E-Mails aus und teilten dem anderen ihre Gefühle in vielen nonverbalen Formen mit. Ihre Gespräche tropften häufig vor Sarkasmus und versteckten Anspielungen, aber sie redeten immer um den heißen Brei ihrer tatsächlichen Differenzen herum. Ihr Vorgesetzter bat mich, die Chancen einer Mediation zwischen den beiden Streithähnen einzuschätzen. Getrennt voneinander erzählten beide mir nur zu gern ihre Leidensgeschichte, aber sie weigerten sich kategorisch, im selben Raum miteinander zu sitzen. Sie erklärten, die Situation sei hoffnungslos, Gespräche würden zu nichts führen und daß es das beste für sie sei, den jeweils anderen einfach zu ignorieren. In der Einschätzung ihrer Situation waren sie sich erstaunlich einig. Ihre Gespräche mit mir trugen allerdings dazu bei, die Situation vorübergehend zu entschärfen, so daß sie sich bereit erklärten, unbeteiligte Dritte nicht mehr so stark in ihren Streit hineinzuziehen. Doch was das Vermeidungsverhalten anging, erwiesen sie sich als verläßliche Verbündete. Letztendlich wurden sie in verschiedene Abteilungen versetzt.

Die beiden Buchhalter wendeten verschiedene Vermeidungsstrategien an, wie etwa Hoffnungslosigkeit, den Einsatz von Stellvertretern, aggressive Vermeidung und manchmal Nachgeben. Doch besonders gut verstanden sich beide auf den passiv-aggressiven Ansatz – sie machten ihre Gefühle durch Anspielungen und Gesten deutlich, weigerten sich aber, den Konflikt direkt anzugehen. In Anbetracht des Ergebnisses war es möglicherweise das beste für sie, den Konflikt zu vermeiden. Für mich machte der Fall deutlich, daß Lösungsbemühungen nicht funktionieren können, wenn die Kontrahenten sich voll und ganz der Vermeidung verschrieben haben.

In manchen Situationen kann es angemessen und notwendig sein, einen Konflikt zu vermeiden. Manchmal scheint eine Vermeidung aufgrund des Timings oder der Prioritäten wünschenswert. Sie ist vielleicht auch die beste Alternative, wenn jemand nicht die Macht oder die emotionale Stärke hat, um seine Bedürfnisse im Rahmen eines Konflikts zu behaupten. Und manchmal ist es besser, einen Konflikt zu vermeiden, weil er körperliche oder seelische Gefahren birgt. In anderen Situationen stellt die Vermeidung ein Problem dar, das dazu führen kann, daß der Konflikt später eskaliert oder wichtige Bedürfnisse geopfert werden.

Wie Menschen Konflikte austragen

Manche Menschen versuchen, grundsätzlich jeden Konflikt zu vermeiden. Das ist ihre Art, mit Konflikten umzugehen. Doch die meisten lassen sich irgendwann auf den Konflikt ein, wenn er sich als anhaltendes Problem erweist. Die Haltung oder Vorgehensweise, mit der Menschen versuchen, ihre Bedürfnisse zu befriedigen, wenn sie einen Konflikt austragen, basiert sowohl auf ihren allgemeinen Annahmen über Konflikte als auch auf den speziellen Umständen der Situation. Man kann fünf grundlegende Ansätze unterscheiden, mit denen Menschen ihre Bedürfnisse zu erfüllen versuchen, wenn sie einen Konflikt austragen. Wie Ury, Brett und Goldberg (1988) ausführen, wirken diese Ansätze durch die Ausübung von Macht, durch das Geltendmachen von Rechten oder durch einen Prozeß, der sich auf Interessen stützt.

Außerdem versuchen Kontrahenten möglicherweise, ihre Ziele durch einen Appell an die Fairneß der anderen Seite oder auf indirekte Weise (durch Manipulation) zu erreichen.

Auf Macht basierende Ansätze

Machtorientierte Herangehensweisen an Konflikte sind häufig destruktiv, manchmal gewalttätig und führen selten zu einer direkten Verbesserung der Beziehung. Doch sie sind nicht grundsätzlich schädlich. Streiks, öffentliche Protestaktionen, Unterschriftensammlungen, Boykotts und das Streben nach politischer Macht lassen sich allesamt als legitime Machtanwendungen betrachten, die sehr positive Ergebnisse zeitigen können. Manchmal müssen einzelne oder Gruppen ihr Machtpotential erst entwickeln und demonstrieren, daß sie bereit sind, ihre Macht auszuüben, bevor weniger provozierende Ansätze wirksam werden können. Die meisten sozialen Bewegungen in den USA sind entstanden, indem sie ihre Ziele zunächst durch (manchmal gewalttätige) Machtdemonstrationen forcierten. Die Gewerkschaftsbewegung organisierte eine Reihe von Arbeitskämpfen. Die Bürgerrechtsbewegung setzte auf direkte Aktionskampagnen mit friedlichen Mitteln ebenso wie die Frauenbewegung und zahlreiche Umweltbewegungen. Manchmal führten diese Bemühungen zu direkten Reformen, aber in der Regel schufen sie die Voraussetzungen für eine neue Herangehensweise an Konflikte. Erst als Umweltschützer bewiesen hatten, daß sie ihre Macht erfolgreich durch direkte Aktionen, Boykotts und rechtliche Schritte ausüben konnten, wurden sie zu einflußreichen Akteuren auf der politischen Bühne. Nachdem sie einmal gezeigt hatten, daß sie eine Kraft waren, mit der man rechnen mußte, wurden Gesetze verabschiedet und Verfahrensrichtlinien eingeführt, die die Voraussetzungen für eine auf Rechten basierende Vorgehensweise schufen. Daraufhin wurden Umweltschützer zunehmend in die Entwicklung von politischen Richtlinien und in Problemlösungsprozesse eingebunden. Heute ist kaum noch vorstellbar, daß ein gravierender Umweltkonflikt ohne irgendeine Beteiligung von Umweltaktivisten gelöst wird.

Auf Rechten basierende Ansätze

Da machtorientierte Ansätze häufig kontraproduktiv, kostspielig und belastend für Beziehungen sind, bemüht man sich in sozialen Systemen normalerweise um die Einführung von alternativen Mechanismen für den Umgang mit Konflikten. Das gilt insbesondere, wenn klar wird, daß die beteiligten Streitparteien alle über genügend Macht verfügen, um den Prozeß kostspielig und das Ergebnis zweifelhaft zu machen. Die übliche Reaktion besteht darin, ein auf Rechten basierendes Rahmenwerk zu schaffen, durch das Kontrahenten versuchen können, ihre Bedürfnisse durchzusetzen, indem sie Ansprüche oder Privilegien geltend machen, die ihnen aufgrund von anerkannten Gesetzen, politischen Bestimmungen, Vorschriften, Verfahrensordnungen oder ähnlichen Strukturen zustehen.

Als klar war, daß die Umweltbewegung ein ernstzunehmender Gegner war (und daß man Umweltfragen nicht einfach ignorieren konnte), wurden mehrere Gesetze und Verwaltungsvorschriften auf staatlicher, bundesstaatlicher und lokaler Ebene erlassen (wie der National Environmental Policy Act, Clean Water and Clean Air Acts und Endangered Species Act). Ergänzt durch Umsetzungsbestimmungen und Gerichtsentscheidungen schufen diese Gesetze die Rahmenbedingungen für eine auf Rechten basierende Auseinandersetzung mit Konflikten. Die Folge ist, daß viele Umweltkonflikte heute in Form von Debatten und Auseinandersetzungen über rechtliche Ansprüche, Voraussetzungen und Zuständigkeiten ausgetragen werden. Ähnliche Entwicklungen lassen sich auch im Bereich der Arbeitsbeziehungen, Familienpolitik, Bürgerrechte und Sonderpädagogik beobachten.

An Rechten orientierte Konflikte unterscheiden sich grundlegend von Konflikten, die am Machtprinzip orientiert sind. In einem machtorientierten Streit lautet die Grundbotschaft: »Du tust, was ich will, weil ich die Macht habe, dich in irgendeiner Form zu belohnen oder zu bestrafen.« Die Struktur von Konflikten, die an Rechten orientiert sind, führt dazu, daß wir unsere Aufmerksamkeit weniger darauf richten, was wir wollen oder brauchen, sondern eher auf das, was uns rechtmäßig zusteht. Das ist sowohl eine Stärke als auch eine Schwäche. Einerseits wirkt es destruktiven Machtkämpfen entgegen und gibt einen festen

Rahmen sowohl für den Konfliktprozeß als auch für das potentielle Ergebnis vor. Andererseits lenkt es die Beteiligten davon ab, über ihre wahren Bedürfnisse nachzudenken und kann zu einer Überbetonung der Form im Gegensatz zum Inhalt führen. Außerdem können Ansätze, die auf dem Geltendmachen von Rechten basieren, kostspielig, zeitaufwendig und unvorhersagbar sein. Die zynische Haltung gegenüber Rechtsanwälten und der Gerichtsbarkeit im allgemeinen resultiert größtenteils aus dem Gefühl, daß zu viele Bereiche der Konfliktlösung und Entscheidungsfindung in unserer Gesellschaft von einem anonymen und irgendwie unkontrollierbaren Rechtsapparat beherrscht und unnötig kompliziert gemacht werden. Andererseits ist es eine der größten Stärken jeder demokratischen Gesellschaftsordnung, daß Konflikte auf der Basis von allgemein anerkannten Rechtsprinzipien gelöst werden. Das ist im Grunde gemeint, wenn von *Rechtsstaatlichkeit* die Rede ist.

Ansätze, die einem Rechtsprinzip folgen, sind nicht allein das Ergebnis von Rechtsordnungen oder Regierungen. Unternehmensgrundsätze, geschäftliche Abmachungen, Grundregeln für Gruppeninteraktionen oder die Satzungen von Nachbarschaftsverbänden oder Vereinen geben allesamt Strukturen vor, die auf einem Rechtsprinzip aufbauen. Auch Familien führen solche Strukturen ein. Jedesmal, wenn wir unseren Kindern sagen, daß sie eine Stunde pro Tag fernsehen und abwechselnd über das Programm bestimmen dürfen, stellen wir ein an Rechten orientiertes Regelwerk auf.

Obwohl das Rechts- und das Machtprinzip sehr unterschiedliche Ansätze sind, schließen sie sich nicht gegenseitig aus. Die Austragung von Machtkämpfen findet zum Beispiel häufig in einem Rahmen statt, der von bestimmten Rechten vorgegeben wird. Die Durchführung von Streiks und Boykotts oder die Ausübung der elterlichen Gewalt ist an Gesetze gebunden. Der Versuch, eigene Rechte geltend zu machen, oder damit zu drohen, kann selbst wieder zu einem Machtspiel werden (»Wenn du nicht tust, was ich will, verklage ich dich«). Den Konflikt zwischen Abtreibungsbefürwortern und -gegnern könnte man als klassischen Machtkampf betrachten, aber es gab eine Reihe von Bestrebungen, ihn in einen Konflikt umzuwandeln, der sich an Rechten orientiert, wie das folgende Beispiel zeigt.

Vor ein paar Jahren bemühte ich mich gemeinsam mit einigen Kollegen darum, Regeln für die Aufstellung von Streikposten vor einer Abtreibungsklinik auszuhandeln. Die Abtreibungsgegner wollten ihr verfassungsmäßiges Recht auf freie Meinungsäußerung gewahrt wissen, aber vor allem wollten sie sicherstellen, daß die Patientinnen der Klinik sie sehen und ansprechen konnten. Die Vertreter der Klinik wollten sicherstellen, daß das Klinikpersonal und die Patientinnen nicht bedroht, eingeschüchtert oder am Betreten der Klinik gehindert wurden. Die Diskussion konzentrierte sich darauf, ob es Möglichkeiten gab, den Interessen beider Seiten gerecht zu werden, anstatt sich ausschließlich darauf zu konzentrieren, was das Gesetz vorschrieb, oder wie man die jeweils andere Seite zu einem Verhaltenswandel zwingen könnte. Es war im Grunde der Versuch, eine interessenorientierte Verhandlung zu nutzen, um einen an Rechten orientierten Ansatz für die Regelung einer machtorientierten politischen Aktivität einzuführen. Es funktionierte nicht. Am Ende entschieden sowohl die Klinikvertreter als auch die Abtreibungsgegner, daß sie lieber politische und juristische Mittel anwenden wollten, um das Aufstellen von Streikposten vor der Klinik gesetzlich regeln zu lassen.

Der interessenorientierte Ansatz

Zur interessenorientierten Problemlösung gehört, daß man seine Anliegen oder Bedürfnisse geltend macht und an einer Lösung arbeitet, die angemessen auf diese Bedürfnisse eingeht. Das ist normalerweise damit verbunden, daß man auch versucht, die Interessen der anderen Seite zu verstehen und zu berücksichtigen. (Ich erörtere diesen Ansatz ausführlicher in Kapitel 7, wenn ich auf den Verhandlungsprozeß eingehe.) Dem Interessenprinzip folgende Ansätze sind häufig, aber keinesfalls immer kooperativ. Ich habe zum Beispiel oft erlebt, daß ein Scheidungspaar in erbitterten Streit darüber geriet, wer die Kinder zu bestimmten Zeiten bekommen sollte, und diese Auseinandersetzungen waren fast ausschließlich interessenorientiert. Anstatt zu offenen Machtstrategien zu greifen oder über die Scheidungsübereinkunft zu streiten, konzentrierten sich die Kontrahenten darauf, weshalb die Kinder zu einer bestimmten Zeit bei ihnen besser aufgehoben wären als beim anderen und weshalb ihr jeweiliger Vorschlag den Bedürfnissen der Kinder besser gerecht würde. Trotzdem kam es zu destruktiven, wütenden und verletzenden Auseinandersetzungen.

Das Wesentliche beim interessenorientierten Ansatz ist nicht, daß die Konfliktparteien sich notwendigerweise kooperativ oder nett verhalten, sondern daß sie versuchen, mit dem Konflikt umzugehen, indem sie ihre unterschiedlichen Bedürfnisse erörtern, und nicht indem sie versuchen, eine Lösung durch Machtausübung oder das Geltendmachen von Rechten zu erzwingen. Das Ziel vieler kooperativer Problemlösungsversuche besteht darin, einen an Macht oder Rechten orientierten Konflikt in einen interessenorientierten Konflikt umzuwandeln. Das war zum Beispiel die Absicht beim Child Protection Mediation Project:

Als man in einer Kindertagesstätte feststellte, daß ein Fünfjähriger mehrere Blutergüsse auf dem Rücken aufwies, wurde die zuständige Abteilung des örtlichen Jugendamtes eingeschaltet. Deren Vertreter nahmen das Kind in Obhut, informierten die Mutter, Frau J., und forderten sie auf, am nächsten Morgen in die Behörde zu kommen. Nachdem die zuständige Sozialarbeiterin sich über die allgemeine Situation der Mutter informiert hatte, erklärte sie ihr die gesetzlichen Bestimmungen zum Schutz des Kindeswohls und besprach mit ihr, welche Optionen ihr offenstanden. Die Sozialarbeiterin sagte, daß man das Kind wieder in ihre Obhut zurückgeben würde, wenn sie sich bereit erklärte, an einer Elternschule und an regelmäßigen Treffen mit einem psychologischen Berater teilzunehmen. Frau J. sagte, sie würde alles tun, was von ihr verlangt werde, versäumte dann jedoch die ersten beiden Beratungstermine. Die Sozialarbeiterin wandte sich mit dem Fall an ein Mediationsprojekt zum Schutz des Kindeswohls, das unter meiner Leitung von CDR durchgeführt wurde (Child Protection Mediation Project, vgl. Golten und Mayer, 1987; Mayer, 1985).

In der darauf folgenden Mediation besprachen wir die Probleme von Frau J., die berichtete, wie schwierig es für sie sei, ihre Berufstätigkeit und die Versorgung zweier Kinder unter einen Hut zu bringen und zusätzlich noch an Kursen und Beratungen teilzunehmen. Außerdem war Frau J. überzeugt, daß die Leute in der Elternschule und in den Beratungssitzungen sie wie eine »Verbrecherin« behandelten. Die Sozialarbeiterin erklärte, sie brauche die Gewißheit, daß Frau J. bessere Erziehungsmethoden lerne und daß das Kind nicht in Gefahr sei. Frau J. räumte ein, daß sie Unterstützung brauche, da sie oft nicht wisse, wie sie mit der Aggressivität ihres Sohnes umgehen solle. Die beiden erarbeiteten einen einvernehmlichen Plan für die Teilnahme an einer unterstützenden Elterngruppe, und die Mutter willigte außerdem ein, sich nach Beendigung ihrer Schicht im Supermarkt, wo sie als Kassiererin arbeitete, mit der Sozialarbeiterin zu treffen.

Die Sozialarbeiterin und die Mutter ließen sich auf ein Mediationsgespräch ein, bei dem die Interessen und Bedürfnisse der Mutter, der Sozialarbeiterin und des Kindes im Mittelpunkt standen, und trafen eine Vereinbarung, die eher auf ihren Interessen beruhte als auf den angeordneten Maßnahmen, zu denen Frau J. sich gezwungen fühlte. Obwohl diese Lösung der ursprünglich ausgehandelten sehr ähnlich war, erwies sie sich als tragfähiger.

Prinzipienorientierte Ansätze (Appelle an die Fairneß)

Häufig versuchen Kontrahenten ihren Willen in einem Konflikt durchzusetzen, indem sie einen moralischen Anspruch auf ein bestimmtes Ergebnis oder einen bestimmten Handlungsverlauf geltend machen. Sie versuchen, ihre Ziele durch einen Appell an die Fairneß, Vernunft, Moral oder Gerechtigkeit zu erreichen. Man kann diesen Ansatz als prinzipienorientierten Ansatz bezeichnen. Er ähnelt dem interessenorientierten Ansatz, weil Prinzipien mit Interessen zusammenhängen. Doch die Beteiligten konzentrieren sich nicht auf ihre Interessen (oder Bedürfnisse), sondern auf das, was »richtig« ist, und berufen sich auf externe Maßstäbe von Fairneß oder Gerechtigkeit. Durch den Appell an diese äußeren Normen ähnelt der prinzipienorientierte Ansatz auch dem an Rechten orientierten Ansatz, doch die Art der herangezogenen Normen ist sehr unterschiedlich, und das führt zu unterschiedlichen Formen der Konfliktaustragung.

Appelle an die Fairneß zeichnen sich im wesentlichen dadurch aus, daß man sich auf irgendeinen festgelegten oder impliziten Verhaltenskodex beruft. Wenn ich sage, es sei nur fair, daß ich etwas Bestimmtes bekomme, impliziere ich, daß es eine Fairneßregel gibt, nach der mir diese Sache zusteht. Grundlegend für diesen Ansatz ist, daß ich eine festgeschriebene oder auch ungeschriebene Wertvorstellung geltend mache, anstatt meine Bedürfnisse geltend zu machen oder zu argumentieren, daß ich aufgrund einer anerkannten Regel ein Anrecht auf etwas besitze.

Auf Manipulation beruhende Ansätze (indirektes Vorgehen)

Schließlich kann man einen Konflikt auch austragen, indem man zu einer indirekten Methode oder zur Manipulation greift. Das kann man natürlich auf die unterschiedlichste Weise tun. Manchmal kann dieser Ansatz eine Form der Konfliktvermeidung sein, aber häufig resultiert er aus der Entscheidung, einen Konflikt auszutragen. Wie alle beschriebenen Ansätze kann Manipulation destruktiv oder konstruktiv wirken. Wenn ich lüge, betrüge, in die Irre führe und mich ganz allgemein auf wenig vertrauenswürdige Weise benehme, ist die Gefahr, daß der Konflikt eskaliert und auf lange Sicht zerstörerische Folgen hat, sehr groß. Doch eine Manipulation wirkt nicht zwangsläufig destruktiv; dies gilt insbesondere, wenn man ihn mit den Alternativen vergleicht. In der Onkel-Remus-Geschichte vom Tarbaby, in der Brer Rabbit gefangen wird und Brer Fox und Brer Bear ihm ein schreckliches Ende androhen, greift er zum Mittel der Manipulation. Er handhabt seinen Konflikt mit Brer Bear und Brer Fox, indem er sie davon überzeugt, daß es für ihn keine schlimmere Strafe gebe, als an den Platz mit dem Dornbusch geworfen zu werden, der in Wahrheit sein Lieblingsplatz ist. Kann man wirklich sagen, daß dies eine destruktive Vorgehensweise im Umgang mit diesem speziellen Konflikt ist? Ausgebeutete, machtlose Menschen haben häufig keine andere Wahl, als ihre Bedürfnisse in einem Konflikt durch Indirektheit oder Manipulation geltend zu machen.

Manipulation ist eine sehr verbreitete Methode im Umgang mit Konflikten und wahrscheinlich bei den meisten Konflikten mehr oder weniger ausgeprägt. Bei der Manipulation geht es im wesentlichen darum, daß man die andere Seite dazu bringen will, die eigenen Bedürfnisse zu befriedigen, ohne das Thema selbst direkt anzusprechen oder die eigenen Wünsche oder Bedürfnisse offen auf den Tisch zu legen.

Menschen verknüpfen und vermischen diese unterschiedlichen Ansätze in vielfältiger Weise, aber es gibt einige grundlegende Unterschiede zwischen ihnen, und fast immer ist zu erkennen, welcher Ansatz gerade vorherrscht. Nehmen wir zum Beispiel die unterschiedlichen Methoden, die ein Elternteil ausprobieren könnte, um das Kind ins Bett zu schicken, und wie das Kind darauf reagieren könnte:

MACHT:
Elternteil: Entweder du gehst jetzt freiwillig zu Bett oder ich mach dir Beine.
Kind: Wenn ich den Film nicht zu Ende sehen darf, hör ich auf zu atmen.

RECHTE:
Elternteil: Wir hatten abgemacht, daß du einmal in der Woche länger fernsehen darfst, und das hast du am Montag getan.
Kind: Du hast gesagt, wenn ich mein Zimmer aufräume, darf ich länger aufbleiben.

INTERESSEN:
Elternteil: Geh zu Bett; du brauchst deinen Schlaf.
Kind: Aber ich will diesen Film noch zu Ende sehen.

PRINZIPIEN:
Elternteil: Es sollte eigentlich nicht nötig sein, daß wir über die Schlafenszeit diskutieren.
Kind: Du bist unfair.

MANIPULATION:
Elternteil: Komm, ich les dir eine Gutenachtgeschichte vor, und wir essen dabei ein Eis.
Kind: Ja, ich komm gleich. [Guckt weiter Fernsehen.]

Jeder gewählte Ansatz hat bestimmte Konsequenzen, was problematisch werden kann, wenn die soziale Struktur nicht für ein ausgewogenes Verhältnis zwischen ihnen sorgt. Wer im Bereich der kooperativen Konfliktregelung arbeitet, neigt leicht dazu, einen interessenorientierten Ansatz zu forcieren, aber manchmal ist es tatsächlich notwendig, auf Macht, Rechte, Fairneß und sogar Manipulation zu setzen. Es stimmt, daß ein Ansatz, der zu stark auf Macht, Rechte, Fairneß oder Manipulation ausgerichtet ist, zur Eskalation des Konflikts führen und die Beziehung beschädigen kann. Doch wenn Menschen, die keine Macht- und Gestaltungsspielräume haben, sich auf einen interessenorientierten Konfliktprozeß einlassen, ohne daß sie die möglichen Schritte unternommen haben, um ihre Macht zu entwickeln oder ihre Rechte zu behaupten, sind sie sehr verwundbar.

Häufig entstehen Probleme, wenn die Streitparteien unvereinbare Konfliktansätze wählen. Wenn ein Mitarbeiter die Berücksichtigung persönlicher Bedürfnisse bei der Arbeitsplanung erbittet, und sein Chef darauf reagiert, indem er auf die Bedingungen des Arbeitsvertrages verweist, kommt es leicht zum Zusammenbruch der Kommunikation. Häufig fühlen sich beide Seiten unverstanden und sind überzeugt, daß der andere sich uneinsichtig verhält.

Konfliktstile

Wenn wir jemanden ziemlich gut kennen, können wir oft recht genau vorhersagen, wie diese Person sich bei einem Konflikt mit anderen verhalten wird, auch wenn wir gar nicht wissen, um welche Themen es geht. Die meisten Menschen haben eine charakteristische Art, mit einem Konflikt umzugehen. Aber das heißt nicht, daß jeder eine feste Reaktion für alle Konfliktsituationen hätte. Zu den wichtigsten Unterschieden beim Umgang mit Konflikten gehört, wie flexibel Menschen auf Konflikte reagieren. Einige neigen zu einer ziemlich rigiden oder eingeschränkten Reaktion, während andere ihren Stil von Situation zu Situation ändern können. Die Flexibilität der Reaktion liefert wichtige Hinweise darauf, wie gut Menschen mit Konflikten in ihrem Leben umgehen können.

Es gibt mehrere Grundvariablen, die meiner Ansicht nach hilfreich für eine Definition des Konfliktstils sind. Jede dieser Variablen kann man sich als ein Kontinuum vorstellen, und Menschen neigen dazu, bei unterschiedlichen Konflikten unterschiedliche Abschnitte auf diesem Kontinuum zu besetzen. Eine Variable beim Konfliktstil ist zum Beispiel die Direktheit im Gegensatz zur Indirektheit. Manche Leute bringen ihre Gefühle und Wünsche sehr direkt, offen und unmißverständlich zum Ausdruck. Andere äußern sich eher abstrakt und vorsichtig. Die meisten Menschen können vermutlich zumindest einen Teil beider Tendenzen zeigen, wenn der Kontext es verlangt, auch wenn sie das eine oder andere Ende dieses Spektrums im Grunde vorziehen. Menschen variieren ihren Stil, deshalb geht es nicht einfach nur darum, den einzelnen in die eine oder andere Kategorie einzuordnen, wenn man den individuellen Konfliktstil begreifen will. Vielmehr muß man das ganz Spektrum der Stilvarianten verstehen, zu denen eine bestimmte Person neigt, und die Umstände berücksichtigen, die zu unterschiedlichen Reaktionen führen.

Die folgenden Variablen lassen sich in drei Gruppen einteilen: Variablen, die sich auf den kognitiven Stil des einzelnen beziehen (das individuelle Verständnis des Konflikts), auf seine Einstellungen oder Gefühle hinsichtlich des Konflikts und auf sein Verhalten bei einem Konflikt. Diese Gruppen entsprechen den drei Konfliktdimensionen (kognitiv, emotional und verhaltensbezogen).

Jede Variable läßt sich als Kontinuum zwischen zwei polaren Merkmalen betrachten.

Kognitive Variablen

Kognitive Variablen beschreiben Unterschiede in der Art, wie Menschen einen Konflikt deuten, wie sie ihre Vorstellungen und Bedürfnisse darstellen und wie sie an den Problemlösungsprozeß herangehen.

Analytisch oder intuitiv

Der analytische Stil zeichnet sich durch eine logische Argumentation und Informationsanalyse aus. Der einzelne versucht, Kosten, Vorteile und Optionen gegeneinander abzuwägen und die anstehenden Fragen nacheinander zu behandeln. Wer hingegen zu einem intuitiven Stil neigt, läßt sich bei seiner Vorgehensweise eher von spontanen Wahrnehmungen, Einsichten und Gefühlen leiten.

Linear oder ganzheitlich

Personen mit einem linearen Stil nehmen die Probleme der Reihe nach in Angriff und betrachten Fakten, Optionen, Vor- und Nachteile. Beim linearen Kommunikationsstil sprechen die Beteiligten abwechselnd und über nur ein Thema zugleich. Wer zu einem eher ganzheitlichen Stil neigt, betrachtet viele Fragen gleichzeitig und bewegt sich mühelos zwischen Interessen, dem Ausdruck von Gefühlen, einer Betrachtung von Lösungsmöglichkeiten und einer Problemerörterung hin und her. Bei einem ganzheitlichen Kommunikationsstil sprechen mitunter mehrere Personen gleichzeitig über verschiedene Themen.

Integrativ oder distributiv

Der integrative Stil fördert eine Konzentration auf gemeinsame Interessen und auf die Möglichkeiten eines gemeinsamen Gewinns. Das Denken ist tendenziell darauf ausgerichtet, die allgemeine Zufriedenheit zu maximieren. Kontrahenten mit einem distributiven Stil konzentrieren sich eher darauf, wie man die bestehenden Vorteile untereinander aufteilen kann, und sind normalerweise vor allem an einer Maximierung ihres eigenen Gewinns interessiert.

Ergebnisorientiert oder prozeßorientiert

Viele Menschen sind bei einem Konflikt in erster Linie auf das Ergebnis konzentriert. Sie wollen herausfinden, welche Schritte sie zu welchem Zeitpunkt unternehmen müssen. Andere machen sich eher Gedanken um den Interaktionsprozeß.

Proaktiv oder reaktiv

Wer zu einem proaktiven Stil neigt, sieht mögliche Konflikte voraus und geht auf geplante und geordnete Weise damit um. Wer eher zu einem reaktiven Stil neigt, wartet eher, bis ein Konflikt entstanden ist, bevor er sich der Situation stellt, und reagiert dann intuitiv und spontan.

Emotionale Variablen

Emotionale Variablen beziehen sich auf die inneren Haltungen, die Menschen gegenüber einem Konflikt einnehmen, und auf die Art und Weise, wie sie mit diesen Gefühlen umgehen.

Begeistert oder zögernd

Die individuelle Toleranzschwelle gegenüber Konflikten ist von Mensch zu Mensch sehr unterschiedlich. Einige sind regelrechte *Konfliktjunkies,* die sich ganz besonders lebendig und aktiv fühlen, wenn sie mitten in einem Streit stekken. Ich kann mich an viele Besprechungen erinnern, in denen jemand (unter anderem ich) entschieden hat, die Situation zu beleben, indem er einen Streit anfing. Einige Menschen haben offenbar den Eindruck, daß jeder bestehende oder potentielle Konflikt wann immer möglich ausgetragen werden sollte. Doch die meisten Menschen zögern oder fühlen sich zumindest ein wenig unbehaglich bei dem Gedanken an einen Konflikt. Manche nehmen große Mühen auf sich, um auf Distanz zu bleiben, oder um ihre Beteiligung an einem Streit so gering wie möglich zu halten und um jeder direkten Interaktion mit ihrem Kontrahenten aus dem Weg zu gehen.

Emotional oder rational

Die emotionale und rationale Seite der Persönlichkeit bilden nicht notwendigerweise einen Gegensatz. Doch bei einem Konflikt neigen manche Menschen eher dazu, gefühlsbetont zu reagieren und sich auf ihre emotionale Befindlichkeit zu konzentrieren, während andere eher dazu neigen, sich auf den logischen Denkprozeß zur Lösung des Konflikts zu konzentrieren.

Leicht reizbar oder unerschütterlich

Manche Menschen scheinen bei einem Konflikt immer ruhig, gelassen und sogar unerschütterlich zu bleiben, während andere immer kurz vor einem Wutanfall oder Nervenzusammenbruch zu stehen scheinen. Mit zunehmendem Alter oder zunehmenden sozialen Fähigkeiten nimmt die »Explosionsneigung« häufig beträchtlich ab. Auch die Dinge, durch die sich Menschen in einem Konflikt provoziert fühlen, sind sehr unterschiedlich. Während einige vor allem Kritik an persönlichen Eigenschaften, an Motiven oder Wertvorstellungen übelnehmen, reagieren andere eher heftig, wenn man ihre Vorschläge ignoriert oder abwertet.

Verhaltensvariablen

Man könnte eine ungeheure Anzahl von Variablen ermitteln, um die Unterschiede im Verhaltensstil bei Konflikten zu beschreiben – Unterschiede, die vom allgemeinen Benehmen bis zu einzelnen Reaktionen auf verschiedene Situationen reichen. Ich beschreibe im folgenden einige Variablen, die sich nach meiner Erfahrung häufig entscheidend auf den Verlauf eines Konflikts auswirken.

Direkt oder indirekt

Manche Menschen bringen ihre Bedürfnisse, Probleme oder Gefühle direkt und offen zum Ausdruck, während andere sie indirekt, durch Ersatzthemen, Metaphern oder dritte Personen äußern. Einige Leute halten es für kränkend und peinlich, wenn man seine Probleme oder Gefühle offen ausbreitet. Andere betrachten einen Konflikt als passende Gelegenheit, um ihr Herz auszuschütten, und legen großen Wert auf Offenheit in der Kommunikation.

Unterwürfig oder dominant

Ob Menschen sich unterwürfig oder dominant verhalten, hat weniger damit zu tun, ob ihre Bedürfnisse befriedigt werden, sondern vielmehr mit den Rollen, die sie bei einem Konflikt einnehmen. An dem einen Ende dieses Kontinuums stehen diejenigen, die sich grundsätzlich damit zufriedengeben, daß andere die Führung im Konfliktprozeß übernehmen, auch wenn sie völlig uneins mit diesen anderen sind. Am anderen Ende stehen jene, die grundsätzlich die treibende Kraft in einem Interaktionsprozeß sein müssen. Manchmal kann der unterwürfige Stil tatsächlich der machtvollere sein, der den größten Einfluß auf den Verlauf und das Ergebnis des Konflikts hat, weil er die andere Seite dazu bringt, sich intensiv um die Zustimmung des unterwürfigen Kontrahenten zu bemühen.

Drohend oder versöhnlich

Manche Menschen versuchen, ihren Willen durchzusetzen, indem sie andere einschüchtern, mit unangenehmen Konsequenzen drohen und alle ihnen zur Verfügung stehenden Mittel von Zwangsgewalt nutzen. Andere versuchen, ihre Kontrahenten zu beschwichtigen, die Beziehung wieder in Ordnung zu bringen und die direkte Anwendung von Zwangsgewalt um jeden Preis zu vermeiden.

Eine Verhaltensweise oder Einstellung ist erst dann ein Konfliktstil, wenn sie charakteristisch und nicht nur eine Folge bestimmter Umstände ist. Doch das heißt nicht, daß die Umstände oder der Stil der Kontrahenten keinen Einfluß darauf hätten, wie der einzelne an einen Konflikt herangeht. Manchmal trifft man Personen, die ihren Stil je nach Situation zu verändern scheinen, und zwar so stark, daß man sich fragt, ob sie überhaupt irgendeinen konsequenten Stil haben. Häufig zeichnet sich der Stil durch mehr Beständigkeit aus, als man anfangs vermutet, aber diese Beständigkeit erschließt sich nur im Kontext. Ich arbeite zum Beispiel häufig mit Leuten zusammen, die ruhig, unterwürfig und sogar schwach wirken, solange sie nicht unter dem Druck stehen, eine sofortige Entscheidung treffen zu müssen. Doch wenn die Umstände eine Entscheidung verlangen, werden sie gefühlsbetont, dominierend und fordernd. Sie haben durchaus einen konsequenten Stil, aber um ihn zu erkennen, muß man ihn im Zusammenhang mit verschiedenen Situationen analysieren.

Die beschriebenen Stil-Variablen bestehen nicht unabhängig voneinander, sondern stehen in Wechselwirkung miteinander. Die Liste bietet auch keineswegs eine erschöpfende Beschreibung von Konfliktstilen, sondern gibt vielmehr signifikante Merkmale der unterschiedlichen Tendenzen wieder, die Menschen beim Umgang mit Konflikten zeigen. Die Existenz dieser Variablen wirft mehrere wichtige Fragen auf, von denen zwei von besonderer Bedeutung für professionelle Konfliktmittler sind.

Erstens: Haben Gruppen, Organisationen, Gemeinschaften und Gesellschaften einen Konfliktstil? Haben die USA einen Konfliktstil? Die großen Gewerkschaften? Microsoft? New York City? Eine bestimmte Schulklasse? Eine Familie? Wenn sie an Konflikten teilnehmen, zeigen diese Einheiten tatsächlich einen bestimmten Konfliktstil, aber das heißt nicht, daß alle Einzelpersonen, die zu dieser Einheit gehören, diesen Ansatz teilen. Auch wenn man die Beschreibungen der hier wiedergegebenen Variablen wahrscheinlich leicht abwandeln muß, um sie auf Gruppen oder Organisationen anzuwenden, sind die Variablen als solche sehr relevant. Als Faustregel gilt: Je größer die Gruppe, desto schwieriger ist es, einen Stil zu erkennen, ohne in Klischees oder unhaltbare Verallgemeinerungen zu verfallen. Aber das bedeutet nicht, daß man nicht einige vorherrschende Merkmale oder Themen finden könnte, die charakteristisch dafür sind, wie bestimmte Gruppen, Organisationen, Gemeinschaften oder Systeme mit Konflikten umgehen.

Die zweite Frage ist komplizierter. Gibt es einen guten oder schlechten Konflikstil? Jede Extremform eines Konfliktstils kann schädlich auf die Einzelpersonen oder Gruppen wirken, die sie an den Tag legen, ebenso wie auf ihre Interaktionspartner. Doch meiner Meinung nach ist die Frage nach einem guten oder schlechten Konfliktstil weniger produktiv als die Überlegung, ob er in einer bestimmten Situation wirksam oder unwirksam ist. Abgesehen von Stilextremen können sich die meisten der beschriebenen Stilvarianten in der einen oder anderen Situation als wirkungsvoll erweisen. Die entscheidende Frage ist, wie anpassungsfähig und flexibel der Stil ist, mit dem Menschen an einen gegebenen Konflikt herangehen. Wenn man seinen Stil abwandeln kann, um ihn einer bestimmten Situation anzupassen, dann wird man wahrscheinlich erfolgreicher sein, als wenn man relativ starr an einer bestimmten Vorgehensweise festhält.

Die Rollen in einem Konflikt

In Konflikten ist man gezwungen, bestimmte Rollen zu spielen – Rollen, die sich erheblich von jenen unterscheiden können, die man aufgrund seines Berufs oder seiner Position innehat. Außerdem kann der einzelne die Rolle, die er bei einem Konflikt einnimmt, nicht immer wählen. Häufig wird ihm eine Rolle aufgezwungen, die ihm nicht gefällt, und das kann großes Unbehagen auslösen. Bei anderer Gelegenheit können einem die Rollen ganz natürlich und sogar reizvoll erscheinen.

Die Rollen, mit denen wir uns persönlich für gewöhnlich am wohlsten fühlen, hängen zweifellos mit den beruflichen oder offiziellen Rollen zusammen, die wir als Konfliktmittler einnehmen können, aber diese offiziellen Rollen sind nicht immer identisch mit jenen, die ein Konflikt von uns fordert. Für alle Konfliktbeteiligten ist es hilfreich, sich bewußt zu machen, in welcher Rolle sie sich in bestimmten Situationen am wohlsten fühlen. Menschen können bei einem Konflikt zwar sehr viele Rollen übernehmen, aber die folgenden fünf scheinen von besonderer Bedeutung zu sein.

Interessenvertreter (Verhandelnder)

Interessenvertreter drängen darauf, daß die Interessen oder Bedürfnisse einer bestimmten Konfliktpartei erfüllt werden. Wenn sie an der Entscheidung beteiligt sind, übernehmen sie die Rolle von Verhandelnden. Wie alle diese Rollen, kann auch die Rolle des Interessenvertreters ein breites Verhaltensspektrum umfassen, das von einem extrem kämpferischen Stil bis zu einem extrem problemlösenden Verhalten reicht, aber der gemeinsame Nenner ist, daß der Interessenvertreter dafür zu sorgen versucht, daß in angemessener Form auf bestimmte Bedürfnisse eingegangen wird.

Entscheidungsträger (Schiedsrichter)

Wer die Macht hat, eine Entscheidung zu treffen (oder eine Empfehlung auszusprechen, die Gewicht hat), befindet sich in der Rolle des Entscheidungsträgers. Wenn er eine Entscheidung zwischen konkurrierenden Interessenvertretern trifft, übernimmt er die Rolle des Schiedsrichters. Manchmal haben Entscheidungsträger eine formal neutrale Rolle (Richter oder offizieller Schlichter), aber manchmal sind sie auch weder neutral noch unvoreingenommen (wie Eltern, die Entscheidungen bei einem Streit zwischen ihren Kindern treffen, oder Vorgesetzte, die das gleiche bei ihren Mitarbeitern tun). Häufig ist ein Entscheidungsträger gleichzeitig ein Interessenvertreter.

Facilitator (Mediator)

Eine Person in der Rolle des Facilitators (Moderator/Kommunikationslotse) konzentriert sich eher auf den Interaktionsprozeß als auf den Inhalt. Der Facilitator hilft anderen, eine Entscheidung zu treffen oder sich auf eine produktive Interaktion einzulassen. Ein Mediator ist im Grunde ein Facilitator, der als neutrale Partei in einer Situation interveniert, die als Konflikt definiert wurde und für die irgendeine Art von Lösung gewünscht wird.

Informationsvermittler (Experte)

Eine wichtige Aufgabe bei Konflikten besteht darin, den Beteiligten relevante Informationen zu liefern. Wer aufgrund einer speziellen Ausbildung, durch erworbene Fachkenntnisse oder langjährige Erfahrungen wichtige Informationen an die Beteiligten weitergibt, befindet sich in der Rolle des Experten.

Beobachter (Zeuge, Zuschauer)

Beobachter übernehmen eine relativ passive Rolle, die dennoch entscheidend für viele Konflikte sein kann. Manche Beobachter, wie etwa bei den Vereinten Nationen oder bei politischen Wahlen, tragen durch ihre Rolle zur Abschwächung von Konflikten bei. Andere Beobachter, zum Beispiel Sensationsreporter, können zur Eskalation beitragen. Viele Streitigkeiten kann man nur verstehen, wenn man die Rolle der Beobachter untersucht.

Es gibt zweifellos viele weitere Rollen, die Menschen in Konflikten übernehmen (zum Beispiel Coach, Protokollant, Punktezähler, Pausenclown, öffentlicher Ausrufer, Einberufer von Versammlungen, Torwächter). Doch die genannten fünf sind Schlüsselrollen für die Struktur der meisten Konflikte. Jede kann auf unterschiedliche Weise gespielt werden und jede kann zur Eskalation oder Deeskalation eines Konflikts beitragen. Außerdem gibt es normalerweise fließende Übergänge zwischen diesen Rollen. Bei jedem gegebenen Konflikt zeigen die Beteiligten häufig Elemente mehrerer verschiedener Rollen, und unabhängig davon, welche Rolle jemand übernimmt, sind immer auch seine persönlichen Bedürfnisse mit im Spiel, auch wenn er offiziell eine neutrale Rolle übernimmt.

Häufig übernimmt man zu Beginn des Konflikts hauptsächlich eine einzelne bestimmte Rolle, wechselt dann aber im weiteren Verlauf die Rollen, mitunter wiederholt und in schneller Folge. Oft verschärfen die Beteiligten den Konflikt, indem sie vorgeben, in einer bestimmten Rolle zu sein (zum Beispiel Facilitator oder Informationsvermittler), aber in Wahrheit eine andere Rolle einnehmen (Interessenvertreter oder Schiedsrichter). Die Klärung oder Vereinfachung von Rollen kann sich als wichtiger Schlüssel zur Lösung eines Konflikts erweisen, wie im Fall von JoAnne und Morton:

JoAnne leitete die Personalabteilung eines mittelständischen Unternehmens und steckte in der Klemme. Morton, einer der Manager der Firma, war in mehrere Konflikte mit anderen Managern und zahlreichen Mitarbeitern verwickelt. Seine Leistungen waren in vielerlei Hinsicht herausragend, aber er hatte offenbar ein Talent dafür, im Handumdrehen in Streit zu geraten. JoAnne hatte versucht, einige Gesprächen zwischen Morton und anderen Mitarbeitern zu moderieren. Obwohl sie den Eindruck hatte, daß einige dieser Sitzungen positiv verlaufen waren, dauerten die Probleme an. Außerdem hatte JoAnne versucht, Morton bei mehreren schwierigen Interaktionen als Coach zur Seite zu stehen, und fand, daß er sich offen und lernbereit gezeigt hatte. Doch dann legte ein Mitarbeiter von Morton offiziell Beschwerde gegen ihn ein und bat außerdem darum, in eine andere Abteilung versetzt zu werden. JoAnne hatte die Aufgabe, den Beschwerdeführer über die Verfahrensweisen des Unternehmens bei Beschwerden aufzuklären und dafür zu sorgen, daß das Beschwerdeverfahren fristgerecht durchgeführt wurde. Außerdem mußte sie sicherstellen, daß die Interessen des Unternehmens bei der Entscheidung, wie immer sie letztlich ausfallen würde, vertreten wurden. Am Ende entschied sie, daß man der Bitte des Mitarbeiters um eine Versetzung entsprechen sollte, obwohl Morton Einwände dagegen erhob. Das führte zu einem Streit zwischen Morton und JoAnne. Ich wurde gebeten, mich einzuschalten, um »für Besserung zu sorgen«.
Eine Sofortmaßnahme, die ich ergriff, bestand darin, JoAnne aus ihrem Rollenkonflikt zu befreien. Nachdem ich die Rollen von Facilitator und Coach übernommen hatte, erwies es sich als wesentlich leichter, die zahlreichen Konflikte, in denen Morton steckte, aufzuarbeiten, weil meine Rolle nicht so stark in die Konflikte verwickelt war wie die von JoAnne. Ich hatte keinen Einfluß auf Mortons Arbeitsplatz und mußte nicht die Interessen des Unternehmens vertreten. JoAnne konnte ihre Rolle als Vertreterin der Firmeninteressen eindeutiger wahrnehmen. Das war ihre wichtigste Aufgabe. Die Vereinfachung ihrer Rolle führte zur Deeskalation des Konflikts.

Als professioneller Konfliktmittler muß man gelegentlich alle fünf Rollen übernehmen. Als Mediator übernehme ich zum Beispiel im großen und ganzen die Rolle eines Facilitators oder Kommunikationslotsen. Doch im Laufe meiner Arbeit schlüpfe ich auch in die Rolle eines Interessenvertreters, der sich für bestimmte Belange einsetzt (zum Beispiel für aufmerksames Zuhören oder einen realistischen Zeitrahmen), in die Rolle eines Schiedsrichters (zum Beispiel, wenn ich entscheide, wer als nächster das Wort erhält), eines Informationsvermittlers (wenn ich zum Beispiel erkläre, ob ich verklagt werden kann) und eines Beobachters. Mein Erfolg als Mediator ist davon abhängig, daß ich erkenne, wann und wie ich jede dieser Funktionen übernehmen muß.

Menschen und Konflikte

Wie bei vielen anderen Bestrebungen um ein Verständnis menschlichen Verhaltens stehen wir bei einem Konflikt vor dem Dilemma von Struktur und Person: Inwieweit ist das Verhalten in einem Konflikt hauptsächlich eine Folge der Struktur, in der dieser Konflikt stattfindet, und inwieweit spiegelt es die Beiträge der beteiligten Einzelpersonen wider? Ruft die Situation das Verhalten hervor oder wird es von den Wertvorstellungen, dem Stil und den Rollenpräferenzen der Kontrahenten bestimmt? Es liegt auf der Hand, daß sowohl der Charakter des Konflikts als auch der Charakter der beteiligten Personen wichtig sind. Es ist eine irrige Annahme, daß man einen Konflikt ohne eine Untersuchung der Werte, Stile und Präferenzen der beteiligten Personen verstehen könnte. Doch genauso falsch wäre es, den strukturellen Elementen des Konflikts zu wenig Beachtung zu schenken. Um Konflikte zu verstehen, müssen wir unsere Aufmerksamkeit sowohl auf die am Konflikt beteiligten Personen als auch auf die Strukturen der Interaktion richten.

KAPITEL 3

Macht und Konflikt

Macht ist die Währung des Konflikts. Macht ist immer im Spiel, wenn Menschen in Konflikt geraten, unabhängig davon, ob sie bewußt angewendet wird oder nicht. Die Entscheidung, vor der man bei einem Konflikt steht, ist nicht, *ob* man seine Macht einsetzt, sondern *wie* man sie einsetzt. Man kann sie bewußt oder unbewußt, kooperativ oder mit Zwang, offen oder verdeckt anwenden. Wenn Menschen bei dem Versuch, ihre Bedürfnisse zu befriedigen, auf Widerstand oder Opposition stoßen, spielen sie ihre Macht aus. Wie erfolgreich sie dabei sind, hängt unter anderem davon ab, wie groß ihre Macht ist und wie klug sie sie einsetzen. Die Ausübung von Macht ist nicht notwendigerweise mit Zwang, Feindseligkeit, Eskalation oder Aggressivität verbunden, auch wenn diese Elemente zweifellos alle vorhanden sein können. Wir alle üben ständig Macht aus, und häufig tun wir es auf eine Weise, die zu einem guten Verhältnis oder zur Versöhnung beiträgt. Nur wenn wir verstehen, wie Macht »funktioniert« und wie sie Konflikte beeinflußt, können wir das Wesen des Konflikts verstehen.

Tatsachen und Mythen über Macht

Es herrschen die unterschiedlichsten Vorstellungen darüber, was Macht bedeutet, und einige davon sind ziemlich irreführend. Man versteht darunter unter anderem die Fähigkeit, zu handeln, ein Ergebnis zu beeinflussen, etwas geschehen zu lassen oder Widerstände zu überwinden. Für ein besseres Verständnis der Konfliktdynamik könnte man Macht als die Fähigkeit zur Erfüllung eigener Bedürfnisse und zur Förderung eigener Ziele definieren. Diese Art von Macht oder Wirkungskraft (im Gegensatz etwa zur Kraft einer Maschine oder der Sonne) kann man nur verstehen, wenn man sie im Kontext betrachtet. Sogar wenn wir zum Beispiel über die Willenskraft oder das Konzentrationsvermögen reden, können wir diese Formen von Macht nur verstehen, wenn wir wissen, in welcher Situation der einzelne sie anwendet und mit welchen Kräften er interagiert. Wenn wir über die Macht in einem Konflikt reden, beziehen wir uns deshalb auf die Macht in einer Interaktion. Bei einer Gruppe von Freunden habe ich möglicherweise großen Einfluß darauf, welchen Kinofilm wir auswählen oder wie wir eine Meinungsverschiedenheit über das beste Ziel für einen Skiurlaub regeln, doch bei einer anderen Gruppe (oder derselben Gruppe unter anderen Bedingungen) ist mein Einfluß vielleicht nur sehr gering. Zu den wichtigen Faktoren, die über unsere Macht bestimmen, gehören Intention und Fokus. Wenn es etwas gibt, das ich unbedingt will, und wenn ich meine gesamte Energie darauf konzentriere, dieses Ziel zu erreichen, wird meine Macht in diesem Moment größer sein, als wenn mir das Thema oder die Entscheidung relativ gleichgültig sind.

An den Interaktionen zwischen Eltern und Kindern läßt sich auch in diesem Zusammenhang schnell veranschaulichen, wie komplex die Machtdynamik sein kann. Angenommen, Sie haben ein vierjähriges Kind, das Sie zu einem, wie Sie hoffen, kurzen Abstecher in den Supermarkt mitnehmen. Ihr Kind möchte, daß Sie ihm einen Schokoriegel kaufen, aber Sie wollen dieser Bitte aus mehreren Gründen nicht entsprechen. Man kann sich unschwer vorstellen, daß diese Interaktion auf sehr unterschiedliche Weise ablaufen könnte und daß bestimmte Umstände es wahrscheinlicher machen, daß mal das Kind und mal der Elternteil seinen Willen durchsetzt. Wenn unter allen erdenklichen Umständen immer nur eine von zwei Personen ihren Willen durchsetzt, bestehen in der Beziehung sehr wahrscheinlich einige ernsthafte Probleme.

Damit ein Konflikt entstehen kann, müssen alle Beteiligten zumindest über ein geringes Maß an Macht verfügen, das sie ausspielen können. In Situationen, in denen eine Gruppe eine andere vollständig dominiert, besteht vermutlich kein Konflikt, jedenfalls nicht in der Verhaltensdimension. Es besteht vielmehr ein Konflikt*potential*, das sich möglicherweise entfaltet, sobald die dominierte Gruppe eine gewisse Macht entwickelt.

Wir haben viele irreführende Vorstellungen von Macht. Besonders verbreitet ist die Auffassung, daß es ein Gleichgewicht der Macht geben könne. Diese Vorstellung beruht auf der verbreiteten Annahme, daß Macht eine meßbare Größe sei. Nach meiner Meinung ist dieses *Gleichgewicht der Macht* ein verwirrendes und wahrscheinlich bedeutungsloses Konzept. Was man untersuchen kann, sind bestehende Unterschiede in der Macht – etwa in der Macht, etwas geschehen zu lassen, in den Ursachen der Macht und in den Verwundbarkeiten gegenüber der Macht anderer. Doch die Vorstellung, man könne Macht dahingehend ausbalancieren, daß eine Art Ausgleich oder gar Gleichgewicht der Macht entsteht, ist äußerst irreführend. Bei dieser Sichtweise bleiben die Machtdynamik und der Interaktionszusammenhang, die für ein Verständnis der Macht unerläßlich sind, außer acht. Anstatt davon auszugehen, daß ein Ausgleich oder ein

Gleichgewicht der Macht notwendig sei, sollten wir lieber davon ausgehen, daß man eine ausreichende Machtgrundlage braucht, um sich erfolgreich an einem Konflikt beteiligen zu können. Menschen brauchen genügend Macht, damit die andere Partei ihre Bedürfnisse zumindest in Betracht ziehen muß, und sie müssen genügend Macht haben, damit sie sich einer Lösung widersetzen können, die ihren eigenen Interessen vollkommen zuwiderläuft. Das bedeutet nicht, daß Kontrahenten mit einer adäquaten Machtgrundlage immer »gewinnen« oder auch nur ein besonders wünschenswertes Ergebnis erzielen, aber sie haben zumindest die Chance, das Ergebnis wirksam zu beeinflussen, wenn sie einen Konflikt austragen. Ohne diese Macht erweist sich ihre Beteiligung am Konfliktlösungsprozeß am Ende möglicherweise als das Mittel, mit dem ihre Bedürfnisse ignoriert oder ihre Interessen überrollt werden.

Eine damit zusammenhängende, ähnlich problematische Vorstellung ist, daß Macht eine feste quantitative Größe in einer Beziehung darstellt. Das heißt, viele Menschen halten Macht für etwas, das nur in begrenztem Maße vorrätig ist. Wenn ich meine Macht in einer Beziehung oder einem Konflikt nicht entwickle und anwende, werde ich sie dieser Auffassung zufolge verlieren. Und je mehr Macht der andere hat, desto weniger habe ich. Doch die Macht in menschlichen Beziehungen ist weit komplexer als in dieser Vorstellung. Je nachdem, wie wir unsere Macht einsetzen und welche Stärken wir nutzen, kann unsere Macht wachsen, auch wenn die unserer Gegner ebenfalls wächst.

Häufig kann die potentielle Macht, über die Einzelpersonen oder Gruppen verfügen, nur umgesetzt werden, wenn man sie mit der Macht der anderen Konfliktparteien verbindet. Manchmal kann eine Gruppe ihre eigene Macht am besten erweitern, indem sie sie einsetzt, um einem potentiellen Gegner, mit dem die Gruppe einige gemeinsame und einige gegensätzliche Interessen hat, mehr Macht zu verleihen. Umgekehrt führt der Versuch, seine Macht im Alleingang oder gegen andere einzusetzen, häufig zu einem Machtverlust. Diese Dynamik läßt sich oft in Verhandlungen zwischen Gewerkschaften und Arbeitgebern beobachten:

Das Klima zwischen der Gewerkschaft und dem Management eines staatlichen Krankenhauses war regelrecht vergiftet. Es war eine der schlimmsten Beziehungen zwischen Arbeitgebern und Arbeitnehmern, die ich je erlebt habe. Es gab beinahe so viele unbearbeitete Beschwerden wie Mitarbeiter, und die vorgebrachten Probleme wurden nicht gelöst, sondern schwelten vor sich hin. Die allgemeine feindselige Atmosphäre spiegelte sich in vielen erbitterten Auseinandersetzungen zwischen einzelnen Managern und Gewerkschaftsvertretern wider. Trotz zahlreicher

Interventionsbemühungen der Dachgewerkschaft und der leitenden Behördenstellen verschärfte sich die Situation zusehends, und die Arbeitsmoral sank immer weiter. Gemeinsam mit einem Kollegen wurde ich gebeten, mit der Gewerkschaft und dem Management an einer Verbesserung der Beziehung zu arbeiten. Wir setzten bei unserer Intervention an vielen Stellen gleichzeitig an. Wir boten Training und Mediation für interpersonelle Auseinandersetzungen an, wir halfen bei der Entwicklung neuer Beschwerdeverfahren und moderierten Gespräche zwischen Gewerkschafts- und Managementteams über ihre Beziehung.

Zu einem wichtigen Fortschritt in dem Prozeß kam es, als wir entschieden, daß es an der Zeit war, gemeinsam über etwa sechzig der vorliegenden Beschwerden zu verhandeln. Alle bezogen sich auf die Verteilung und Berechnung von Überstunden, und wir hatten den Eindruck, daß wir sie genausogut alle auf einmal verhandeln könnten als nacheinander und daß dieses Vorgehen sogar sinnvoller wäre. Diesen Versuch zu wagen war ein mutiger Schritt vom Management, von der Gewerkschaft und von uns. Wir gingen ein großes Risiko ein. Ein Erfolg bei dieser Verhandlung würde ein großes Hindernis auf dem Weg zu besseren Beziehungen aus dem Weg räumen und den Beteiligten die Möglichkeit geben, sich intensiver mit grundlegenden Problemen der Kommunikation, des Vertrauens und der Entscheidungsfindung auseinanderzusetzen. Ein Scheitern könnte alle Beteiligten entmutigen und die ganze Unternehmung erheblich zurückwerfen (oder den ganzen Prozeß scheitern lassen). Wir hatten jedoch den Eindruck, daß alle Beteiligten schon bald den vielen netten Worten, die der Prozeß erzeugte, mißtrauen würden, wenn nicht ein bedeutsamer und konkreter Fortschritt in einer wichtigen Frage erzielt würde.

Als die Verhandlungen angelaufen waren, zeichnete sich schnell eine mögliche Lösung ab, aber beide Gruppen waren schrecklich besorgt, daß sie durch ein Nachgeben ihre eigene Position schwächen und die der anderen Seite stärken könnten. Andererseits waren alle den Konflikt leid und wußten, daß man gewisse Risiken eingehen mußte, wenn sich etwas ändern sollte. Trotz größter Bedenken trafen die Parteien schließlich eine Vereinbarung, obwohl beide Seiten befürchteten, getäuscht und ausgetrickst zu werden. Doch das Ergebnis war, daß die Beziehungen sich tatsächlich erheblich verbesserten. Danach konnte die Gewerkschaft offener und effizienter mit dem Management über ihre speziellen Anliegen sprechen, und die Manager waren in der Lage, einige schwierige Personalfragen anzusprechen, die sie bislang vermieden hatten.

Als von staatlicher Seite später einige Entscheidungen kritisiert wurden, die die Krankenhausleitung und die Gewerkschaft in anderen Punkten getroffen hatten, konnten sie als Team zusammenarbeiten, um die Interessen ihres Krankenhauses zu verteidigen. Sie wurden sogar gebeten, ihre neue Methode im Umgang mit Beschwerden an andere Einrichtungen weiterzugeben, was sowohl das Ansehen der Gewerkschaft als auch das der Krankenhausleitung erhöhte. Die Entscheidung, ihre Macht gemeinsam anstatt gegeneinander zu nutzen, war sehr schwierig. Doch indem sie das Risiko eingingen, der anderen Seite mehr Macht einzuräumen, und damit die Gefahr eines eigenen Machtverlusts in Kauf nahmen, erweiterten Management und Gewerkschaft ihre individuelle und ihre gemeinsame Macht.

Arten und Quellen der Macht

Macht läßt sich schwer definieren, weil sie auf so unterschiedliche Weise zum Ausdruck kommen kann. Wir alle haben viele potentielle Machtquellen, die uns größtenteils gar nicht bewußt sind. Einige dieser Quellen sind relativ unabhängig vom Konflikt, aber andere können durch den Konfliktprozeß erweitert oder eingeschränkt werden. Tatsächlich gehört es häufig zu den Zielen, die Menschen in einem Konflikt anstreben, daß sie ihre Macht vergrößern wollen. Einige Formen von Macht sollte man, wenn überhaupt, eher zurückhaltend anwenden, weil sie sich negativ auswirken und zur Eskalation des Konflikts beitragen können. Doch andere können sich durchaus als konstruktiv erweisen und eignen sich für eine wiederholte direkte Anwendung in Konflikten.

Strukturelle und persönliche Macht

Wir können zwischen zwei allgemeinen Kategorien von Macht unterscheiden, nämlich der persönlichen und der strukturellen Macht. Strukturelle Macht ergibt sich aus der Situation, den objektiven Ressourcen, die wir in einen Konflikt einbringen, den rechtlichen und politischen Rahmenbedingungen, in denen der Konflikt auftritt, der formalen Autorität der Beteiligten und den real existierenden Wahlmöglichkeiten. Persönliche Macht hat mit individuellen Eigenschaften wie Entschlossenheit, Wissen, Intelligenz, Mut und Kommunikationsfähigkeiten zu tun.

Wenn wir noch einmal das Beispiel mit dem Supermarkt aufgreifen, könnte man fragen, wieso die Mutter nicht immer ihren Willen durchsetzt: Sie verfügt über die formale Autorität, die finanziellen Mittel, die körperliche Kraft und über die Fähigkeit, das Kind zu belohnen oder zu bestrafen. Aber wir wissen, daß ein Kind in dieser Situation trotzdem häufig sein Ziel erreicht. Warum? Das Kind verfügt über die Energie, den Fokus, den Wunsch und die Bereitschaft, jede ihm zur Verfügung stehende Macht zu nutzen (einschließlich der, die Eltern in eine oberpeinliche Situation zu bringen) und zeichnet sich normalerweise durch jede Menge Kreativität aus. Häufig ist das ungeheuer breite Spektrum an möglichen Ergebnissen, zu denen strukturell ähnlich wirkende Konflikte führen, auf Unterschiede in der persönlichen Macht zurückzuführen.

Ein ernsteres Beispiel für die Machtthematik habe ich in vielen Scheidungssituationen erlebt. Eine Seite scheint über die finanziellen Mittel und den juristischen Rückhalt zu verfügen, um ihre Interessen erfolgreich durchzusetzen, aber weil es dieser Person an der nötigen Entschlossenheit, emotionalen Widerstandskraft oder Zielstrebigkeit fehlt, endet sie in der schwächeren Position. Das ist auch ein Grund, weshalb Opfer häuslicher Gewalt häufig so verwundbar in Scheidungsverhandlungen sind.

In der Regel haben Konfliktlösungssysteme und professionelle Konfliktmittler eher Einfluß auf Unterschiede, die in der persönlichen Macht liegen, als auf Unterschiede, die sich aus der Struktur ergeben. Mediatoren können zum Beispiel bestimmte Verfahren einführen, die Einschüchterungsversuchen, Drohungen, einem ungleichen Informationszugang und ähnlichem entgegenwirken, aber sie können kaum etwas an den grundlegenden Ressourcen der Kontrahenten ändern, ebensowenig wie an den juristisch vorgegebenen Alternativen, die den Parteien bei einem Scheitern der Verhandlungen offenstehen. Veränderungen der strukturellen Macht erfordern für gewöhnlich systemische Veränderungen und sind häufig ein Ergebnis des Konfliktlösungsprozesses.

Spezifische Formen von Macht

Menschen entwickeln große Kreativität, wenn es darum geht, ihre Macht in einem Konflikt auszuspielen. Es gibt eine Reihe von wichtigen Machtmitteln, die von den Kontrahenten in einem Konflikt wiederholt mobilisiert werden. Obwohl einige dieser Machtformen sich überschneiden und obwohl es sicherlich noch weitere gibt, halte ich die im folgenden beschriebenen für besonders hilfreich für ein besseres Verständnis der verschiedenen Arten und Ursachen von Macht, die Einzelpersonen oder Organisationen in Konflikte einbringen können.

Formale Autorität

Dabei handelt es sich um die Autorität, die von einer Institution, bestimmten Gesetzen oder Verfahrensvorschriften oder durch die Position in einer formalen Struktur verliehen wird. Schuldirektoren, Richter, Polizeibeamte, leitende Angestellte, gewählte Amtsinhaber, Eltern oder Militäroffiziere verfügen alle über ein bestimmtes Maß an formaler Autorität. Die meisten Menschen in Führungspositionen haben eine gewisse Macht, die zum Teil auf ihrer formalen Autorität und zum Teil auf ihrem persönlichen Einfluß gründet. Formale Autorität ist eine Form von struktureller Macht. Wie erfolgreich der einzelne sie anwendet, hängt häufig von seiner persönlichen Macht ab.

Gesetzliche Vorrechte

Jeder hat gesetzlich oder verfahrensrechtlich festgelegte Rechte und Wahlmöglichkeiten. Die gesetzlichen Rechte und Pflichten von Kontrahenten bestimmen häufig ihre Alternativen zu einvernehmlichen Abmachungen. Eine wichtige, damit zusammenhängende Machtquelle sind die (finanziellen und emotionalen) Ressourcen, die einer Person für eine gerichtliche Auseinandersetzung zur Verfügung stehen.

Informationen

Kenntnisse und Daten sind wichtige Machtquellen. In vielen Situationen erweisen sich die Schritte, die Menschen ergreifen, um Informationen zu teilen, zu finden oder zu verbergen, als Schlüssel für den Verlauf des Konflikts. Eine Variante der Informationsmacht ist die Expertenmacht. Dabei handelt es sich um die Macht, die sich aus konfliktrelevanten Fachkenntnissen oder aus dem Zugang zu solchem Fachwissen ergibt.

Kontakte

Eine weitere Machtquelle sind die persönlichen Kontakte des einzelnen zu anderen mächtigen Personen oder Organisationen. Politische Macht ist eine interessante Variante dieser Form von Macht. Ein Großteil der politischen Macht hängt mit der Fähigkeit zusammen, die Macht anderer in einem politischen Kontext für sich zu nutzen. Die Macht von neutralen Parteien ergibt sich unter anderem aus ihrer Fähigkeit, den Kontakt zu allen beteiligten Konfliktparteien aufrechtzuerhalten und dadurch für alle gleichermaßen nützlich zu sein.

Ressourcen

Die Kontrolle über Ressourcen oder der Zugang zu Ressourcen wie Geld, Zeit oder Arbeit ist eine zentrale Machtquelle. Eine verwandte Quelle ist die Fähigkeit, anderen Personen solche Ressourcen anzubieten oder vorzuenthalten. Ressourcen können sowohl materieller wie immaterieller Art sein. Materielle Mittel wie Geld, Personal oder Besitz können von größter Wichtigkeit sein, aber manchmal erweisen sich auch die immateriellen Ressourcen, wie die Fähigkeit, mit Streß umzugehen, oder körperliche Ausdauer, als entscheidend in einem Konflikt.

Belohnungen und Sanktionen

Die Fähigkeit, bedeutungsvolle Belohnungen anzubieten, oder die Fähigkeit, für negative Konsequenzen zu sorgen oder diese Konsequenzen zu verhindern, sind zwei Seiten derselben Medaille. Jede Form von Macht läßt sich bis zu einem gewissen Grad über die Fähigkeit zum Belohnen oder Bestrafen definieren. Im allgemeinen gelten Belohnungen als konstruktiver als Sanktionen, doch als Machtquellen unterscheiden die beiden sich kaum. Das Zurückhalten einer Belohnung ist im Grunde ein Strafe, und die Aufhebung einer Strafe entspricht einer Belohnung. Entscheidend für die Macht einer Belohnung oder Strafe ist häufig weniger ihr Umfang oder Härtegrad als vielmehr ihre Unmittelbarkeit. Wenn zum Beispiel auf lange Sicht ein erbitterter Rechtsstreit droht, hat dies häufig weniger Einfluß auf eine Unternehmensentscheidung als die unmittelbare Aussicht auf eine Gewinnsteigerung.

Ärger

Die Fähigkeit, anderen Unannehmlichkeiten zu bereiten, sie zu belästigen, zu stören oder zu schikanieren, ist mit der Machtquelle der Sanktionen verwandt. Hier fehlt allerdings das Element, daß man ernsthafte Konsequenzen oder Strafen verhängen kann. Diese Einflußmöglichkeit wird mitunter als »die Macht der Fliege über den Hund« bezeichnet. Sie bildet unter Umständen die Hauptgrundlage der Macht, die das Kind im Supermarkt ausüben kann.

Prozedurale Macht

Prozedurale Macht erwächst aus der Fähigkeit, einen Entscheidungsprozeß zu steuern oder zu beeinflussen. Sie unterscheidet sich von der Kontrolle über das Ergebnis. Die Macht eines Richters in einem amerikanischen Strafprozeß oder eines Mediators in einer Verhandlung ist zu einem Großteil prozeduraler Art, aber zweifellos nicht unbedeutend.

Gewohnheitsmacht

Gewohnheitsmäßige Macht entsteht, wenn man in der Lage ist, Veränderungen zu verhindern, anstatt sie zu fördern. Sie ist auch unter dem Namen Trägheitskraft bekannt. Diese Form von Macht erklärt zum Teil, weshalb Bürgerinitiativen, die sich bestimmten Entwicklungen widersetzen, häufig in der Lage waren, große Unternehmen mit beträchtlichen Ressourcen und politischen Verbindungen in die Knie zu zwingen.

Moralische Macht

Ein Appell an die Werte, Überzeugungen oder den Moralkodex anderer oder ein Angriff auf die Werte des Kontrahenten kann sich ebenfalls als Machtquelle erweisen. Die Überzeugung, daß man im Einklang mit wichtigen Werten handelt, ist auch eine wichtige Grundlage persönlicher Macht. Mahatma Gandhi nannte dies die Kraft der Wahrheit. Wenn Einzelpersonen überzeugt sind, daß sie für eine gute Sache kämpfen, wie etwa für die Rechte einer unterdrückten Gruppe, hilft ihnen diese Überzeugung, sich unbeirrt und kraftvoll für ihr Ziel einzusetzen. Außerdem lassen sich Menschen eher von einer Person überzeugen, die allem Anschein nach Gutes tut, als von einer Person, die in erster Linie an ihrem persönlichen Vorteil interessiert zu sein scheint. Natürlich kann das Geltendmachen eines moralischen Werts auch dazu führen, daß jemand als selbstgerecht wahrgenommen wird, oder einen Streit zwischen Personen auslösen, die den Wert des Engagements unterschiedlich einschätzen. Wenn Menschen sich als Opfer oder Underdog darstellen, versuchen sie für gewöhnlich, diese Art von Macht auszuspielen.

Persönlichkeitsmerkmale

Verschiedene Persönlichkeitseigenschaften, die in einem Konflikt zum Tragen kommen, können sich als Machtquelle erweisen. Intelligenz, Kommunikationsfähigkeiten, Durchhaltevermögen, Stärke, Konzentration, Witz, Aufmerksamkeit, Entschlossenheit, Empathie und Mut tragen in jedem Konflikt entscheidend dazu bei, wie gut es den Beteiligten gelingt, ihre Bedürfnisse durchzusetzen. Auch die Ausdauer spielt eine wichtige Rolle. Wie lange der einzelne einen Konflikt ertragen kann und wie gut er der Macht anderer zu trotzen vermag, ist ein wichtiges Element der eigenen Macht.

Die Wahrnehmung von Macht

Wie Menschen ihre eigene und die Macht anderer sehen, ist häufig genauso wichtig wie die Macht selbst. Wenn Kontrahenten beispielsweise überzeugt sind, daß ein Gericht wahrscheinlich zu ihren Gunsten entscheiden wird oder daß sie über die Ressourcen verfügen, um nötigenfalls vor Gericht zu ziehen, kann die Überzeugung als solche, ganz gleich wie realistisch sie ist, zu einer Machtquelle werden, vor allem wenn andere diese Überzeugung teilen. Auch wenn andere glauben, daß eine Person über erhebliche Ressourcen oder einflußreiche Beziehungen zu mächtigen Personen verfügt, kann allein diese Überzeugung die Macht der Person vergrößern. Deshalb ist die Fähigkeit, die Machtwahrnehmungen der anderen zu beeinflussen, selbst wieder eine Quelle der Macht.

Deutungsmacht
Die Fähigkeit, die Probleme und potentiellen Ergebnisse in einem Konflikt zu definieren, ist eine zentrale Machtquelle. Es macht einen großen Unterschied, ob Arbeiter sich selbst als Personen sehen, die für höhere Löhne, für ihre Arbeitsplätze oder für das Miteigentum an einer Fabrik kämpfen. Der Rahmen, in dem ein Konflikt dargestellt wird, ist häufig der Schlüssel zu seiner Lösung.

Einige dieser Machtformen sind aus sich heraus konstruktiver als andere, aber alle können dazu beitragen, einen Konflikt anzuheizen oder abzuschwächen. Einige sind im Laufe eines Konflikts offener für Veränderungen als andere. Kontrahenten können zum Beispiel häufig ihre Macht vergrößern, indem sie ihren Zugang zu Informationen verbessern oder indem sie hilfreiche Kontakte zu anderen knüpfen. Doch Veränderungen der Autorität, der rechtlichen Position oder der Fähigkeit, Strafen zu verhängen, sind häufig schwierig.

Einige Formen von Macht sind miteinander vereinbar, andere nicht, und häufig entsteht ein Konflikt, wenn eine Person versucht, unvereinbare Formen von Macht einzusetzen. Wenn ich jemanden dazu bringen will, meinen Wünschen entsprechend zu handeln, indem ich auf meine moralische Autorität poche und ihm gleichzeitig mit Sanktionen drohe, komme ich mir sehr wahrscheinlich selbst in die Quere. Wer bedroht wird, reagiert vermutlich abwehrend und feindselig und damit weniger offen für Appelle an Moral und Fairneß. Doch manchmal kann man eine Machtvariante auch nur erfolgreich anwenden, wenn man sie durch eine andere ergänzt. So kann man die Macht, die einem kraft Gesetzes zusteht, häufig nicht nutzen, wenn einem die notwendigen finanziellen Mittel für einen Rechtsstreit fehlen. Manchmal hat eine Person, die über formale Autorität in einer Organisation verfügt, sehr geringe persönliche, moralische oder beziehungsmäßige Macht. Das kann zu ernsten Problemen in einer Organisation führen. Ich habe mit einer Reihe von Teams zusammengearbeitet, die darunter litten, daß es zu ernsthaften Auseinandersetzungen zwischen der offiziell eingesetzten Führungsperson und einer Person kam, die sich zum natürlichen Anführer entwickelt hatte.

Die unterschiedlichen Machtformen vermischen sich auf vielfältige Weise und lassen sich selten klar voneinander trennen. Auch die Fähigkeit, die eigene

Macht erfolgreich anzuwenden, ist sehr unterschiedlich ausgeprägt. Häufig enden mächtige Personen schließlich in der schwächeren Position, weil sie ihre Macht unklug eingesetzt haben. Das zeigte sich zum Beispiel deutlich bei einem Streit, den ich vor einigen Jahren in einer Sozialbehörde erlebte:

Louis brauchte nicht lange, um sich selbst eine tiefe Grube zu graben, nachdem man ihn als Leiter eines Sozialamts eingesetzt hatte. Sid, einer seiner Teamleiter, hatte in der Zeit, in der man einen neuen Leiter suchte, als kommissarischer Leiter fungiert. Einige Monate, nachdem Louis sein Amt übernommen hatte, kündigte Sid an, daß er demnächst seinen Abschied nehmen wolle. Sid fühlte sich gekränkt und hatte den Eindruck, daß seine Leistung als kommissarischer Leiter nicht anerkannt wurde. Louis hatte den Eindruck, daß Sid seine Arbeit auf subtile Weise sabotierte und daß es notwendig war, ihn in seine Schranken zu weisen. Beide waren sehr einfallsreich, wenn es darum ging, den anderen zu ärgern und sich bei der Arbeit gegenseitig Steine in den Weg zu legen. Sid machte seinen Kollegen gegenüber keinen Hehl daraus, was er von dem neuen Leiter hielt, griff Louis aber nie direkt an. Louis kritisierte öffentlich Entscheidungen, die Sid als kommissarischer Leiter getroffen hatte, und nutzte jede Gelegenheit, seine formale Autorität gegen ihn auszuspielen.

Einige Wochen vor Sids Abschied spitzte sich die Situation zu: Louis ordnete an, daß Sid einem seiner direkten Mitarbeiter eine Besserungsfrist mit sehr harten Bedingungen einräumen sollte. Sid weigerte sich, und Louis drohte ihm mit Kündigung. Sid erwiderte diese Drohung, indem er sinngemäß antwortete: »Mach nur, du wirst schon sehen, was du davon hast.« Natürlich konnte Louis seine Drohung in der Zeit, die ihm bis zu Sids geplantem Ausscheiden blieb, nicht wirkungsvoll umsetzen. Der Streit führte dazu, daß Louis in seiner Führungsrolle erheblich an Autorität und Einfluß verlor, und das blieb auch so, nachdem Sid längst seinen Abschied genommen hatte.

Louis besaß ein beträchtliches Maß an Macht. Er verschwendete es, indem er sich fast ausschließlich auf seine formale Autorität und seine Sanktionierungsmöglichkeiten stützte. Am Ende hatte er sehr wenig reale Macht, um das Klima in der Organisation zu beeinflussen. Er hatte öffentlich einen beliebten Mitarbeiter brüskiert und einen Streit über eine relativ belanglose Angelegenheit angezettelt, den er nicht gewinnen konnte. Außerdem hatte er sich in keiner Weise bemüht, seine persönliche Macht bei seinen Mitarbeitern zu fördern. Hinzu kam, daß Louis und Sid ihre jeweilige Macht gegen den anderen einsetzten, anstatt sie gemeinsam zu nutzen, und dadurch dem Programm und ihrem persönlichen Ansehen erheblichen Schaden zufügten.

Häufig ist die entscheidende Frage in einem Konflikt nicht, wie groß die Macht der beteiligten Personen ist, sondern wie gut sie ihre Macht zu nutzen verstehen. Wie das Beispiel von Louis und Sid zeigt, kann man seine Macht wirksam oder unwirksam anwenden. Die Entscheidung, welche Art von Macht man einsetzen will, das gewählte Timing und das Gespür dafür, wie man seine Macht für die Befriedigung eigener Bedürfnisse nutzen kann, sind allesamt von zentraler Bedeutung für den Erfolg. Je klüger Kontrahenten ihre Macht ausüben, desto größer wird sie wahrscheinlich sein.

Indirekte und offene Machtanwendung

Zu den schwierigsten Fragen beim Einsatz von Macht gehört, wie direkt man bei ihrer Anwendung vorgehen sollte. Häufig erweist sich ein indirekter Machtgebrauch als wesentlich effizienter, als wenn man eine Situation direkt zu beeinflussen sucht. Wer sich gut auf ein Gerichtsverfahren vorbereitet und alle notwendigen Fakten für eine stichhaltige Klage sammelt, erzielt häufig weit bessere Ergebnisse, als jemand, der tatsächlich Klage einreicht oder damit droht. Wer sich selbst mit allen relevanten Informationen ausstattet, erweitert seine eigenen Macht- und Entscheidungsmöglichkeiten für gewöhnlich weit mehr, als jemand, der mit seinen Informationen auftrumpft. Daß man Alternativen zu einer kooperativen Lösung entwickelt, ist im allgemeinen wichtiger als die Drohung, diese Alternativen zu ergreifen. Zur Kunst einer erfolgreichen Konfliktaustragung gehört, daß man erkennt, wie man seine Macht im Stillen vergrößert und sparsam einsetzt.

Das bedeutet natürlich nicht, daß es grundsätzlich falsch ist, wenn Kontrahenten ihre Macht direkt und offen ausüben. Manchmal ist es wichtig, daß man seine Macht anwendet, um eine Situation zu verändern, und manchmal muß man deutlich machen, daß man bereit ist, seine Macht zu nutzen. Doch das ist ein heikles Unterfangen, und oft verwickelt man sich durch die Fehler, die man beim Machtgebrauch begeht, in einen unproduktiven Konflikt. Gewerkschaften zum Beispiel müssen häufig glaubwürdig mit einem Arbeitskampf oder einem Streik drohen, um erfolgreich verhandeln zu können. Doch manchmal kann man einen Streik nicht erfolgreich vorbereiten oder ankündigen, ohne gleichzeitig eine Dynamik in Gang zu setzen, durch die ein Arbeitskampf unausweichlich oder zumindest schwer zu vermeiden wird. Man denkt leicht, daß jeder Streik ein Zeichen für Unzulänglichkeiten entweder im Verhandlungsprozeß oder auf Seiten der Unterhändler sei. Doch wenn eine Gewerkschaft niemals streikt oder ein Unternehmen nie die Bereitschaft zeigt, einen Streik auszuhalten, dann verliert die Möglichkeit eines Streiks oder einer Aussperrung viel von ihrer potentiellen Wirkung bei Verhandlungen. Dennoch haben wir alle schon Streiks oder andere Arbeitskampfmaßnahmen erlebt, die eindeutig schädlich für alle Beteiligten waren und die daraus resultierten, daß diese Form von Macht zu offen und direkt angewendet wurde. Auch die Welt des Sports bietet einige anschauliche Beispiele. Das Lockout bei der amerikanischen Basketball-Profiliga NBA im Jahr 1998 führte dazu, daß zur großen Enttäuschung der Fans sehr viele Spiele abgesagt wurden. Sowohl die Spieler als auch die Teambesitzer kamen schlecht dabei weg, und am Ende wurde eine Vereinbarung getroffen, die man wahrscheinlich schon wesentlich früher hätte erreichen können, wenn die Verhandlungsführer nicht in starren Haltungen gefangen gewesen wären.

Das wirft die Frage auf, ob wir uns gleichzeitig auf Krieg und Frieden vorbereiten können. Wenn wir unsere Energie in kooperative Konfliktlösungsversuche stecken und uns gleichzeitig auf einen antagonistischen Wettstreit vorbereiten, entstehen Widersprüche. Je unwilliger Unterhändler zum Beispiel Informationen preisgeben, desto schwieriger ist es für sie, kreative Lösungen für kontroverse Fragen zu finden. Doch wenn Unterhändler zu viele Informationen zu bereitwillig teilen, beschneiden sie möglicherweise ihre Aussichten bei einem späteren Rechtsstreit. (In Kapitel 7, das sich mit dem Thema Verhandlungen befaßt, werde ich dieses Problem erneut aufgreifen.) Dennoch können und müssen Menschen, die in einen Konflikt geraten, häufig gleichzeitig kooperieren und konkurrieren. Wenn eine Konfliktpartei nicht in der Lage ist, eine kämpferische Position zu beziehen, sieht die Gegenseite häufig keine Veranlassung, sich ihr gegenüber kooperativ zu verhalten. Wenn sie sich andererseits zu stark auf die Vorbereitung einer feindseligen Auseinandersetzung konzentriert, erzeugt sie eine Dynamik, der man sich kaum entziehen kann und die es schwierig macht, sich auf den notwendigen Verständigungs- und Kommunikationsprozeß für eine kooperative Konfliktlösung einzulassen. Die Kunst der Konfliktlösung hängt unter anderem davon ab, daß man erkennt, wie man diese beiden Ansätze ins Gleichgewicht bringt. Obwohl in der Vorstellung, daß wir uns nicht gleichzeitig auf Krieg und Frieden vorbereiten können, eine wichtige Haltung und Wertvorstellung zum Ausdruck kommt, greift sie zu kurz, wenn wir besser verstehen wollen, wie man Konflikte erfolgreich austragen kann.

Verschiedene Anwendungsweisen von Macht

Es besteht ein Unterschied zwischen der Art unserer Macht und der Art, wie wir sie anwenden. Unabhängig davon, worauf Menschen ihre Macht gründen, gibt es drei Hauptmöglichkeiten, wie sie diese Macht anwenden können, um das Verhalten anderer zu beeinflussen. Man kann erstens an die Wertvorstellungen und Überzeugungen des anderen appellieren. Wenn man seine Überzeugungsversuche im Rahmen von Wertvorstellungen darstellt und normative Symbole verwendet, versucht man, die andere Seite dazu zu bewegen, den eigenen Wünschen entsprechend zu handeln, indem man sie davon überzeugt, daß sie das Richtige tut. Dies wird häufig als *normativer* Ansatz der Machtanwendung bezeichnet. Ein zweiter Ansatz besteht darin, an die Eigeninteressen der anderen Seite zu appellieren oder anzudeuten, daß es bestimmte greifbare Vorteile für sie bringen wird, wenn sie tut, was man von ihr verlangt. Das wird manchmal als *utilitaristischer* Ansatz beschrieben. Bei der dritten Methode versucht man, die Gegenseite zu etwas zu zwingen, indem man ihr erhebliche Sanktionen androht oder die äußeren Bedingungen dahingehend manipuliert, daß die andere Seite ihre Wahlfreiheit verliert. Das könnte man als eine Anwendungsweise definieren, die auf der Ausübung von *Zwang* beruht. Manchmal werden die drei Ansätze in die Kategorien Überzeugung, Belohnung und Strafe eingeteilt. Unabhängig von der Terminologie handelt es sich um die drei Hauptmethoden, mit denen Macht in Konflikten angewendet wird. (Ich stütze mich in diesem Abschnitt auf die Arbeiten von Amitai Etzionie, 1975, insbesondere auf seine Theorie zur Fügsamkeit in Organisationen [»Compliance Theory«]. Zu ähnlichen Beschreibungen der Anwendungsweisen von Macht vgl. auch Deutsch, 1973; Gamson, 1968; Kriesberg, 1982.)

Ich möchte, daß mein Sohn den Rasen mäht, aber er schiebt die Aufgabe ständig vor sich her. Ich erinnere ihn daran, daß er sich zu dieser Arbeit bereiterklärt hat, daß er sich ansonsten kaum an der Haus- und Gartenarbeit beteiligen muß und daß der Rasen nur gedeihen kann, wenn er regelmäßig gemäht wird. Als nächstes sage ich, daß ich ihm fünf Dollar extra gebe, wenn er die Aufgabe innerhalb der nächsten 24 Stunden erledigt. Schließlich drohe ich, daß ich eine andere Person für die Arbeit einstellen und von seinem Taschengeld bezahlen werde, wenn er den Rasen bis Sonntagabend immer noch nicht gemäht hat. Dieses Alltagsbeispiel illustriert die schnelle und bis zu einem gewissen Grad bewußt gesteuerte Abfolge der verschiedenen Machtanwendungen. Dieselben Ansätze lassen sich bei fast jedem Konflikt beobachten. Immer wenn wir von

»Zuckerbrot und Peitsche« reden, beziehen wir uns auf zwei dieser Methoden. Fügt man diesen beiden noch die Option der persönlichen Bestätigung oder irgendeiner anderen sozialen Verstärkung hinzu (eine Art Ohrentätscheln zusätzlich zu Zuckerbrot und Peitsche), hat man alle drei Arten der Machtanwendung beisammen.

Wie versuchen Umweltschützer, die politischen Entscheidungsträger zu beeinflussen? Sie argumentieren zunächst, daß die Sache, für die sie eintreten, das Beste für die Umwelt sei und appellieren damit an das Bedürfnis der Gegenseite, das Richtige zu tun. Dann bieten sie ihre politische Unterstützung und ihre Mitarbeit an. Und schließlich drohen sie mit rechtlichen Schritten, direkten Aktionen oder politischer Vergeltung. Bei fast jedem bedeutsamen Konflikt finden wir diese drei Formen der Machtanwendung.

Manchmal kann man diese drei unterschiedlichen Ansätze erfolgreich zusammenbringen, indem man sinngemäß zum Ausdruck bringt: »Laßt uns in dieser Sache zusammenarbeiten; andernfalls verschwenden wir nur alle möglichen Ressourcen, um uns gegenseitig zu verklagen.« Doch häufig widersprechen und untergraben diese Ansätze sich gegenseitig. Sollen die Vereinigten Staaten versuchen, die Demokratie in China zu fördern, indem sie den Chinesen mehr Akzeptanz in der internationalen Gemeinschaft anbieten und die Handelsbeziehungen intensivieren oder indem sie mit Sanktionen drohen? Diese Frage wird seit Jahren kontrovers diskutiert. Die gleichzeitige Anwendung beider Methoden ist wenig erfolgversprechend. Politische Ächtung und konstruktives Engagement sind einfach nicht miteinander vereinbar. Wenn ein Elternteil bei einer Scheidung diskutieren möchte, wie man das Sorgerecht im besten Interesse der Kinder teilen könnte, wird er mit einem normativen oder auf Überzeugung zielenden Ansatz, der das Wohl der Kinder hervorhebt, wahrscheinlich am erfolgreichsten sein. Den anderen Elternteil mit finanziellen Anreizen oder durch die Androhung gerichtlicher Schritte zu beeinflussen würde die Wirkung des normativen Fokus auf das beste Interesse der Kinder wahrscheinlich untergraben. Scheidungsmediatoren stehen oft vor dem großen Problem, daß ein Elternteil versucht, den anderen zu einer kooperativen Sorgerechtsvereinbarung zu zwingen. Die Erzwingung eines Entscheidungsprozesses, der die Anwendung normativer Beeinflussungsmethoden verlangt, ist selten angemessen. Ich fand mich einmal mitten in so einem widersprüchlichen Ansatz wieder, als ich – ausgerechnet – einen Ausbildungskurs in kooperativer Entscheidungsfindung abhalten wollte:

Die Absicht des neuen Oberschulrats schien bewundernswert, sogar visionär. Er wollte einen neuen, mehr kooperativen Führungsstil in seinem Schulbezirk einführen, deshalb bat er einen Kollegen und mich, alle Verwaltungsmitarbeiter und Schulrektoren in Konfliktlösung und kooperativer Entscheidungsfindung zu schulen. Doch er selbst hielt sich nicht an das, was er predigte. Bei unserer Ankunft stellten wir fest, daß der Schulrat den Verwaltungsbeamten und Schulleitern befohlen hatte, an dem Training teilzunehmen, und daß er außerdem allen Teilnehmern die Anweisung gegeben hatte, einen Plan für einen Team-Management-Ansatz in ihrer jeweiligen Abteilung bzw. Schule zu entwerfen. All das erfolgte ohne jede Absprache zwischen den Verwaltungsbeamten, den Schulrektoren und dem Schulrat. Außerdem hatte er die Trainingsmaßnahme für die letzte Ferienwoche vor dem Beginn des neuen Schuljahres angesetzt, also für eine Zeit, in der die Schulleiter eigentlich alle Hände voll zu tun hatten und dringend an ihren Schulen gebraucht wurden.
Wie nicht anders zu erwarten, fanden wir uns mitten in einer ziemlich widersprüchlichen Situation wieder, über die wir besser vorab Bescheid gewußt hätten. Wir mußten irgendeinen Weg finden, damit die Teilnehmer sich selbst ein Bild von einem kooperativen Führungsstil machen konnten, unabhängig von dem Druck, den der Schulrat auf sie ausübte. Das versuchten wir, indem wir konkrete Probleme des gesamten Schulbezirks in Form von Fallbeispielen und als Material für Simulationen heranzogen. Unter Verwendung der Methoden und Fertigkeiten, die wir bei der Schulung vermittelten, diskutierten die Teilnehmer, wie sie finanzielle Ressourcen auf verschiedene Programme verteilen würden, wie sie einheitliche Disziplinarmaßnahmen entwickeln und einen koordinierten Ansatz im Umgang mit Beschwerden von Eltern und Mitarbeitern anwenden könnten.
Durch diese Problemlösungsdiskussionen über Themen, die von unmittelbarem Interesse für die Teilnehmer waren, gaben wir ihnen die Möglichkeit, zu ihren eigenen Bedingungen über den kooperativen Prozeß nachzudenken. Obwohl es dem Oberschulrat widerstrebte, gehörte dazu auch, daß er seinen eigenen Führungsstil überdenken mußte, der offenkundig im Widerspruch zu dem Konzept stand, das er für seine Mitarbeiter propagierte. Trotz unserer Versuche, das Beste aus der Situation zu machen, hatten weder mein Kollege noch ich große Hoffnung, daß es in absehbarer Zukunft zu einem echten Wandel im Führungsstil des Distrikts kommen würde.

Ich habe nie erlebt, daß die Anwendung von Zwang bei der Einführung eines kooperativen Managementprozesses erfolgreich war. Genaugenommen habe ich auch nie erlebt, daß ein utilitaristischer Ansatz als primäres Mittel zur Einführung einer kooperativen Entscheidungsfindung und Teamarbeit funktioniert hat. Wenn nicht die Mehrheit der Mitarbeiter zu den neuen Teamstrukturen motiviert ist, weil sie von den damit verbundenen Wertvorstellungen und Denkweisen überzeugt ist, sind solche Initiativen fast immer zum Scheitern verurteilt.

Manchmal lassen sich Zwangsmethoden nicht vermeiden. Wer in einer privilegierten Position ist, wird in der Regel nur auf seine Vorteile verzichten, wenn er bis zu einem gewissen Grad dazu gezwungen wird. Es gibt auch Situationen, in denen normative oder utilitaristische Ansätze nicht angemessen sind und zu einer gravierenden Einschränkung von Entscheidungs- und Handlungsmöglichkeiten führen. Die Unterbindung häuslicher Gewalt zum Beispiel erfordert normalerweise, zumindest anfänglich, irgendeine Form von Zwangsintervention. Der Versuch, Gewalt zu verhindern, indem man Leute für ein verändertes Verhalten belohnt oder an ihre Wertvorstellungen über menschliche Beziehungen appelliert, ist nicht nur unwirksam, sondern kann den Kreislauf der Gewalt tatsächlich verstärken.

Integrative und distributive Macht

Als Ende 1992 in Boulder, Colorado, das festgesetzte Ende einer allgemeinen Umsatzsteuer heranrückte, witterten zwei Gruppen eine gute Chance, um wichtige Projekte zu finanzieren. Beide organisierten eine Unterschriftensammlung für eine Petition, um die Beibehaltung der Umsatzsteuer zur Abstimmung zu stellen. Eine Gruppe wollte die Einnahmen für Parkanlagen und Erholungseinrichtungen verwenden, die andere wollte das Geld für soziale Programme investieren. Anfangs bemühten sich beide Gruppen sowohl bei gewählten Amtsinhabern als auch in der Öffentlichkeit sehr engagiert um Unterstützung für ihr spezielles Vorhaben. Doch je stärker die Gruppen sich organisierten, desto offensichtlicher wurde, daß sie im Begriff waren, ihre Projekte gegenseitig zu blockieren. Deshalb beschlossen sie, an einer gemeinsamen Abstimmungsinitiative zu arbeiten, aber jede Gruppe war immer noch hauptsächlich darauf konzentriert, den größten Teil der Einnahmen für sich und ihr jeweiliges Projekt zu gewinnen, deshalb liefen die Meetings nicht besonders erfolgreich. Ich wurde gebeten, bei der Aushandlung eines gemeinsamen Vorschlags zu vermitteln. Es gelang uns, die Bedingungen einer gemeinsamen Initiative auszuarbeiten, und der Vorschlag wurde zur Abstimmung gestellt.

Inzwischen fühlten sich jedoch andere Gruppen, einschließlich des Stadtrates, übergangen. Sie machten Stimmung gegen die Maßnahme, was zur Folge hatte, daß der Vorschlag bei der Abstimmung keine Mehrheit fand. Das führte zu einer Ausweitung der Diskussion, an der nun auch Unternehmensführer, städtische Verwaltungsbeamte, Naturschützer und andere teilnahmen. Für einen erfolgreichen Dialog mußten beide Gruppen lernen, der Neigung zu widerstehen, sich nur für ihre eigene Sache stark zu machen, und statt dessen das größere Ziel im Auge behalten – »ihren Horizont stark erweitern«, wie einer der Beteiligten es formulierte. Als sie das taten, kam es zu einem vollständigen Wandel der Machtdynamik. Anstatt ihre Macht gegeneinander einzusetzen, nutzten sie sie jetzt, um einander zu helfen. Am Ende führte eine weitere Mediation zu dem Ergebnis, daß die erweiterte Gruppe sich auf einen gemeinsamen Vorschlag einigte, der bei einer Abstimmung eine überwältigende Mehrheit fand, während viele andere Steuervorschläge vernichtend abgeschmettert wurden.

Bei diesen ehemaligen Kontrahenten kam es zu einer wichtigen Veränderung in der Art, wie sie ihre Macht wahrnahmen und anwendeten. Sie fingen an, die Macht miteinander anstatt gegeneinander einzusetzen, und konzentrierten sich darauf, ihren gemeinsamen Einfluß zu vergrößern, anstatt sich auf Kosten der anderen Partei durchzusetzen. Wenn Menschen ihre Macht nutzen, um den Einfluß aller beteiligten Streit- oder Verhandlungsparteien zu erweitern, nutzen sie ihre Macht auf *integrative* Weise. Wenn sie versuchen, ihre Ziele durchzusetzen, indem sie ihre Macht einsetzen, um andere zu einem Kompromiß oder bestimmten Zugeständnissen zu zwingen, wenden sie ihre Macht auf *distributive* Weise an.

Es gibt Situationen, in denen eine distributive Machtanwendung notwendig ist. Manchmal läßt sich ein zufriedenstellendes Ergebnis nur auf Kosten einer anderen Partei erreichen. Möglicherweise gibt es keine weiteren gemeinsamen Gewinne, die realistischerweise in Betracht kommen, so daß eine Partei dazu veranlaßt werden muß, etwas zu opfern, damit die andere größere Vorteile erzielt. Doch die Beteiligten eines Konflikts neigen zu der Annahme, daß genau diese Situation grundsätzlich gegeben ist, und versäumen es, die Möglichkeiten eines integrativen Ergebnisses ausreichend zu erforschen. Die Folge ist, daß sie ihre Macht häufig vorschnell distributiv anwenden, was leicht zur Eskalation des Konflikts führen kann. In vielen Situationen besteht die Herausforderung darin, daß man Methoden findet, mit denen man die Aufmerksamkeit der Streitparteien von ihrer distributiven Macht ablenkt und sie dazu bringt, über ihre integrativen Machtmöglichkeiten nachzudenken. (Zur Bedeutung dieser beiden Machtformen im Verhandlungsprozeß vgl. Fisher, 1983, 1985; McCarthy, 1985.)

Um diese Neuausrichtung zu beschreiben, zieht man in der professionellen Konfliktlösung häufig den Vergleich mit Aikido heran. Anwender dieser Kampfsportart benutzen die Kraft des Angreifers, um einen Angriff abzuwenden und Gewalt zu vermeiden. Sie respektieren den Angreifer, nehmen seine Perspektive ein und verbinden ihre eigene mit der Energie des Angreifers, anstatt sich ihr zu widersetzen (vgl. Crum, 1987).

Die Macht von Alternativen

Die Möglichkeiten, zwischen denen wir in einem Konflikt wählen können, werden zu einem Großteil von unserer Macht bestimmt. Je mehr Ressourcen, Informationen, Autorität oder Ausdauer der einzelne hat, desto mehr Optionen stehen ihm offen. Doch richtig ist auch, daß die Macht von den bestehenden Wahlmöglichkeiten abhängig ist. Häufig kann man seine Macht am besten erweitern, indem man bessere Alternativen entwickelt. Im allgemeinen empfiehlt es sich, sowohl alternative Verhandlungsvereinbarungen als auch Alternativen zu einer Verhandlungsvereinbarung zu entwickeln. Das heißt, es ist wichtig, möglichst viele Optionen für den Fall zu schaffen, daß die Verhandlungen nicht zu einem zufriedenstellenden Ergebnis führen, und es ist wichtig, Alternativen zu entwickeln, die in der Verhandlung selbst zum Tragen kommen. Bei der Entwicklung von Alternativen geht es nicht nur darum, sich einen Fluchtweg aus dem kooperativen Prozeß offenzuhalten, sondern darum, die Wahrscheinlichkeit zu erhöhen, daß die Kooperation erfolgreich verläuft.

Wie bei der Machtausübung kann man auch bei der Entwicklung von Alternativen auf integrative oder auf distributive Weise vorgehen. Ich kann Alternativen entwickeln, durch die ich Macht über andere gewinne, oder ich kann Alternativen entwickeln, die es reizvoller für andere machen, mit mir zusammenzuarbeiten. Und ich kann meine Alternativen entweder unabhängig von den anderen oder gemeinsam mit ihnen entwickeln.

Manchmal können Konfliktparteien ihre Machtbeziehung vollständig verändern, wenn sie sich die Zeit nehmen, um sowohl Alternativen zu suchen als auch die notwendigen Anstrengung zu investieren, damit sie umsetzbar werden. Dieser Gedanke liegt dem sehr praktischen Ratschlag einer Verbraucherschutzorganisation zugrunde (»New Cars«, 1999): »Wenn Sie wissen, wie viel Gewinnaufschlag im Angebotspreis eines Autos steckt, sind Sie besser gerüstet, um nach einem Rabatt zu fragen. Und wenn Sie wissen, was Sie wollen, sind Sie nicht vom Rat eines Verkäufers abhängig, der möglicherweise eine höhere Provision herausschlagen oder einen Ladenhüter loswerden möchte ... Der sicherste Weg zum günstigsten Preis ist, daß Sie sich bei verschiedenen Händlern nach demselben Modell erkundigen. Wenn Sie den Rechnungspreis kennen, werden Sie sich bestimmt mehr Respekt bei den Verkäufern verschaffen« (S. 16–17).

Macht und soziale Gerechtigkeit

Kooperative Problemlösung ist nicht gleichbedeutend mit der Förderung sozialer Gerechtigkeit. Zur Hauptkritik an der Mediation und damit verwandten kooperativen Konfliktlösungsverfahren gehört, daß sie nicht notwendigerweise die soziale Gerechtigkeit fördern oder die Machtlosen schützen. Wenn nicht alle Akteure in einem Problemlösungsprozeß über genügend Macht verfügen, um erfolgreich für sich selbst einzutreten, kann ein kooperativer Prozeß leicht zu einem ungerechten Ergebnis führen. Diese Befürchtung wird in vielen unterschiedlichen Zusammenhängen geäußert. Im Hinblick auf die Opfer häuslicher Gewalt ist darauf hingewiesen worden, daß sich die Situation der Opfer durch eine Mediation verschlimmern kann. Vertreter von Bürgerinitiativen äußern die Sorge, daß sich Verhandlungen mit Bauträgern als ein Mittel der Kooptation erweisen könnten. Umweltschützer befürchten, daß Politikdialoge mit der Industrie diese von dem Druck befreien, ihre Herstellungsverfahren zu verbessern, und die konsequente Durchsetzung von strengen Kontrollen untergraben.

Es besteht kein Zweifel daran, daß alle diese Probleme sehr real sind und daß kooperative Anstrengungen – genauso wie alle anderen Entscheidungsprozesse – zu unfairen Ergebnissen führen können. Bestimmte Umstände verlangen eher nach Organisation als nach Konfliktlösung. Ich habe oft gedacht, daß es einer der schlimmsten Alpträume für einen Mediator sein müßte, plötzlich im Jahr 1956 in Montgomery, Alabama, aufzuwachen, mit dem Auftrag, den Streit zwischen Rosa Parks und dem Busunternehmen von Montgomery beizulegen. Das Entscheidende am Busboykott von Montgomery war, daß er zum Sammelpunkt der Bürgerrechtsbewegung wurde. Erst nachdem die Verfechter der Rassenintegration sich organisiert hatten, von breiten Teilen der Öffentlichkeit unterstützt wurden und das Problembewußtsein eine überregionale Ebene erreicht hatte, war es sinnvoll, sich ernsthaft um eine Beilegung des Streits zu bemühen. Nachdem man den Busverkehr ein Jahr lang erfolgreich boykottiert hatte, die Aktion große Publicity und breite Unterstützung in der Öffentlichkeit gefunden und man bewiesen hatte, daß Afro-Amerikaner die weißen Machtstrukturen erfolgreich herausfordern konnten, hatte sich die Machtdynamik von Grund auf gewandelt. Als die Anführer des Boykotts schließlich genügend

Unterstützung und Macht gewonnen hatten, um ihr angestrebtes Ergebnis zu erreichen, kam es zwischen ihnen, den Vertretern des Busunternehmens und Repräsentanten der Stadt tatsächlich zu Gesprächen, die von den Kirchen Montgomerys organisiert wurden. Diese Gespräche führten zu einer ausgehandelten Vereinbarung, die die diskriminierende Politik der Verkehrsbetriebe beendete. Dies war ein entscheidender Schritt für die Entwicklung der Bürgerrechtsbewegung und hin zu mehr sozialer Gerechtigkeit.

Kooperative Konfliktlösungsverfahren stehen nicht zwangsläufig im Widerspruch zum Kampf um soziale Gerechtigkeit, aber sie tragen auch nicht, aus sich heraus, zu gesellschaftlichen Veränderungen bei. Die entscheidende Frage ist, ob solche Kooperationsbemühungen zur Folge haben, daß den schwächeren Einzelpersonen oder Gruppen der Zugang zu Machtquellen, die ihnen andernfalls offenstünden, in irgendeiner Form verwehrt wird. Das kann in zweierlei Form geschehen. Erstens können sie Menschen davon abhalten, mögliche Wege der Konfliktlösung oder Entscheidungsfindung einzuschlagen, durch die sie Zugang zu mehr Macht erhalten würden. Wenn sich zum Beispiel ein Opfer häuslicher Gewalt entscheidet, eine Vereinbarung auszuhandeln, anstatt den Schutz eines Gerichtsbeschlusses in Anspruch zu nehmen, könnte es am Ende in eine weniger machtvolle und gefährlichere Position geraten. Zweitens können diese Bemühungen dazu führen, daß Menschen eine Lösung suchen, bevor sie ihr eigenes Machtpotential ausreichend entfaltet haben, was in Montgomery leicht hätte passieren können.

Man muß diese Möglichkeiten allerdings immer im Kontext betrachten. Bewegungen für mehr soziale Gerechtigkeit und die Ermächtigung des einzelnen entwickeln sich in viele unterschiedliche Richtungen. Zeitweise kommt es zu Fortschritten, dann wieder zu Rückschlägen. Gewerkschaften mußten sich nach harten Arbeitskämpfen häufig mit weniger zufriedengeben, als sie angestrebt hatten, um sich die Unterstützung ihrer Mitglieder zu sichern oder einfach um zu überleben. Umweltschützer haben mitunter entschieden, an asymmetrischen Prozessen teilzunehmen, weil die einzige Alternative darin bestanden hätte, überhaupt keine Stimme zu haben. Opfer häuslicher Gewalt verzichten häufig auf viele Ansprüche, die ihnen gesetzlich zustehen, weil ihr dringendstes Anliegen ein schneller und relativ sicherer Ausstieg aus der Beziehung ist. Manchmal stärkt es soziale Bewegungen, wenn sie sich zu einer kurzfristigen Kooperation entschließen, die einige Gewinne festigt und die Menschen dazu motiviert, den langfristigen Kampf fortzuführen. Es gab zum Bespiel heftige Kritik an der ausgehandelten Vereinbarung, die den Traubenboykott in den siebziger Jahren beendete, weil wichtige Ziele noch nicht erreicht worden waren. Doch die Führung der United Farm Workers hatte entschieden, daß es an der Zeit war, konkrete Ergebnisse für die Gewerkschaftsmitglieder zu erzielen und den Kampf mit anderen Mitteln fortzusetzen.

Diese Entscheidungen mögen alles andere als ideal gewesen sein, aber vielleicht waren sie das bestmögliche Ergebnis, das in Anbetracht der politischen, persönlichen und finanziellen Ressourcen der weniger mächtigen Partei zu erreichen war. Das soll keine Rechtfertigung der gesellschaftlichen Bedingungen sein, die zu diesen Entscheidungen geführt haben. Aber manchmal bietet ein kooperativer Prozeß für Einzelpersonen oder Gruppen die beste Möglichkeit, aus den begrenzten Optionen zu wählen, die ihnen realistischerweise offenstehen, auch wenn keine dieser Optionen besonders zufriedenstellend ist. Darüber hinaus gibt es auch Situationen, in denen es besser ist, eine Niederlage im Kampf um das langfristige Ziel in Kauf zu nehmen, als vorschnell für einen rein symbolischen Sieg zu kooperieren.

Es ist wichtig, sich der unterschiedlichen Implikationen bewußt zu sein, die unterschiedliche Ansätze der Konfliktaustragung und Konfliktlösung aus sich heraus für das Streben nach sozialer Gerechtigkeit mit sich bringen. Einerseits wirft es gravierende ethische Fragen auf, wenn man auf eine Konfliktlösung drängt, bevor die Beteiligten ihre Möglichkeiten der persönlichen Machtausweitung oder ihre Chancen auf soziale Gerechtigkeit realisiert haben. Das gleiche gilt für das Angebot eines scheinbar vorteilhaften kooperativen Prozesses, der den Zugang zu anderen Konfliktlösungsansätzen, die den Menschen mehr Macht verleihen würden, behindert. Andererseits kann eine suboptimale Konfliktlösung auch ein notwendiger Zwischenschritt auf einem komplizierten und unvorhersagbaren Weg zu mehr sozialer Gerechtigkeit sein.

All das bedeutet nicht, daß der Bereich der professionellen Konfliktlösung dem gesellschaftlichen Wandel moralisch neutral gegenübersteht. Die grundlegende Philosophie und Vorgehensweise der meisten professionellen Konfliktmittler ist von der Vorstellung durchdrungen, daß Menschen, die befähigt und ermächtigt werden, ihre Interessen auf kooperative, aber kraftvolle Weise geltend zu machen, in der Lage sind, erfolgreich für sich selbst einzutreten und fundierte Entscheidungen über komplexe Probleme zu treffen. Die Ermächtigung des einzelnen zieht konstruktive Ergebnisse für die Gesellschaft nach sich. Das impliziert ein überzeugtes Engagement für ein *umfassendes demokratisches Prinzip* als Grundlage sozialer und persönlicher Veränderungen. Zum Aufbau dieser umfassenden demokratischen Grundlage gehört nicht nur, daß man ein Format für eine demokratische Entscheidungsfindung anbietet, sondern daß man den Menschen auch die Instrumente und Fähigkeiten vermittelt, die diese

Art von Entscheidungsfindung zu einem integralen Bestandteil ihres Alltagslebens machen. Es bedeutet, daß man Menschen zu einem bedeutungsvollen Mitspracherecht bei allen wichtigen Entscheidungen verhilft, die ihr Leben betreffen. Damit diese Art von Demokratie Wirklichkeit wird, müssen die Menschen davor beschützt werden, daß sie Unterdrückung, Zwang und Gewalt von jenen erfahren, die mächtiger sind als sie. Von daher hat sich die professionelle Konfliktlösung implizit und normalerweise auch explizit der Aufgabe verschrieben, zur Autonomie und Selbstbestimmung des einzelnen beizutragen und das Prinzip der Demokratie und der Freiheit von Unterdrückung auf alle Menschen auszuweiten.

Macht ist ein komplexes Phänomen, das in vielen verschiedenen und häufig widersprüchlichen Formen wirkt. Durch die Ausübung von Macht kann ein Konflikt eskalieren oder deeskalieren. Macht kann Widerstand auslösen oder ihn überwinden. Menschen können ihre Macht nutzen, um einen konstruktiven Dialog und kooperative Verhandlungen anzustoßen, oder sie können sie nutzen, um andere herunterzuhandeln und eine Kooperation zu verhindern. Jeder Beteiligte an einem Konflikt kann zwischen verschiedenen Möglichkeiten wählen, wie er seine Macht anwenden und wie er auf die Macht anderer reagieren will. Doch es gibt eine Option, die niemandem offensteht, ob Kontrahent, Mediator oder Entscheidungsträger – wir können uns nicht dafür entscheiden, keine Macht zu haben.

Jeder bringt Macht in einen Konflikt ein. Jeder bringt auch bestimmte Wertvorstellungen, Überzeugungen und Methoden ein, die von seiner Kultur geprägt sind. Um das Wesen von Konflikten vollständig zu begreifen, müssen wir auch den Einfluß der Kultur auf die Kontrahenten und auf den Konfliktprozeß als solchen untersuchen.

KAPITEL 4

Kultur und Konflikt

Manchmal sind wir blind für den Einfluß der Kultur auf die Konflikte, mit denen wir uns auseinandersetzen, und manchmal erscheint uns ihr Einfluß so übermächtig, daß wir uns regelrecht hilflos fühlen. Auch wenn die Kultur das Medium ist, in dem Konflikte sich abspielen, ist sie für die meisten von uns so unsichtbar wie die Luft, die wir atmen. Deshalb übersieht man leicht, daß kulturelle Normen und Verhaltensweisen eine wichtige Rolle bei der Entstehung von Konflikten spielen, daß sie ihren Verlauf beeinflussen und die Art und Weise prägen, wie Menschen sie zu lösen versuchen. Wenn wir uns andererseits auf die Kultur konzentrieren, halten wir sie leicht für den alles entscheidenden Faktor des Geschehens. Als professioneller Konfliktmittler hat man zudem häufig den Eindruck, daß es ein hoffnungsloses Unterfangen ist, das Konfliktverhalten von Kontrahenten aus unterschiedlichen Kulturen ändern zu wollen. Wenn wir einen besonders zerstörerischen Konfliktansatz für kulturbedingt halten, scheint es häufig keine Interventionsmöglichkeit zu geben. Außerdem fällt es uns oft sehr schwer, zwischen der Wirkung der Kultur und der Dominanzdynamik zu unterscheiden.

Wenn wir die Interaktionen von kulturellen Gruppen betrachten, die sich in einem Konflikt befinden, konzentrieren wir uns meiner Meinung nach häufig auf die falsche Frage. Ich denke, daß nicht die Unterschiede zwischen Kulturen das Interessanteste sind, sondern vielmehr die Verbindungen und Gemeinsamkeiten. Aufschlußreich sind nicht nur die Schwierigkeiten, die sich durch unterschiedliche kulturelle Praktiken für die Konfliktlösung ergeben, sondern auch die Art, wie es Menschen gelingt, diese Schwierigkeiten zu überwinden und über kulturelle Grenzen hinweg zusammenzuarbeiten. Das wirklich Erstaunliche ist nicht, daß kulturelle Unterschiede zur Verschärfung von Konflikten führen können, sondern daß Angehörige unterschiedlicher Kulturen häufig recht erfolgreich miteinander kommunizieren und gut miteinander auskommen.

Obwohl Konflikttheoretiker sich intensiv mit dem Zusammenspiel von Konflikt und Kultur befaßt haben und obwohl viel darüber geschrieben wurde, wie sich Konflikte in unterschiedlichen kulturellen Situationen manifestieren, wissen wir immer noch relativ wenig darüber, wie wir mit interkulturellen Konflikten umgehen sollten. Wir stehen vor der Herausforderung, die ungeheure Wirkung der Kultur auf Konflikte zu berücksichtigen, ohne dabei in ein entweder deterministisches Extrem (die Kultur bestimmt das Konfliktverhalten) oder in ein relativistisches Extrem zu verfallen (alles – Wertvorstellungen, Verhalten, Kommunikation und Bedürfnisse – unterscheidet sich von Kultur zu Kultur). Kulturelle Normen und Praktiken sind wichtige Einflüsse in einem Konflikt, dennoch ist die Kultur nicht die ganze Geschichte. Außerdem umfaßt jede Kultur viele Subkulturen und jede Subkultur wiederum viele verschiedenen Gruppen. Jede zeichnet sich durch eine bestimmte Auswahl von Konfliktansätzen aus, so wie auch jedes Individuum seine eigene Auswahl hat. Außerdem ist Kultur nichts Statisches. So wie die Kultur den Konfliktverlauf beeinflußt, beeinflußt der Konflikt auch die Kultur.

Was ist Kultur?

Was meinen wir eigentlich, wenn wir von Kultur sprechen? Wir reden unter anderem von Organisationskultur, Jugendkultur und natürlich ethnischer Kultur. Für unsere Zwecke läßt sich Kultur folgendermaßen definieren: Der Begriff Kultur bezieht sich auf die dauerhaften Normen, Wertvorstellungen, Sitten und Verhaltensmuster, die von einer bestimmten Personengruppe geteilt werden. In diesem Sinn gehört jeder von uns vielen verschiedenen und sich überschneidenden Kulturen an, eine Situation, die gelegentlich zu inneren Konflikten führt. Das sich überschneidende Muster, das von diesen vielen verschiedenen Kulturen gebildet wird, ist der kulturelle Hintergrund, der das individuelle Konfliktverhalten und die Fähigkeit, mit Konflikten umzugehen, beeinflußt. Doch den Menschen selbst sind ihre kulturellen Muster häufig nicht bewußt, weil sie sie als natürlichen Teil ihrer Umwelt empfinden. Das führt dazu, daß Menschen innerhalb des beschränkten Rahmens ihrer kulturellen Muster handeln, häufig ohne zu bemerken, daß diese Muster großen Einfluß auf ihr Selbstbild, ihre Wahrnehmung anderer Menschen und damit auf ihr Konfliktverhalten haben.

Kulturelle Unterschiede und Gemeinsamkeiten

Was sind die Variablen in der Art, wie unterschiedliche Kulturen mit Konflikten umgehen? Wo liegen die Kontinuitäten oder Gemeinsamkeiten? Die zweite Frage ist zweifellos schwerer zu beantworten. Es gibt viele klare und auffällige

Unterschiede in kulturellen Konfliktansätzen, doch die Verbindungen sind wesentlich schwerer auszumachen. Man könnte die Auffassung vertreten, daß keinerlei übergreifende Gemeinsamkeiten zwischen allen Kulturen bestehen, daß die Herangehensweise an Konflikte vollständig von der jeweiligen Kultur geprägt ist (die relativistische Auffassung). Doch meiner Ansicht nach ist es eine sinnvolle Arbeitshypothese, daß es Gemeinsamkeiten in der Art und Weise gibt, wie Menschen mit Konflikten umgehen, und daß sich diese Gemeinsamkeiten über einen Großteil der kulturellen, ethnischen, sozialen und gesellschaftlichen Bereiche erstrecken, in denen die meisten Konflikte, mit denen wir zu tun haben, stattfinden. Inwieweit dies mit der menschlichen Natur, den gemeinsamen Merkmalen der ökonomischen, sozialen und natürlichen Umwelt, dem wachsenden Einfluß der Globalisierung, dem zunehmenden Grad an interkulturellen Aktivitäten oder der Struktur des Konflikts selbst zusammenhängt, läßt sich unmöglich feststellen.

Keine Kultur zeichnet sich durch einen spezifischen Konfliktstil aus, den alle Angehörigen dieser Kultur teilen. Da kein Mensch wie der andere ist, umfasst jede Kultur ein breites Spektrum von Verhaltensmustern und Vorgehensweisen bei Konflikten. Doch unterschiedliche Kulturen haben in der Tat unterschiedliche Normen im Hinblick auf das Konfliktverhalten, und ein Verhalten, das in einer Kultur als angemessen gilt, kann in einer anderen als Abweichung von der Norm gelten. Bei Angehörigen der Mittelschicht in einer typisch amerikanischen Gemeinschaft begegnet man zum Beispiel sehr wahrscheinlich einem eher direkten, rationalen und linearen Konfliktstil. In vielen anderen Kulturen findet man dagegen einen eher indirekten, emotionalen und intuitiven Konfliktstil. Das bedeutet nicht, daß alle Angehörigen dieser kulturellen Gruppen diese typischen Merkmale teilen oder daß diese Merkmale jederzeit und in jeder Situation zum Tragen kommen. Meiner Ansicht nach bedeutet es vielmehr dreierlei:

1. Obwohl das *Spektrum* individueller Stile in allen Kulturen gleich ist, unterscheidet sich die *Verteilung* dieser Stile, so daß verglichen mit irgendeiner anderen Kultur die typisch amerikanische Mittelstandsgruppe wahrscheinlich einen größeren Prozentsatz von Personen umfaßt, die einen eher direkten, rationalen und linearen Konfliktstil zeigen.

2. Die Normen jeder Kultur *verstärken* einen bestimmten Konfliktstil im Gegensatz zu anderen Stilen.

3. Das vorherrschende Konfliktverhalten weist *in der Regel* bestimmte Merkmale auf. Einige Kulturen unterdrücken individuelle Unterschiede stärker als andere oder verhängen härtere Sanktionen für Verhaltensweisen, die von der

gesellschaftlichen Norm oder von dem erzwungenen Ansatz einer herrschenden Gruppe abweichen. Dennoch findet man in allen Kulturen ein breites Spektrum von Konfliktansätzen, wenn auch mitunter in eingeschränkter oder verdeckter Form. Die Vielzahl der Verhaltensweisen, mit denen Menschen an einen Konflikt herangehen, ist daher eine wichtige kulturübergreifende Gemeinsamkeit.

Diese kulturübergreifende Vielfalt der Stile macht es den Angehörigen verschiedener Kulturen leichter, bei Konflikten miteinander zu interagieren. In jeder kulturellen Gruppe gibt es Einzelpersonen, deren Konflikt- und Kommunikationsstil vom normativen Stil der Gruppe abweicht und eher dem üblichen Vorgehen der anderen Gruppen ähnelt. Diese Personen können daher als natürliche *Übersetzer* oder als *Brücken* zu den anderen Kulturen fungieren. Aufgrund dieser Vielfalt der Konfliktansätze hat zudem jede Kultur gewisse Erfahrungen im Umgang mit anderen Stilen, sogar mit solchen, die als Abweichung gelten. Je rigider die Kultur ist und je weniger sie es zuläßt, daß andere Ansätze angewendet oder andere Wertvorstellungen geäußert werden, desto geringer ist ihre Erfahrung und desto weniger »Übersetzer« wird sie haben, die zur Lösung von Konflikten mit Individuen oder Gruppen mit anderen kulturellen Normen beitragen können und desto mehr Schwierigkeiten wird sie beim Umgang mit interkulturellen Konflikten haben. Das gilt unabhängig davon, ob die betreffende Kultur bei einem Konflikt dominant ist oder nicht. Die dauerhaftesten Imperien waren jene, in deren Einflußbereich unterschiedliche Kulturen gedeihen durften.

Wie finden wir einen konkreteren Zugang zu den kulturellen Unterschieden und Gemeinsamkeiten? Für ein besseres Verständnis des Einflusses, den die Kultur auf Konflikte hat, können wir zum Beispiel das in Abbildung 1.1 dargestellte Konfliktrad nutzen. Grob gesagt, finden wir um so mehr kulturelle Gemeinsamkeiten, je stärker wir uns auf die Mitte des Rades konzentrieren, und um so mehr Unterschiede, je weiter wir uns dem äußeren Rand nähern. Je stärker wir uns auf die fundamentalen menschlichen Bedürfnisse im Kern des Konflikts konzentrieren, desto eher entdecken wir Muster, die kulturübergreifend gelten. Wenn wir den Blick auf die dynamischen Kräfte richten, die im Umkreis dieser Grundbedürfnisse liegen, und uns weiter vom Zentrum entfernen, treten die Unterschiede zwischen den Kulturen deutlicher hervor. Kulturelle Gräben lassen sich am ehesten überbrücken, wenn Menschen ein Mittel finden, um ihre Aufmerksamkeit auf die fundamentalen Bedürfnisse im Zentrum des Konflikts zu richten. Je stärker man sich auf die äußeren Kräfte konzentriert und sie losgelöst von ihrer Verbindung zu den grundlegenden Bedürfnissen betrachtet, desto schwieriger wird es, kulturelle Unterschiede zu überwinden. Betrachten wir die einzelnen Bestandteile des Rades einmal unter diesem Aspekt.

Bedürfnisse

Bedürfnisse sind der Kernbereich der kulturübergreifenden Gemeinsamkeiten. Alle Menschen teilen Grundbedürfnisse, die mit dem Überleben zusammenhängen. In jedem Konflikt verfolgen die Kontrahenten bestimmte Interessen. Jeder hat Identitätsbedürfnisse. Menschen fassen ihre Bedürfnisse sehr unterschiedlich auf, drücken sie auf unterschiedliche Weise aus und versuchen, sie auf unterschiedliche Weise zu befriedigen. Wie Menschen die identitätsbezogenen Bedürfnisse nach Gemeinschaft, Autonomie, Intimität und Sinn erleben, ist erheblichen Veränderungen unterworfen, und das relative Gewicht, das jedem Bedürfnis unter verschiedenen Bedingungen beigemessen wird, ist ebenfalls veränderlich. Aber die Bedürfnisse als solche unterscheiden sich nicht so stark. Ein Schlüssel zu kulturübergreifenden Gemeinsamkeiten ist, daß man zu verstehen versucht, wie Menschen diese Bedürfnisse in ihrem eigenen kulturellen Kontext erleben und befriedigen. Auch die verschiedenen Arten von Interessen sind von kulturübergreifender Bedeutung. Alle Menschen haben psychologische Interessen (der Wunsch, das Gesicht zu wahren, scheint weltweit verbreitet), prozedurale Interessen (einige sind vielleicht eher am demokratischen Prozeß, andere mehr an Stil und Tradition interessiert) und natürlich inhaltliche Interessen. Jeder hat Überlebensbedürfnisse – obwohl sie unterschiedlicher sein können, als man im ersten Moment denkt. Alle Kulturen bieten irgendwelche Mechanismen, damit die Menschen Autonomie, Intimität, Gemeinschaft und Sinn erleben können, und wenn diese identitätsbezogenen Bedürfnisse ernsthaft bedroht werden, sind in jeder Kultur Konflikte nahezu unvermeidlich.

Emotionen

Es ist eine verbreitete Überzeugung, daß die Gefühlswelt von Menschen aus anderen Kulturen sich grundlegend von der eigenen unterscheidet. Viele Menschen scheinen zu denken, daß jemand, der anderer Herkunft ist als sie selbst, mit ganz anderen Gefühlen auf einen Konflikt oder Verlust reagiert. Doch tatsächlich zeigen Menschen aus den unterschiedlichsten Kulturen ganz ähnliche emotionale Reaktionen. Sie reagieren auf Beleidigungen oder Angriffe mit Wut oder Furcht. Mit Trauer, wenn sie einen schweren Verlust erleiden. Mit Freude, wenn sie ein Ziel erreichen, das ihnen sehr am Herzen liegt. Letztendlich erleben Menschen aus unterschiedlichen Kulturen dieselbe Bandbreite an Gefühlen bei einem Konflikt und brauchen Mechanismen für die Äußerung und Bestätigung ihrer Gefühle.

Doch welche Gefühle als akzeptabel gelten und wie sie geäußert werden, unterscheidet sich sehr stark von Kultur zu Kultur. In einigen Kulturen bedeutet jede offene Gefühlsbekundung einen Verstoß gegen wichtige Normen, so daß Gefühle entweder unterdrückt oder nur subtil und indirekt geäußert werden. In anderen Kulturen schätzt man dagegen starke und dramatische Gefühlsäußerungen. Welche Gefühle als akzeptabel gelten und welche nicht, kann sich ebenfalls unterscheiden. Der Ausdruck von Wut oder Ärger kann mehr oder weniger akzeptabel sein als der Ausdruck von überschwenglicher Begeisterung oder Liebe. In einigen Kontexten geht man davon aus, daß Gefühle sich schnell verändern können und daß es keine Schande ist, bestimmte Gefühle auszudrücken und kurz darauf seine Meinung zu ändern. Unter anderen kulturellen Bedingungen besteht eher die Gefahr, daß der Ausdruck starker Gefühle zu einem ernsthaften Gesichtsverlust führt oder zu einem dauerhaften Wandel in einer Beziehung. Das hat Einfluß darauf, ob es als akzeptabel gilt, die Existenz eines Konflikts überhaupt anzuerkennen.

In den USA bedeutet es normalerweise keine Bedrohung der Beziehung, wenn man eine abweichende Meinung vertritt oder einen Konflikt anerkennt. Tatsächlich wirkt die Benennung eines Konflikts und das Eingeständnis seiner Existenz häufig beruhigend auf die Interaktion und begrenzt das Ausmaß, in dem ein Streit eine Beziehung negativ beeinflussen könnte. Hier gelten Normen, die den Ausdruck von Gefühlen fördern. In weiten Kreisen der amerikanischen Mittelschicht scheint es genaugenommen die akzeptierte Norm zu sein, daß man starke Gefühle beschreibt und bespricht, sie jedoch nicht in allzu dramatischer Form zur Schau stellt – jedenfalls nicht in sozialen oder beruflichen Situationen. Bei amerikanischen Weißen droht eher die Gefahr eines Gesichtsverlusts, wenn sie bei einem wichtigen Streit »verlieren« oder die Kontrolle über ihr Verhalten verlieren. In anderen kulturellen Kontexten stellt hingegen schon die Äußerung einer abweichenden Meinung oder die Anerkennung eines bestehenden Konflikts eine gravierende und häufig dauerhafte Belastung für eine Beziehung dar. Das kann zu einer interessanten Konfliktdynamik führen:

Drei Kulturen trafen aufeinander, als eine weiße Kollegin von mir in einem Streit zwischen einer amerikanischen Ureinwohnerin und einer Hispanierin vermittelte, die beide in einem sozialen Wohnungsbauprojekt lebten. Die drei waren unterschiedlicher ethnischer Herkunft, aber alle waren alleinerziehende Mütter. Anna, die amerikanische Ureinwohnerin, hatte sich an die Projektleiterin gewandt und sich über das Benehmen der halbwüchsigen Söhne von Maria, der hispanischen Frau, beschwert. Die Jungen hatten sich unter anderem einige Gartenmöbel »angeeignet« und Annas fünf- und siebenjährige Töchter mit dem Gartenschlauch naßgespritzt. Die Polizei wurde gerufen und stattete Maria und ihren Söhnen einen Besuch ab. Maria war fuchsteufelswild, weil Anna sie »verpfiffen« hatte, und gab ihr mit unmißverständlichen Ausdrücken zu verstehen, was sie davon hielt, daß Anna sich gleich an die Projektleiterin gewandt hatte, anstatt zunächst mit ihr, Maria, zu sprechen. Anna, der diese direkte Konfrontation und der Grad an Emotionalität unangenehm war, sagte so gut wie nichts, beschwerte sich aber erneut bei der Projektleiterin. Die Situation schien zu eskalieren, deshalb wurde die Mediatorin zu Rate gezogen.

Bei der Mediation ging Maria erneut auf Konfrontationskurs, und Anna reagierte erneut mit Rückzug. Beide drückten ihre Gefühle so aus, wie sie es gewohnt waren und wie es ihrer Ansicht nach für einen Konflikt angemessen war. Die Mediatorin wies darauf hin, daß beide sehr erregt über das Geschehen wären und drängende Anliegen hätten, daß sie aber zunächst die Probleme der anderen Seite besser verstehen müßten. Mehr brauchte sie nicht zu tun. Maria und Anna fingen an, sich über ihre Erfahrungen als alleinerziehende Mütter bei diesem Projekt auszutauschen. Sie redeten darüber, daß es kaum Unterstützungsangebote oder Betreuungseinrichtungen für Kinder, egal welcher Altersstufe, gab und daß sie sich ständig unter Druck fühlten. Sie gingen fast Arm in Arm hinaus und ließen eine verdutzte Mediatorin zurück, die sich fragte, warum man sie eigentlich gerufen hatte.

Die Gefühle, die diese alleinerziehenden Mütter bewegten, ähnelten sich, und die Bedürfnisse, von denen sie motiviert waren, ließen sich trotz des unterschiedlichen kulturellen Hintergrunds leicht vermitteln. Was ihre Verständigung erheblich behinderte, waren die unterschiedlichen Normen über den Ausdruck von Gefühlen und über den Grad der offenen Konfrontation bei einem Streit. Als sich die Interaktion auf die Ähnlichkeiten im Gegensatz zu den Unterschieden in ihrer Kultur konzentrierte, fanden sie schnell Gemeinsamkeiten. Interessanterweise hatte die Mediatorin aufgrund ihrer kulturellen Herkunft mit dem Wunsch nach einer konkreteren inhaltlichen Einigung zu kämpfen, aber die beiden Kontrahentinnen stammten aus Kulturen, in denen der Aufbau (oder Wiederaufbau) der Beziehung als weit wichtiger gilt als irgendwelche konkreten Details der Auseinandersetzung.

Unterschiedliche Kulturen können sich erheblich darin unterscheiden, welche Formen der Anerkennung und Bestätigung von Gefühlen als akzeptabel und wirkungsvoll gelten. Viele Konfliktmittler halten es offenbar für das beste, wenn man auf Gefühlsäußerungen einer anderen Person reagiert, indem man zum Ausdruck bringt, daß man diese Gefühle versteht, ohne sie in irgendeiner Form zu werten. Doch das ist nicht immer so, nicht einmal in der amerikanischen Mittelschicht. Manche Menschen fühlen sich nur verstanden, wenn man ihre Gefühle reflektiert, aktiv darauf reagiert oder sie in irgendeiner Form deutlich anerkennt. Andere dagegen möchten nicht, daß geäußerte Gefühle benannt, in den Mittelpunkt gerückt oder direkt angesprochen werden. Und viele fühlen sich weniger verlegen und am besten verstanden, wenn eine andere Person einfach körperlich und emotional präsent ist oder still Anteil nimmt.

Kommunikation

In Anbetracht der ungeheuer großen Unterschiede, die aufgrund von Alter, Geschlecht, ethnischer Herkunft und anderen Einflüssen im Kommunikationsstil bestehen, ist es erstaunlich, daß wir einander überhaupt jemals verstehen. Menschen aus unterschiedlichen Kulturen unterscheiden sich darin, wie offen sie kommunizieren, wie sie verbale und nonverbale Hinweise verstehen, wie sie ein gutes Verhältnis herstellen und wie lange sie brauchen, um eine persönliche Beziehung zu entwickeln und sich auf tiefere Gespräche einzulassen. Zudem kommunizieren Menschen möglicherweise in unterschiedlichem Tempo und unterschiedlicher Lautstärke und unterscheiden sich darin, ob sie Inhalte eher linear darstellen und abwechselnd das Wort ergreifen oder ob sie eher kreisförmig vorgehen und gleichzeitig reden usw.

Viele Unterschiede sind uns bewußt. Sie sind der Stoff für unzählige Witze und bereichern unsere Literatur. Amerikanische Humoristen, von Mark Twain bis Garrison Keillor, haben Klischees über die Kommunikation und das Verhalten von Menschen unterschiedlicher kultureller Herkunft genutzt, um lebendige Charaktere zu schaffen und sich über menschliche Schwächen lustig zu machen. So absonderlich uns diese dargestellten Verhaltensweisen vorkommen mögen, zeigen sie doch die große Bandbreite an Kommunikationsstilen, die daraus resultierenden Klischees und die Schwierigkeiten, die dies beim Umgang mit interkulturellen Themen schaffen kann.

Für ein besseres Verständnis von Unterschieden in der Kommunikation ist es hilfreich, auf die Themen zu achten, die den Kommunikationsstilen der Menschen zugrunde liegen. Diese Themen finden wir in den Metaphern und der Weltanschauung, die in den geäußerten Mitteilungen enthalten sind. Mit Hilfe dieser Methode gelang es einem Kollegen und mir einmal, eine Blockade zu überwinden, als wir in einem Streit zwischen einer Gruppe amerikanischer Ureinwohner und einem großen Unternehmen vermitteln sollten.

Die Kontrahenten schienen so wenig von dem zu verstehen, was die andere Seite sagte, daß man meinen konnte, sie sprächen zwei verschiedene Sprachen (was sie vielleicht auch taten). Die amerikanischen Ureinwohner, die ihre Stammesregierung vertraten, und das Unternehmen, das eine große Fabrik auf Stammesland betrieb, hatten viele gemeinsame Interessen. Sie hatten einander vieles anzubieten, aber jedes Mal, wenn sie miteinander sprachen, schien der Konflikt zu eskalieren. Die Mitglieder der Ureinwohnergruppe wendeten einen normativen oder wertorientierten Kommunikationsstil an, sie konzentrierten sich auf ihre identitätsbezogenen Bedürfnisse, vor allem auf die Bewahrung der Autonomie und Gemeinschaft des Stammes. Ihre Sprache steckte voller Anspielungen auf die Souveränität und die Würde des Stammes. Sie verwiesen immer wieder auf ihre Bemühungen, das Vermächtnis der amerikanischen Ureinwohner zu bewahren und sich nicht dem ständigen Druck auf Anpassung an die geschäftlichen und rechtlichen Gepflogenheiten der weißen amerikanischen Mittelschicht zu beugen. Die Repräsentanten des Unternehmens verwendeten einen eher utilitaristischen oder interessenorientierten Kommunikationsstil. Sie konzentrierten sich auf Strukturen, auf das, was »wirtschaftlich sinnvoll« für beide Gruppen war. Ihre Sprache steckte voller Anspielungen auf »vernünftige Geschäftsmethoden«, »beiderseitige wirtschaftliche Vorteile«, »Kosten und Nutzen« und ähnliches mehr.
Jede Gruppe versuchte auf ihre eigene Weise, die Anliegen der Gegenseite zu verstehen und darauf einzugehen, aber es funktionierte nicht. Wenn die Unternehmensvertreter über ihre Interessen sprachen, hatten die amerikanischen Ureinwohner den Eindruck, daß man ihre Kultur und ihre Wertvorstellungen mißachtete und daß man ihnen sagen wollte, Geld sei wichtiger als Identität. Wenn die amerikanischen Ureinwohner von den Sorgen um ihre Identität berichteten, hatten die Unternehmensvertreter den Eindruck, daß sie nie »zur Sache kamen« und ständig von den zu lösenden Problemen ablenkten. Sie hatten das Gefühl, daß sie sich noch bis zum St. Nimmerleinstag die kulturellen Probleme der Ureinwohner anhören könnten, ohne je über die geschäftlichen Fragen zu sprechen, die ihnen wichtig waren. Um dieses Problem in den Griff zu bekommen, mußte man auf die Sprache und Terminologie achten, in die jede Gruppe gewohnheitsmäßig verfiel. Nachdem wir bei-

den Seiten lange genug zugehört hatten, um ein Gespür für die Kommunikationsprobleme zu bekommen, teilten wir beiden Gruppen unsere Beobachtungen mit. Wir erklärten ihnen, daß die Mitglieder der einen Gruppe unserer Ansicht nach über ihre Wertvorstellungen sprachen und die anderen über ihre Unternehmensinteressen, und betonten die Wichtigkeit beider Anliegen. Außerdem erörterten wir sehr ausführlich die Unterschiede in der sprachlichen Ausdrucksweise. Das schien allen Beteiligten einzuleuchten. Beide Gruppen, sagten wir, stünden vor der Herausforderung, eine Sprache für das Verständnis und die Anerkennung ihrer gegenseitigen Anliegen zu finden, die einen Sinn für beide Seiten ergebe. Dann erklärten wir beiden Gruppen kurz, wie sie dabei vorgehen könnten (wobei es wichtig war, daß wir nicht zu besserwisserisch oder herablassend auftraten). Ich bin sicher, daß ihr jeweiliger Kommunikationsstil gelegentlich immer noch zu Problemen in der Beziehung dieser beiden Parteien führt. Aber bei dieser speziellen Interaktion gelang es den Beteiligten, den abweichenden Kommunikationsansatz der jeweils anderen Seite so weit zu verstehen und so gut zu übersetzen, daß sie schließlich eine Reihe von Vorschlägen ausarbeiteten, die sie ihrer jeweiligen Führung unterbreiten konnten.

Angehörige unterschiedlicher Kulturen teilen ihre Gedanken und Ansichten auf sehr unterschiedliche Weise mit. In einigen Kulturen wird Bedeutung durch Geschichten, Anekdoten, Metaphern und Vergleiche vermittelt. In anderen stehen Logik und Analyse im Vordergrund. In einigen Kulturen legt man großen Wert auf sogenannte objektive Darstellungen, die durch Fakten, Charts, eine unterstützende Dokumentation und Symbole der Professionalität untermauert werden. Doch in vielen anderen Kulturen gilt ein solcher Ansatz als kalt, manipulierend und wirklichkeitsfremd. In diesen Kulturen sind die Persönlichkeit, die Wertvorstellungen, die Lebenserfahrung und das Engagement des Sprechers entscheidend für seine Glaubwürdigkeit.

Die Bedeutung von Gesten, Blickkontakten und sogar einzelnen Begriffen unterscheidet sich von Kultur zu Kultur ebenso wie das damit verbundene konflikterzeugende Potential. In einigen Kulturen gilt ein direkter Blickkontakt als Zeichen von Aufmerksamkeit und Respekt. In anderen wird er als Ausdruck eines unverschämten oder herausfordernden Verhaltens aufgefaßt. Ich finde es immer wieder verwirrend, wann etwas *Schlechtes* tatsächlich als schlecht gilt und wann es als gut gilt. In einigen Kulturen darf man jede Menge wütende und feindselige Worte benutzen, doch solange es nicht zu körperlichen Berührungen kommt, gilt dies nicht als direkte Aufforderung zum Streit. Sobald jedoch einer der Beteiligten seinen Ärger durch eine Geste äußert (zum Beispiel mit dem Finger piekst), wird ein Streit nahezu unausweichlich. In anderen Gruppen gelten solche Berührungen nicht als »Kampfansage«, dafür aber bestimmte Schlüsselwörter (z.B. *Mutter, Schwuler* oder *Lügner*). Die kulturell bedingten Mißverständnisse, die durch bestimmte Wörter oder Gesten ausgelöst werden, können also zu einer rasanten und dramatischen Eskalation des Konflikts führen (vgl. z.B. Kochman, 1981).

In unterschiedlichen Kulturen gelten unterschiedliche Verhaltensnormen für die Kommunikation. Die meisten Amerikaner und Westeuropäer legen zum Beispiel Wert darauf, daß man abwechselnd spricht, daß man den jeweiligen Sprecher ausreden läßt und immer nur jeweils ein Thema behandelt. Dem anderen ins Wort zu fallen gilt als unhöflich (obwohl man mit dieser Unhöflichkeit rechnet, wenn der Unterbrechende einer dominanten Gruppe angehört oder eine Machtposition innehat). Wenn ich sage: »Verzeihung, aber würden Sie mich bitte ausreden lassen«, übermittle ich die klare Botschaft, daß mein Gesprächspartner sich unangemessen verhält. Doch in vielen Kulturen gilt es als natürlich und angemessen, daß man sich gegenseitig ins Wort fällt; bei den meisten Gesprächen reden mehrere Leute gleichzeitig und unter Umständen auch über verschiedene Themen. Wenn ein Angehöriger einer bestimmten Kultur einer Person, die einem anderen Kulturkreis entstammt, vorwirft, ihn zu unterbrechen, entfaltet sich möglicherweise gerade ein typischer interkultureller Konflikt.

Diese Dynamik kann bei Personen auftreten, die dieselbe Sprache sprechen, aber wenn sie auch noch verschiedene Sprachen sprechen, kommt noch eine weitere Dimension ins Spiel. Sprachstrukturen sind sehr unterschiedlich. Amerikaner neigen zum Beispiel dazu, den Konjunktiv weitaus häufiger zu benutzen, als es bei Menschen in Teilen Osteuropas üblich ist. Für bestimmte Europäer klingt es deshalb häufig so, als würden Amerikaner um den heißen Brei herumreden, während Amerikaner manchmal den Eindruck haben, die Europäer benähmen sich rüde und unhöflich. Das ist zum Teil eine Folge ihrer jeweiligen Sprache. Der emotionale Gehalt von Worten, die eine ähnliche Bedeutung in verschiedenen Sprachen haben, kann erheblich voneinander abweichen. Wenn Menschen mit Hilfe von Dolmetschern kommunizieren müssen, gehen die Details, Nuancen und komplexen emotionalen Bedeutungen einer Botschaft oft verloren, so daß die Absicht des Sprechers leicht falsch verstanden wird.

Angesichts dieser ganzen Unterschiede im Kommunikationsstil neigt man dazu, die Gemeinsamkeiten zu übersehen. Die elementare Konstante ist, das jeder im Grunde verstanden werden möchte und normalerweise positiv reagiert, wenn der Gesprächspartner sich respektvoll und aufrichtig bemüht, das Gesagte zu verstehen. Tatsächlich versuchen Menschen sogar bei Konflikten, dem anderen zu helfen, ihre Äußerungen zu verstehen. Wenn sie spüren, daß die andere Seite ehrlich um Kommunikation und Verständnis bemüht ist, versuchen sie normalerweise die Verständigung durch Erklärungen oder Vereinfachungen zu erleichtern. Wenn man mitten in einem Konflikt steckt, wirkt diese Notwendigkeit mitunter erschöpfend, und man fängt leicht an, die aufrichtige Absicht der anderen Seite anzuzweifeln, aber der natürliche Wunsch, zu verstehen und verstanden zu werden, ist häufig auch unter schwierigsten Bedingungen deutlich zu erkennen.

Eine weitere Gemeinsamkeit ist, daß jede menschliche Kommunikation auf mehreren Ebenen stattfindet. Alle Menschen vermitteln Bedeutungen durch das, was sie sagen, wie sie es sagen und was sie verschweigen, durch sowohl verbale als auch nonverbale Botschaften und durch die emotionalen und rationalen Komponenten ihrer Mitteilungen. Überall auf der Welt deuten Menschen, größtenteils unbewußt, die Kommunikation auf all diesen Ebenen. Wenn eine bestimmte Form der Kommunikation nicht funktioniert, wendet man sich intuitiv einer anderen zu. Bestimmte Arten der nonverbalen Kommunikation sind relativ universell gültig. Die Mimik, Stimmlage oder das Verhalten bei Wut, Trauer oder Verwirrung weisen zum Beispiel weltweit große Ähnlichkeiten auf.

Wertvorstellungen

Unterschiede in den grundlegenden Wertvorstellungen können zu Konflikten zwischen verschiedenen Kulturen führen, und das gleiche gilt für Wertvorstellungen über Konflikte als solche. Es gibt drei wichtige Gruppen von Werten im Hinblick auf Konflikte: Wertvorstellungen über den Inhalt, den Prozeß und das Ergebnis. Inhaltswerte beziehen sich auf den Gegenstand des Konflikts. Welche Themen gelten als angemessene oder unangemessene Streitthemen? In einigen Kulturen ist es beispielsweise in Ordnung, offen über Religion oder Politik zu streiten, während dies in anderen verpönt ist. Auf den Prozeß bezogene Wertvorstellungen betreffen die Durchführung des Streits. In welcher Form sollten Probleme angesprochen werden und mit wem? Ist es angemessen, mit Untergebenen zu verhandeln? Inwieweit sollten Kontrahenten ihre Gedanken und Pläne offenlegen? Wann ist der richtige Zeitpunkt für Lösungsvorschläge? Wie offen sollte man über Gefühle sprechen? Wertvorstellungen, die sich auf das Ergebnis beziehen, spiegeln wider, welche Ergebnisse als akzeptabel gelten. Legen die Beteiligten besonderes Gewicht auf Kompromisse, auf Kooperation, aufs Gewinnen oder auf Selbstlosigkeit?

Trotz vieler Unterschiede in den Wertvorstellungen haben Kontrahenten fast immer auch einige gemeinsame Werte. Diese sich überschneidenden Werte können sich als Brücken erweisen, die den Menschen helfen, ihre Differenzen zu überwinden. Einige Werte sind fast universell gültig, aber bei jedem Zusammentreffen zweier unterschiedlicher Kulturen lassen sich in der Regel auch einige Gemeinsamkeiten bei weniger verbreiteten Werten finden. Wie das folgende Beispiel zeigt, führten die gemeinsamen Werte dazu, daß es den Smiths und den Nelsons gelang, ihre grundlegenden Differenzen über die Frage, wer Jonah aufziehen sollte, zu überwinden:

Als Jonah vier Jahre alt war, wurde seinen leiblichen Eltern wegen fortgesetzter schwerer Vernachlässigung und Mißhandlung des Kindes das Sorgerecht entzogen. Der Junge, der halb asiatisch-amerikanischer, halb afro-amerikanischer Herkunft war, lebte dann zwei Jahre bei den Smiths, weißen Pflegeeltern, die ihn jetzt adoptieren wollten. Kurz bevor das Adoptionsverfahren in die letzte Phase eintrat, wurden die Nelsons ausfindig gemacht – eine Tante mütterlicherseits und deren Ehemann, die der Adoptionsbehörde bis dahin unbekannt gewesen waren. Sie erklärten, daß sie Jonah ebenfalls adoptieren wollten. Die Adoptionsbehörde überprüfte die Nelsons und kam zu dem Ergebnis, daß dieses afro-amerikanische Paar ebenfalls durchaus in der Lage war, Jonah ein gutes Zuhause zu bieten. Die Nelsons waren fest überzeugt, daß der Junge bei ihnen am besten aufgehoben wäre, zum einen weil sie direkte Verwandte waren, zum anderen wegen der ethnischen Herkunft und der damit verbundenen Problematik. Andererseits beharrten die Smiths darauf, daß es nichts Wichtigeres für Jonah gebe, als weiterhin in dem einzig stabilen Zuhause, das er je kennengelernt hatte, bleiben zu dürfen. Die Differenzen zwischen den Familien spiegelten sich in kontroversen Debatten zwischen den Mitarbeitern der Adoptionsbehörde wider. Das Ganze steuerte bedenklich in die Richtung eines sehr destruktiven und möglicherweise äußerst langwierigen Gerichtsprozesses. Deshalb bat man mich um eine Mediation in diesem Konflikt. Aufgrund der ethnischen Probleme vermittelte ich in diesem Fall gemeinsam mit einem afro-amerikanischen Kollegen.
Immer wenn die Nelsons und die Smiths über die relative Bedeutung der leiblichen Familie, der Rassenzugehörigkeit oder der Kontinuität der Betreuung diskutierten, endeten sie in erbittertem Streit. Sie konnten sich einfach nicht einigen, und ihre unterschiedlichen Wertvorstellungen zu diesen Themen lösten immer wieder heftige Auseinandersetzungen aus. Dennoch gab zwei sehr wichtige Faktoren, die die Konfliktparteien einten. Erstens lag beiden Familien das Wohl von Jonah aufrichtig am Herzen. Zweitens hatten sie viel mehr gemeinsame als gegensätzliche Werte. Für

beide Paare waren Kinder, Ehe und Familie wichtige Werte. Beide lehnten Drogen und Alkohol aufs Entschiedenste ab. Beide waren sehr religiös. In der Mediation konnten beide Familien erkennen, daß ihre Wertedifferenzen eher gewisse Prioritäten als fundamentale Meinungsunterschiede betrafen. Das heißt, alle waren überzeugt, daß Jonah Kontinuität, Stabilität und die Verbindung zu seiner leiblichen Familie brauchte. Alle waren der Ansicht, daß die ethnische Identität ein wichtiges Thema war. Als es ihnen gelang, über ihre gemeinsamen Werte zu sprechen, fanden sie allmählich eine Beziehung zueinander. Schließlich handelten sie eine Interimslösung aus. Für die Dauer dieser Übereinkunft machten die Nelsons Besuche bei Jonah, an denen die Smiths teilnahmen. Mit der Zeit übernahmen die Nelsons die Rolle von Onkel und Tante und arbeiteten eine feste Vereinbarung über regelmäßige Kontakte aus. Am Ende wurde Jonah von den Smiths adoptiert, aber die Nelsons übernahmen eine aktive Rolle in seinem Leben.

Struktur

Alle Kulturen führen Strukturen für den Umgang mit Konflikten ein, aber diese Strukturen können stark voneinander abweichen. Menschen, die an eine bestimmte Struktur gewöhnt sind, fühlen sich unter Umständen entfremdet oder ausgebeutet, wenn ihnen eine andere Struktur aufgezwungen wird. In einigen Kulturen wird ein demokratischer und auf Rechten basierender Ansatz der Konfliktlösung gefördert, während man in anderen Kulturen einen eher hierarchischen und machtorientierten Ansatz vorzieht. Kulturen stützen sich in unterschiedlichem Ausmaß auf Systeme, die auf formaler Autorität und Stellung gründen, oder auf Systeme, die sich eher am persönlichen Ansehen und Einfluß orientieren. Sie unterscheiden sich auch darin, ob sie über Mechanismen verfügen, die Macht- und Prestigeunterschiede ausgleichen, oder ob sie es für legitim halten, daß solche Ungleichgewichte über den Ausgang von Konflikten entscheiden. In einigen Gesellschaften machen festverankerte Rechtsordnungen es relativ einfach, Konflikte auf dem Rechtsweg lösen zu lassen. In anderen Gesellschaften sind solche Gesetzesstrukturen eher schwach ausgeprägt und die bestehenden stoßen auf Mißtrauen. Doch sogar in einer Gesellschaft wie der US-amerikanischen, die hochentwickelte formale Strukturen der Konfliktregelung hat, werden die meisten Streitigkeiten auf einer informellen Ebene ausgetragen. Ohne die natürlichen Mechanismen der Konfliktlösung, die in Familien, Gemeinschaften und anderen kleineren Gruppenstrukturen verankert sind, wäre jedes formale System schnell überfordert. Das gilt für jede Kultur und Gesellschaft.

Ein weiterer struktureller Unterschied ergibt sich aus dem relativen Gewicht, das der Familie und Gemeinschaft bei der Konfliktlösung zukommt. In einigen Kulturen ist die Großfamilie die vorherrschende soziale Struktur, und die geographische Mobilität ist relativ gering, während in anderen große Mobilität herrscht und die familiären Strukturen weniger ausgeprägt sind. Das hat großen Einfluß darauf, wie Konflikte und Entscheidungen in diesen Gesellschaften gehandhabt werden. In den Gemeinschaften der australischen Aborigines (und in vielen anderen traditionellen Kulturen) fällt die Konfliktlösung in den Aufgabenbereich der Ältesten. Daß andere Personen die Rolle des Mediators oder Schiedsrichters übernehmen könnten, ist undenkbar. Als Regelverstoß gilt auch, sich an externe Strukturen, wie ein Gericht, zu wenden, um einen internen Konflikt zu lösen.

Trotz dieser strukturellen Unterschiede gibt es auch wichtige und manchmal überraschende Gemeinsamkeiten. In fast allen Kulturen findet man an Rechten orientierte Ansätze und ein rechtliches Rahmenwerk, in dem bestimmte Konfliktarten geregelt werden können. Auch informelle Mechanismen der Konfliktlösung finden sich in praktisch allen Kulturen. Wenn man untersucht, wie Konflikte in unterschiedlichen Kulturen gehandhabt werden, kann man normalerweise mit zwei bedeutsamen Fragen beginnen. Wie sehen die offiziellen und inoffiziellen Mechanismen für den Umgang mit Konflikten aus? (Alle Kulturen verfügen über beides.) Und welche strukturellen Anreize und Hindernisse bestehen für verschiedene Gruppen oder Einzelpersonen hinsichtlich der Nutzung dieser Mechanismen? (Auch diese Anreize und Hindernisse sind in allen Kulturen vorhanden.)

Geschichte

Eine Kultur wird nicht allein von ihren geschichtlichen Erfahrungsmustern geprägt, doch wie eine Gesellschaft mit Konflikten umgeht, wird erst verständlich, wenn man auch die historischen Schlüsselerfahrungen kennt, die ein Volk im Umgang mit Konflikten gemacht hat. In den Gebieten und Satellitenstaaten der früheren Sowjetunion ist leicht zu erkennen, daß die Menschen, auch wenn sie sich heute um einen demokratischeren und auf Mitbestimmung ausgerichteten Ansatz bemühen, lange Zeit dem Einfluß von zentralisierten, hierarchischen und häufig repressiven Mitteln der Konfliktbehandlung ausgesetzt waren. Der Holocaust hat weitreichende Auswirkungen auf die Konflikthaltungen in der jüdischen Kultur. Er beeinflußt unter anderem die Einstellung gegenüber der Austragung oder Vermeidung von Konflikten, gegenüber Kompromissen und sozialer Gerechtigkeit. Alle Kulturen sind davon geprägt, was aufgrund ihrer historischen Erfahrungen bei Konflikten funktioniert und was nicht und mit welchen wahrscheinlichen Ergebnissen bei einem Konflikt zu rechnen ist. In der Geschichte der meisten Kulturen gibt es Schlüsselereignisse, die zu Symbolen für die kulturellen Werte und Überzeugungen in bezug auf Konflikte geworden sind. Um die kulturellen Konfliktansätze zu verstehen, muß man sowohl den allgemeinen historischen Kontext, in dem Konflikte gehandhabt wurden, als auch die Schlüsselereignisse verstehen, die sich als prägend für die kollektive Erinnerung oder Konflikterfahrung erwiesen haben.

Wenn US-amerikanische oder westeuropäische Konfliktmittler ihre Vorstellungen und Erfahrungen mit Menschen anderer Herkunft austauschen, stoßen sie häufig auf historisch bedingte Konfliktauffassungen, die sich stark von ihren eigenen unterscheiden. Wenn man diese Erfahrungen nicht erkennt und das Unterstützungsangebot oder den Unterricht nicht entsprechend abwandelt, ist der Wert westlicher Konfliktlösungsverfahren wahrscheinlich von sehr begrenztem Wert für andere Kulturen, wie ein Kollege und ich in Bulgarien feststellten:

Konflikte auf dem Balkan haben eine wesentlich unheilvollere Bedeutung als in den USA. In den letzten Jahren habe ich gemeinsam mit einem Kollegen eng mit bulgarischen Kollegen zusammengearbeitet, um ein Projekt zur Förderung der Kooperation zwischen verschiedenen ethnischen Gruppen aufzubauen. Als wir die Arbeit an diesem Projekt aufnahmen, stellten wir uns darunter ein Programm zur Lösung ethnischer Konflikte vor. Unsere bulgarischen Kollegen gaben uns höflich, aber bestimmt zu verstehen, daß diese Denkweise nicht funktionieren würde. In Bulgarien, das an Jugoslawien, Mazedonien, Griechenland, die Türkei und Rumänien grenzt, bedeuten Konflikte »ethnische Säuberung«, Bürgerkrieg und ein hohes Maß an Gewalt. Außerdem ist die bulgarische Geschichte eine Geschichte der Unterdrückung durch fremde Herrscher. Aus historischen Konflikten ist Bulgarien immer wieder als Verlierer hervorgegangen, außer wenn andere mächtige Akteure zur Hilfe eilten. Konflikte werden mit Verlust, Zerstörung, gesellschaftlichem Chaos und Fremdherrschaft verbunden. Sie werden definitiv nicht als eine Chance zur Aufarbeitung von Meinungsunterschieden betrachtet oder als Möglichkeit, nach kooperativen Lösungen zu suchen. In Anbetracht dieser kulturellen Geschichte entschieden wir, uns das Projekt als ein Programm zur Förderung einer multikulturellen Kooperation vorzustellen. Es war ein wichtiger erster Schritt, um verschiedene ethnische Gruppen zusammenzubringen, damit sie über ihre Probleme sprechen konnten, und auch um uns zu der Einsicht zu verhelfen, wie wir produktiv mit unseren bulgarischen Kollegen arbeiten konnten. [Für weitere Informationen zu diesem multikulturellen Projekt in Bulgarien vgl. Mayer, Wildau & Valchev, 1995.]

Manchmal schafft die Geschichte auch eine Verbindung, durch die verschiedene kulturelle Gruppen einander allmählich besser verstehen können. Häufig teilen verschiedene Kulturen bestimmte historische Erfahrungen. Als ich vor einigen Jahren in Polen arbeitete, war ich sehr dankbar, als einige meiner Kollegen mir das Warschauer Ghetto zeigten. Meine polnischen Kollegen und ich waren alle Kinder oder Enkel von Menschen, die furchtbares Leid unter den Nationalsozialisten erdulden mußten. Dieses Element gemeinsamer Geschichte erwies sich als ein wichtiges Band zwischen uns, trotz der Tatsache, daß wir unter völlig unterschiedlichen Bedingungen aufgewachsen waren. Sogar wenn Einzelpersonen aus verschiedenen kulturellen Gruppen nur wenige historische Erfahrungen gemeinsam haben, kann der Lernprozeß, durch den man die gegenseitige Geschichte kennenlernt und etwas über den Einfluß dieser Geschichte auf den Kommunikations- und Konfliktlösungsansatz der Beteiligten erfährt, sehr viel zu einem besseren Verständnis beitragen.

Der Umgang mit kulturellen Faktoren in Konflikten

In Anbetracht des starken Einflusses, den kulturelle Faktoren auf die Konfliktinteraktion haben, fragt man sich, wie es möglich ist, daß die meisten Menschen normalerweise relativ erfolgreich mit ihren Differenzen umgehen können. Auch wenn kulturelle Unterschiede ein gewisses Konfliktpotential bergen, können wir diese Gräben in den meisten Situationen relativ problemlos überwinden. Trotz der Publicity und Aufmerksamkeit, die ethnische Konflikte häufig auf sich ziehen, sind ethnische Gruppen in den meisten Teilen der Welt in der Lage, ihre Differenzen so weit beizulegen, daß sie zufrieden Seite an Seite leben und arbeiten können.

Es gibt einige mitunter paradoxe Ansätze, die beim erfolgreichen Umgang mit kulturellen Unterschieden hilfreich sind.

Sensibel für kulturelle Unterschiede sein und darüber hinweggehen

Sensibilität und Offenheit für ethnische, soziale, geschlechtsspezifische oder andere kulturelle Unterschiede sind häufig der Schlüssel zum Umgang mit Konflikten. Das Austragen von Konflikten ist ein ständiger Lernprozeß, zu dem unter anderem gehört, daß man sich mit dem kulturell geprägten Konflikt- und Kommunikationsansatz anderer Menschen vertraut macht. Je offener und respektvoller Kontrahenten gegenüber den abweichenden Ansätzen der Gegenseite sind, desto erfolgreicher werden sie mit interkulturellen Konflikten umgehen können. Die Erweiterung der eigenen Wahrnehmung und Kompetenz in interkulturellen Fragen ist eine lebenslange Aufgabe, und die Beteiligung an interkulturellen Konflikten kann sehr viel zu dieser Erweiterung beitragen, wenn wir offen für diesen Lernprozeß sind. Es ist oft nicht einfach, aber es lohnt sich.

Doch manchmal kann man mit kulturellen Unterschieden auch am besten umgehen, wenn man sie einfach ignoriert – wenn man sich auf einer simplen zwischenmenschlichen Ebene anzunähern versucht, indem man sich auf das Individuum und nicht auf die Kultur konzentriert. In manchen Situationen kann eine zu starke Konzentration auf kulturelle Fragen oder auf Unterschiede die grundlegende Interaktionsfähigkeit des einzelnen untergraben. Der grundlegende Wunsch, Kontakt zu anderen Menschen herzustellen, ist eine wichtige Gemeinsamkeit in allen Kulturen. Eine Überbetonung kultureller Unterschiede, insbesondere von seiten eines Angehörigen einer dominanten Kultur, kann herablassend und kontrollierend wirken. Ideal wäre natürlich eine Synthese dieser beiden Ansätze – Konfliktparteien, die sensibel und respektvoll mit kulturellen Unterschieden umgehen und sich gleichzeitig auf einer persönlichen Basis annähern und nicht nur als Träger bestimmter kultureller Muster.

Sich auf die eigene Kultur konzentrieren, um etwas über andere zu lernen

Die englische Grammatik habe ich erst wirklich begriffen, als ich eine Fremdsprache erlernte. Ich glaube, daß Menschen auch ihre eigene Kultur erst dann wirklich begreifen können, wenn sie einige Zeit in einer anderen Kultur verbracht haben. Solange man keine Vergleichsmöglichkeiten für seine eigenen Verhaltensmuster und Überzeugungen hat, ist schwer zu erkennen, was sie wirklich bedeuten und wie relativ und kulturbedingt sie möglicherweise sind. Wenn man lernen will, mit Konflikten in anderen Kulturen umzugehen, muß man als allererstes die Konfliktmuster erkennen, die in der eigenen Kultur vorherrschen. Sobald wir uns einmal die vielen verschiedenen kulturellen Konfliktnormen bewußt machen, an denen wir unser Verhalten orientieren, können wir besser erkennen, wie sich die eigenen Normen von denen anderer unterscheiden. Natürlich ist es wie bei der Sprache sehr schwierig, dies zu tun, solange man andere Kulturen nur sehr oberflächlich kennt.

Jenseits der Sensibilität: Die Freude an kulturellen Unterschieden

Wenn ich darüber nachdenke, was mir bei der Überwindung kultureller Gräben geholfen hat, so ist es mehr als bloße Sensibilität. Es ist die Freude an Unterschieden, sogar wenn sie sich in Konflikten zeigen. Die meisten Menschen sind neugierig auf ihre gegenseitige Geschichte und kulturelle Herkunft. Wenn jemand aufgeregt oder wütend ist, steht diese Neugier vielleicht nicht im Vordergrund seines Bewußtseins, ist aber dennoch präsent. Unterschiede in der Art, wie Konfliktpartner an eine Situation herangehen, können zwar potentiell zu Enttäuschungen und Komplikationen führen, aber sie sind auch belebend, faszinierend und unterhaltsam. Außerdem bieten sie einen aufschlußreichen und wertvollen Spiegel für die eigenen spontanen Neigungen. Wenn wir einen Sinn für die lustigen und faszinierenden Aspekte kultureller Unterschiede entwikkeln, können wir sie als Quelle der Kraft und Kreativität nutzen und auch besser erkennen, welche Probleme sie bergen.

Realistische Grenzen erkennen – und erweitern

Man kann eine Menge darüber lernen, wie man kulturelle Grenzen überwindet und wie Menschen in anderen Kulturen an Konflikte herangehen. Einzelpersonen unterschiedlichster Herkunft können Probleme erfolgreich durcharbeiten und dadurch ihre interkulturelle Kompetenz erheblich erweitern. Das ist nicht nur ein wichtiger Meilenstein auf dem Weg zu einer friedlicheren Welt, sondern auch sehr wichtig für das Erreichen persönlicher Ziele. Auch wenn die Aufgabe mitunter beängstigend sein kann, ist sie doch zugleich ungeheuer lohnend und macht oft großen Spaß. Aber es gibt auch Grenzen. Niemand weiß, wie eine andere Kultur wirklich ist, bevor er nicht längere Zeit in ihr gelebt hat (und vielleicht nicht einmal dann). Man kann die äußeren Schichten kultureller Sitten und Gewohnheiten durchdringen, und dennoch wird der Versuch, andere Kulturen zu verstehen, irgendwann an Grenzen stoßen, so wie auch der Versuch, einen anderen Menschen zu verstehen, irgendwann an eine Grenze stößt.

Je besser Menschen ihre eigene Kultur kennen, desto besser können sie andere Kulturen verstehen. Je mehr sie sich bemühen, mit anderen Kulturen zusammenzuarbeiten, desto mehr Einfühlungsvermögen und Verständnis können sie entwickeln. Doch am Ende müssen wir alle akzeptieren, daß diesem Verständnis Grenzen gesetzt sind, und entsprechend planen – vor allem bei schwerwiegenden Konflikten und wenn viel auf dem Spiel steht. Indem man die Grenzen des eigenen Verständnisvermögens anerkennt, zeigt man seinen

Respekt für andere Kulturen. Kontrahenten können ihre eigene Kultur nicht vollständig abstreifen, um eine andere anzunehmen, und sollten auch von anderen nicht fordern, ihre Kultur zu verleugnen. Wenn wir mit anderen Kulturen zu tun haben, müssen wir vielmehr einen Weg finden, um unsere verschiedenen Ansätze zu respektieren und uns für unterschiedliche Kommunikationsweisen zu öffnen, ohne uns selbst in diesem Prozeß zu verlieren. Wie kann man das am besten erreichen?

Man kann Grenzen anerkennen und gleichzeitig erweitern. Angenommen, eine Person aus einer Kultur, in der im allgemeinen ein linearer Kommunikationsstil herrscht und in der die Gesprächsteilnehmer abwechselnd reden, trifft auf eine Kultur, in der eher *polychronische*, d.h. mehrere gleichzeitige Gespräche die Norm sind. Auch wenn die Person durchaus bereit ist, diesen neuen Kommunikationsstil zu tolerieren, wird sie feststellen, daß sie gelegentlich ihr Bedürfnis nach einer eher linearen Kommunikation äußern muß, damit sie sich erfolgreich an dem Gespräch beteiligen und wirklich präsent sein kann. Häufig muß man ein Verhalten aushandeln, das Personen mit unterschiedlichem kulturellem Hintergrund erlaubt, sich engagiert und kraftvoll in Gespräche einzubringen. Das war eine Lektion, die ich gelernt habe, als ich einmal unfähig war, einen Fernseher zu ignorieren.

Als ich in der Kinder- und Jugendfürsorge in New York und Colorado arbeitete, habe ich regelmäßig Hausbesuche gemacht. Für viele Leute, zu denen ich kam, war es ganz normal, daß man höfliche und konzentrierte Gespräche führte, während im Hintergrund der Fernseher lief. Ich stellte fest, daß ich unter diesen Bedingungen nicht erfolgreich kommunizieren konnte. Ich weiß nicht, ob es an meiner beschränkten Auffassungsgabe lag oder an meinem kulturellen Hintergrund, aber ich fand den Fernseher ungeheuer störend. Anfangs dachte ich, die Leute wollten mich absichtlich unhöflich oder geringschätzig behandeln, und einige wollten das vielleicht auch, aber viele begegneten mir mit echter Herzlichkeit und aufrichtigem Interesse.

Zuerst kam es mir falsch vor, die Leute zu bitten, ihren Fernseher auszuschalten, damit ich mich konzentrieren konnte. Ich tat mein Bestes, um den Fernseher zu ignorieren, setzte mich so hin, daß ich ihn nicht sehen konnte, und versuchte, mich besser zu konzentrieren. Manchmal funktionierte es, meistens nicht. Schließlich rang ich mich dazu durch, zaghaft und fast entschuldigend zu erklären, daß es mir schwerfalle, mich bei laufendem Fernseher zu konzentrieren, und fragte, ob wir ihn ein bißchen leiser stellen oder das Gespräch in einem anderen Zimmer fortsetzen könnten. Die meisten Leute erfüllten meine Bitte bereitwillig, aber ich bin sicher, daß einige mich für einen herrschsüchtigen Erbsenzähler hielten. Es war ein Dilemma, mit dem ich mich wiederholt herumschlug, und wenn ich heute erneut in dieser Situation wäre, würde ich sie wahrscheinlich immer noch schwierig finden. Aber wenn ich nicht auf meine eigenen Bedürfnisse geachtet hätte, die zumindest teilweise aus meiner Erziehung resultierten, wäre ich noch weniger in der Lage gewesen, andere und wichtigere Gräben zu überwinden.

Vielfalt respektieren und suchen

Wer kulturübergreifend tätig ist – und das ist im Grunde jeder –, sollte sich bewußt sein, wie notwendig die Vielfalt innerhalb der Gruppen, Teams oder Organisationen ist, in denen er arbeitet. Beim Engagement für die Vielfalt in Organisationen oder in der Bildung geht es nicht einfach nur um ein politisch korrektes Verhalten, sondern vielmehr darum, die allgemeine Fähigkeit zum erfolgreichen Wirken in einer multikulturellen Welt zu erweitern. Wichtig ist auch, daß wir erkennen, wann man die Hilfe von Menschen unterschiedlichster Herkunft braucht, um erfolgreich über kulturelle Grenzen hinweg zu arbeiten. Manchmal sind kulturelle, soziale, ethnische, geschlechtsspezifische oder andere Barrieren natürlich auch genau der Grund, weshalb es notwendig ist, eine dritte Partei einzuschalten, die den Kontrahenten bei der Lösung von kulturellen Konflikten zur Seite steht.

Kultur und Ausbeutung trennen

Sind einige Kulturen rassistisch, sexistisch, ausbeuterisch, intolerant oder unmoralisch? Wahrscheinlich alle von Zeit zu Zeit. Genauer gesagt treten in allen dynamischen Kulturen Probleme auf, die mit Macht, Ausbeutung, Gewalt, Vorurteilen und ähnlichem zu tun haben. Unterschiedliche Kulturen gehen unterschiedlich mit diesen Tendenzen um, aber es ist nicht hilfreich, zutreffend oder fair, sie als typische Merkmale einzelner Kulturen zu betrachten anstatt als Ergebnisse menschlicher Interaktion, zu denen es potentiell in fast allen Gesellschaftssystemen kommen kann. Es ist nicht die deutsche Kultur, die zum Holocaust geführt hat, nicht die amerikanische Kultur, die My Lai hervorbrachte, und nicht die Kultur der amerikanischen Ureinwohner, die eine hohe Alkoholismusrate bewirkt. Wir müssen die sozialen Kräfte erkennen, die zu diesen Entwicklungen führten, und verstehen, inwiefern sie in Wechselwirkung mit der Kultur stehen. Doch wichtig ist auch, daß wir Kultur getrennt von solchen Phänomenen betrachten und verstehen. Andernfalls gerät man bei interkulturellen

Konflikten leicht in Versuchung, die andere Kultur pauschal zu verurteilen oder sich selbst im Konflikt mit einer ganzen Kultur zu sehen. Hilfreicher ist, wenn wir Kultur als einen positiven, wenn auch komplexen und manchmal widersprüchlichen Einfluß betrachten.

Während ich dies schreibe, bombardieren NATO-Flugzeuge Serbien, um Angriffe auf die Kosovo-Albaner zu verhindern. Wie läßt es sich erklären, daß serbische Truppen und Milizen zu so etwas Entsetzlichem wie der »ethnischen Säuberung« gegenüber den Kosovo-Albanern fähig waren? Konnte es geschehen, weil der jugoslawische Präsident Slobodan Milošević böse oder wahnsinnig ist? Lag es an dem zerstörerischen und zügellosen Nationalismus in dieser Region? War es die natürliche Folge einer harten und gewalttätigen Kultur? Ich glaube nicht, daß Erklärungen, die auf das Böse, auf Wahnsinn oder auf kulturelle Fehlleistungen abstellen, hilfreich oder zutreffend sind. In der nationalsozialistischen Führung gab es zweifellos eine Fülle von bösen oder wahnsinnigen Elementen, dennoch erklärt dies nicht den Holocaust. Solche Analysen greifen zu kurz, sind zu einfach und zu tröstlich. Die Wahrheit ist wesentlich komplexer, bedeutsamer und erschreckender.

Um zu verstehen, wie solche Greuel geschehen können, müssen wir die historischen Faktoren berücksichtigen, die Strukturen, aus denen diese Entwicklungen hervorgegangen sind, die Wertvorstellungen, die eine Rolle spielten, die Interaktions- und Kommunikationserfahrungen der Beteiligten und vor allem die fundamentalen Bedürfnisse, die durchgesetzt oder verteidigt werden sollten. Wir müssen die Kräfte betrachten, die eine völkermordähnliche Reaktion auslösten, und die Gründe, aus denen die Gegenkräfte nicht ausreichten, um das Entsetzliche zu verhindern. Diese Sichtweise der Dinge macht Angst, weil wir gezwungen sind, die Möglichkeit, ja Wahrscheinlichkeit zu akzeptieren, daß solche Verhaltensweisen erneut auftreten werden. Bei einer solchen Betrachtungsweise müssen wir die Distanz aufgeben, die wir erreichen, wenn wir andere Menschen oder Kulturen als verrückt oder böse abstempeln. Wenn wir diese entsetzlichen Taten verstehen können, ohne zu solchen einfachen Erklärungen zu greifen, erkennen wir allmählich, daß sie auch in unserer Welt möglich sind. Doch nur wenn wir den Mut haben, das zu tun, können wir allmählich das Verständnis aufbauen, das dazu beitragen kann, solche Greueltaten in Zukunft zu verhindern.

Kultur und Macht

Vieles, was als kultureller Konflikt erscheint, ist im Grunde der Versuch kultureller Herrschaft oder erzwungener Kulturübertragung. Wenn eine Kultur eine mächtigere soziale Position innehat und anderen Kulturen viele ihrer Normen und Strukturen aufzwingen kann, dann muß man die Dynamik von Herrschaft und Unterwerfung in Betracht ziehen. Unter diesen Bedingungen wird die dominierte kulturelle Gruppe wahrscheinlich viel darüber lernen, wie man innerhalb der mächtigeren Kultur operieren muß. Weniger wahrscheinlich ist dagegen, daß die herrschende Kultur viel darüber lernt, wie man mit der benachteiligten Gruppe zusammenarbeitet. Doch Herrschaft und Einfluß sind unterschiedliche Phänomene. Tatsächlich kann die weniger mächtige Kultur trotz ihrer schwächeren Position viele ihrer Normen in die dominante Gruppe einführen.

Ein Zusammenstoß zwischen Kulturen wird für gewöhnlich durch gegensätzliche Normen und Werte ausgelöst. Die unterschiedlichen Auffassungen, die von der Mehrheit der Amerikaner und den Mormonen über die Polygamie vertreten wurden, oder die gegensätzlichen Ansichten der Mehrheit und der Hmong zur Frage der Kinderehe kann man als Beispiele für echte Zusammenstöße kultureller Werte im Kontext kultureller Dominanz betrachten (auch wenn weitere Faktoren ebenfalls eine Rolle spielten). Doch bei vielen anderen sogenannten Kulturkämpfen geht es im Grunde vermutlich weniger um Wertvorstellungen als vielmehr um Herrschaft. Zum Beispiel könnte man argumentieren, daß die Geschichte der US-amerikanischen Drogengesetze weniger mit kulturellen Normen zu tun hatte, als mit dem Versuch, ein Mittel der sozialen Kontrolle für den Umgang mit Einwanderergruppen zu schaffen (so ist zum Beispiel die Verabschiedung von Opiumgesetzen verbunden mit der Immigration von Chinesen und die Verabschiedung von Marihuana-Gesetzen mit der Immigration von Mexikanern). Um interkulturelle Konflikte zu verstehen, muß man zwischen Wertefragen und Dominanzfragen unterscheiden. Eine Vermischung der beiden erschwert die Konzentration auf die Machtfrage und verstrickt die Beteiligten unter Umständen in einen überflüssigen Wertestreit. Doch sie zu trennen kann ebenfalls sehr schwierig sein.

Dominante Kulturen versuchen häufig, die kulturellen Praktiken und Symbole der weniger mächtigen Gruppen abzuschaffen. In der simpleren Form umfaßt dieses Handeln die Erzwingung eines bestimmten Kommunikations-, Kleidungs- und Interaktionsstils. Doch manchmal gehört dazu auch ein wesentlich umfassenderer Versuch, die Menschen von der Ausübung ihrer Religion, der Benutzung ihrer Sprache oder dem Leben in ihren eigenen Gemeinschaften abzuhalten. Solche Anstrengungen verletzen die elementaren identitätsbezogenen Bedürfnisse der beherrschten kulturellen Gruppe – ihre Bedürfnisse nach Autonomie, Sinn und Gemeinschaft. Gelegentlich werden solche Konflikte tatsächlich von kulturellen Unterschieden angeheizt, aber häufiger ist die treibende Kraft die Angst der privilegierten Gruppe oder Elite, die sich von der unterlegenen Gruppe bedroht fühlt. Von daher geht es bei solchen Konflikten häufig eher um Macht und soziale Gerechtigkeit als um den Zusammenstoß kultureller Werte.

Die hilfreichen Aspekte kultureller Unterschiede

Man konzentriert sich leicht auf die Probleme und Verwicklungen, die durch kulturelle Unterschiede in einem Konflikt entstehen können. Dabei hat die kulturelle Vielfalt vielleicht in erster Linie positive und nicht negative Auswirkungen auf einen Konflikt. Das erfolgreiche Austragen von Konflikten hat sehr viel mit Lernprozessen zu tun. Ein Konflikt bietet den Beteiligten die Möglichkeit, mehr über sich selbst, ihre Kontrahenten und die anstehenden Fragen zu lernen. Wenn es ihnen gelingt, diese Chance zu nutzen, werden sie Konflikte erfolgreicher austragen können. Das gilt für alle Konflikte, ob im familiären, gemeinschaftlichen, organisatorischen oder internationalen Bereich. Wenn die Kontrahenten auf vertrautem Territorium operieren, fällt es ihnen häufig schwer, diese Lernchancen anzunehmen, über sich selbst nachzudenken und die Situation objektiver zu betrachten. Sehr häufig sind sie sich ihrer selbst zu sicher. Doch bei einem interkulturellen Konflikt können die Konfliktparteien nicht zu den einfachen Erklärungen oder vorgefertigten Reaktionen greifen, die sie unter anderen Umständen benutzen, und sind häufig zu einer intensiveren Selbstreflexion gezwungen. Außerdem kann das Wechselspiel zwischen verschiedenen Kulturen die Kreativität der Teilnehmer fördern, was ihnen die Möglichkeit bietet, mehr Optionen zu entwickeln und in den speziellen Konflikt einzubringen.

Ich will mit diesen Ausführungen keineswegs die Schwierigkeiten und manchmal Tragödien abtun, die kulturelle Konflikte nach sich ziehen können. Die schlimmsten Konflikte in unserer Welt, mit den verheerendsten Folgen, umfassen interkulturelle Streitigkeiten. Für diese Konflikte gibt es keine einfachen Lösungen, die nur etwas guten Willen, Sensibilität und Offenheit erfordern (auch wenn diese Eigenschaften immer hilfreich sind). Doch auch bei den schlimmsten Konflikten und schrecklichsten Situationen (wie in Bosnien, im Kosovo, in Nordirland, der Westbank in Palästina, in Ruanda etc.) kann die endgültige Lösung nicht darin liegen, daß man die Kulturen einfach voneinander trennt. Die Lösung muß einen neuen Interaktionsansatz umfassen, bei dem die Vielfalt der Menschen zu einer Quelle der Kraft und nicht zur Ursache von Tragödien wird.

Teil 2
Die Lösung

KAPITEL 5

Das Wesen der Konfliktlösung

Mit dem Konflikt kommt die Lösung, oder zumindest ist das normalerweise unser Ziel. Aber was meinen wir mit Konfliktlösung, und wie wird sie erreicht? Das Wort wird auf ganz unterschiedliche Weise verwendet, und es gibt viele unterschiedliche Vorstellungen von seiner Bedeutung. Auf dem Gebiet der Konfliktlösung ist die übliche Annahme, daß eine Lösung des Konflikts gleichbedeutend sei mit einer Übereinkunft über bestimmte Fragen, die einem Streit zugrunde liegen. Wenn die Konfliktparteien sich auf ein Ergebnis einigen können, das für alle tragbar ist, ist der Konflikt gelöst. Falls ein Trennungspaar sich auf eine Sorgerechtsregelung oder Güteraufteilung einigt, wurde eine Lösung erreicht. Wenn Umweltschützer, Behörden, Politik und Industrie sich auf bestimmte Verfahren der Emissionskontrolle einigen können, wurde eine Lösung erzielt. Sobald sich Hersteller und Kläger in einem Produkthaftungsfall auf einen Vergleich einigen, ist der Konflikt beigelegt. Als sich bosnische Muslime, Kroaten und Serben in Bosnien auf eine Trennung in Gebietseinheiten und bestimmte Regierungsstrukturen verständigten, gab es eine Konfliktlösung.

Aber in allen diesen Fällen ist die Lösung bestenfalls begrenzt. Befindet sich das Scheidungspaar immer noch im Konflikt? Gibt es weiterhin Meinungsverschiedenheiten zwischen Umweltschützern, Behörden und Industrie? Bestehen weiterhin Streitfragen zur Produkthaftung? Werden die Beziehungen zwischen den ethnischen und religiösen Gruppen in Bosnien weiterhin von Konflikten bestimmt? Natürlich. Selbst wenn in begrenzten Punkten eine Übereinkunft erzielt wird, werden wahrscheinlich nicht alle Parteien das als echte Konfliktlösung empfinden. Die Vorstellung, daß Kontrahenten zusammenkommen, um über einen größeren Konflikt zu beraten, dann zu einer Übereinkunft gelangen, die den zentralen Bedürfnissen und Interessen aller Beteiligten gerecht wird, und damit den Konflikt vollständig lösen, legt ein sehr mißverständliches Ziel für Konfliktmittler nahe. Bei den meisten ernsthaften Konflikten gibt es solche sauberen Lösungen nicht. Oft können sich die Konfliktparteien nicht einmal vorstellen, daß es irgendeine Regelung geben könnte, die zu einer so vollständigen und befreienden Lösung führen würde. Das liegt daran, daß Konfliktlösung und Einigung nicht dasselbe sind.

Bei der Konfliktlösung gibt es viele Aspekte, und ein ernsthafter Konflikt ist selten auf einfache Weise beizulegen. Zur Konfliktlösung gelangt man durch eine Reihe verschiedener Phasen, mit der Zeit, gewöhnlich nach vielen Rückschlägen. Zu diesem Prozeß gehört, daß man den Konflikt losläßt, darüber hinauswächst und sich die Kraft, die Lernerfahrungen und die Entwicklungschancen, die ein Konflikt bereithalten kann, bewußt macht. Dieser Prozeß kann in gewisser Weise befreiend wirken, weil er die Energie freisetzt, die in dem Konflikt gebunden war, aber es kann auch ein Verlustgefühl entstehen, nämlich dann, wenn der Konflikt den Beteiligten einen Sinn und ein Ziel gegeben hat. Im Konfliktlösungsprozeß gewinnt gewöhnlich jede Partei zunehmend Klarheit über ihre grundlegenden Bedürfnisse und die Sicherheit, daß eine Lösung diesen Bedürfnissen gerecht werden wird. Um zu einer Lösung zu gelangen, muß man in verschiedenen Dimensionen arbeiten und Fortschritte erzielen.

Die Konfliktlösungsdimensionen

Die Konfliktlösungsdimensionen entsprechen den Konfliktdimensionen. Der Lösungsprozeß findet auf der kognitiven, der emotionalen und der Verhaltensebene statt. Jede Dimension läßt sich bei Einzelpersonen, die in den Konflikt verstrickt sind, genauso beobachten wie im Konfliktssystem als Ganzem.

Kognitive Konfliktlösung

Ob die Kontrahenten zu einer Konfliktlösung gelangt sind oder nicht, hängt in starkem Maße davon ab, wie sie die Situation wahrnehmen. Wenn sie überzeugt sind, daß der Konflikt gelöst ist, die zentralen Streitfragen zu ihrer Zufriedenheit bearbeitet wurden und die Sache abgeschlossen ist und wenn sie dadurch den Konflikt als Teil ihrer Vergangenheit betrachten, der in der Zukunft keine Rolle mehr spielen wird, dann hat man einen wichtigen Teil der Konfliktlösung bewältigt. Manchmal treffen Leute bewußt die Entscheidung, daß es an der Zeit sei, den Konflikt hinter sich zu lassen. Sie sind dazu entschlossen, und wenn sie an diesem Entschluß festhalten können, haben sie sich in gewisser Weise willentlich für eine Konfliktlösung entschieden. Eine Lösung auf dieser Ebene kann einer Lösung der emotionalen oder verhaltensmäßigen Komponenten vorangehen oder daraus resultieren. Meistens entwickelt sich die kognitive Dimension der Konfliktlösung jedoch zusammen mit den anderen Dimensionen.

Bei der Betrachtung des Konfliktsystems als Ganzem müssen wir die Überzeugungen und Wahrnehmungen untersuchen, die die Interaktionen zwischen den verschiedenen Teilen des Systems zu bestimmen scheinen. Eine gewisse Zeit, nachdem eine Scheidung rechtskräftig geworden ist, kommt es zum Beispiel oft dazu, daß die früheren Familienmitglieder sich nicht länger als Konfliktparteien betrachten. Etwas verändert sich, manchmal allmählich, manchmal ganz plötzlich, und im Familiensystem kommt es zu einer Neudefinition der Situation: Der Konflikt ist nicht mehr das vorherrschende Thema und bestimmende Merkmal, sondern man orientiert sich an einem Kooperationsmodell oder beschränkt den Kontakt auf ein Minimum. Die einzelnen Akteure können zu unterschiedlichen Zeiten und in unterschiedlichem Ausmaß dorthin gelangen, aber wenn diese Veränderung zur vorherrschenden Ideologie innerhalb des neuen Familiensystems wird, wird die neudefinierte Familie als Ganzes anfangen, in Übereinstimmung mit der neuen Überzeugung zu operieren.

Eine Konfliktlösung auf kognitiver Ebene ist oft am schwierigsten zu erreichen, weil Menschen hartnäckig an ihren Wahrnehmungen, Einstellungen und Überzeugungen festhalten. Vielleicht sind die Konfliktparteien zudem in bestimmten Verhaltensweisen oder einer emotionalen Reaktion gefangen, aber Menschen können beschließen, ihr Verhalten zu ändern, und emotionale Reaktionen sind häufig raschem, wiederholtem Wandel unterworfen. Einstellungen und Wahrnehmungen sind gewöhnlich starrer. Oft bilden sie die Grundlage, auf die der einzelne sein Gefühl von Stabilität und Ordnung stützt, besonders inmitten einer verwirrenden und bedrohlichen Situation. Menschen klammern sich an ihre Einstellungen und Deutungsmuster, weil Zweifel daran ihr Selbstbild und ihre Weltanschauung erschüttern könnten, und das sind wichtige Wegweiser durch schwierige Zeiten. Zudem wird eine Änderung der eigenen Sichtweisen oft damit gleichgesetzt, daß man zugibt, im Unrecht gewesen zu sein, und das ist etwas, was die meisten Menschen eher ungern tun.

Diese Dimension ist zwar am schwersten zugänglich, aber gleichzeitig diejenige Ebene, auf der besonders tiefgreifende Veränderungen bei einem Konfliktprozeß auftreten können. Wenn die Parteien ihre grundsätzlichen Ansichten über die Menschen ändern, mit denen sie sich im Konflikt befinden, über die Natur des Konflikts oder die Streitfragen selbst, kann es zu einer nachhaltigen und wichtigen Form der Konfliktlösung kommen. Dieses mögliche Ergebnis liegt einigen sehr interessanten und wichtigen Konfliktlösungsbemühungen wie dem Täter-Opfer-Ausgleich, Versöhnungsprogrammen zwischen ethnischen Gruppen, den Wahrheitskommissionen in Südafrika oder Friedensgesprächen auf Bürgerebene zugrunde. Sie gründen alle auf der Erkenntnis, daß eine echte Konfliktlösung unwahrscheinlich bleibt, wenn die Leute nicht ihre festen Meinungen voneinander ändern, wenn sie nicht lernen, den anderen als Mitmenschen wahrzunehmen, wenn ihre Grundüberzeugungen über einen Konflikt in einem antagonistischen Rahmen steckenbleiben.

Oft ist es nicht möglich, direkt oder ausschließlich an diesem Typ der Konfliktlösung zu arbeiten. Wenn die Deutungsmuster im Konflikt befindlicher Menschen sich ändern sollen, geschieht das am ehesten durch Fortschritte in den anderen Dimensionen der Konfliktlösung, durch eine Vielzahl heilender und vertrauensbildender Maßnahmen, durch Ereignisse, die zu einer Neubewertung zwingen, sowie durch ein Reifen mit der Zeit.

Es gibt zwei Wege, auf denen Konfliktmittler den Konfliktparteien zu helfen versuchen, sich auf eine kognitive Lösung zuzubewegen: die Schaffung kognitiver Dissonanz und eine schrittweise Umdeutung des Konflikts, das *sukzessive Reframing*. Zu einer kognitiven Dissonanz kommt es, wenn zwei Wertvorstellungen oder Überzeugungen eines Individuums in Widerspruch zueinander geraten und somit ein gewisses Maß an Veränderung im Wertesystem dieses Menschen erzwingen (Festinger 1957). Wenn Mediatoren zu Trennungspaaren sagen: »Sie müssen sich entscheiden, ob Sie Ihre Kinder mehr lieben als Sie Ihren Ex-Partner hassen«, versuchen sie eine kognitive Dissonanz zu erzeugen, die eine Abkehr von einer starren Kampfhaltung erleichtern soll. Die Hoffnung ist, daß so ein neuer kognitiver Rahmen entsteht, der einer angemessenen, produktiven Konfliktbearbeitung zugänglicher ist.

Das Reframing (es wird in den beiden folgenden Kapiteln noch ausführlicher erörtert) ist ein Versuch, die sprachliche Fassung des Konfliktgegenstandes zu verändern, um es wahrscheinlicher zu machen, daß die Parteien zu einer Lösung gelangen. Wenn ein Mediator zwei Geschäftspartnern hilft, das Konfliktthema – Verteilung der Zuständigkeiten und der Arbeitslast – zu der Frage umzuformulieren, wie die Zusammenarbeit am besten gestaltet werden sollte, damit die Firma nicht untergeht, ist es zu einem signifikanten Perspektivenwechsel gekommen. Beide Methoden, die kognitive Dissonanz und das Reframing, sollen den Parteien helfen, ihre Wahrnehmungen über die Natur des Konflikts, die Konfliktthemen, die Wahlmöglichkeiten und die übrigen Teilnehmer zu ändern. Diese Ansätze sind nur erfolgversprechend, wenn sie Teil einer größeren Konfliktlösungsstrategie sind, und verlieren ihre Wirksamkeit, wenn man sie in manipulativer Weise oder zu leichtfertig einsetzt. Aber in vielen Fällen können sie zu einer wirksamen Konfliktlösungsbemühung beitragen, weil sie tatsächlich bei den kognitiven Aspekten des Konflikts ansetzen.

Emotionale Konfliktlösung

Bei der emotionalen Dimension geht es sowohl darum, wie die Kontrahenten den Konflikt empfinden, als auch um das Ausmaß an emotionaler Energie, das sie hineinstecken. Wenn die Beteiligten nicht länger von den Emotionen überwältigt werden, die mit einem Konflikt verbunden sind, oder zumindest nicht mehr so häufig oder nicht mehr so stark, dann haben sie einen wichtigen Teil der Konfliktlösung erreicht. Das kann ohne weiteres die am wenigsten dauerhafte Dimension einer Lösung sein, denn Gefühle können sich rasch und wiederholt wandeln. Kontrahenten können einen Konflikt in emotionaler Hinsicht bereits weitgehend abgeschlossen haben, aber dann passiert etwas oder jemand sagt etwas, das die Gefühle erneut aufflammen läßt, und plötzlich stekken sie wieder mitten im größten Gefühlschaos.

Emotionale Konfliktlösung wird von verschiedenen Menschen auf sehr unterschiedliche Art erlebt. Manche Streitparteien verarbeiten den Konflikt hauptsächlich auf dieser Ebene. Wenn sie sich besser fühlen, muß der Konflikt gelöst sein; wenn nicht, ganz egal, was sonst noch geschehen ist, ist alles so schlimm wie eh und je. Andere wiederum neigen dazu, diesen Aspekt des Konflikts herunterzuspielen oder zu verleugnen. Sie nehmen oft gar nicht wahr, ob sie ihn als emotional abgeschlossen erleben oder nicht. Bei jedem Vielparteien-Konflikt ist eine große Bandbreite verschiedenster Herangehensweisen auf dieser Ebene wahrscheinlich.

Stellt man fest, daß die eigene Trinkwasserversorgung vergiftet wurde, wird man fast garantiert die emotionale Dimension eines Konfliktes erleben. Vor einigen Jahren wurde die Wasserversorgung eines nicht-eingemeindeten Ortsteils einer mittelgroßen Stadt durch mehrere Industrieunternehmen kontaminiert. Ein Übereinkommen wurde ausgearbeitet, nach dem die Stadt für einen Anschluß an Wasserversorgung und Kanalisation sorgen würde; die Kosten für diese Maßnahme sollten nicht die Anwohner, sondern die Industrieunternehmen übernehmen, die die Kontamination verursacht hatten. Jedoch war für die Stadt Voraussetzung, daß die Kommune sich eingemeinden ließ. Dies führte zu einem komplexen Mediationsverfahren über die Bedingungen der Eingemeindung.

Zwar erkannten die Anwohner an, daß ein Anschluß an Wasserversorgung und Kanalisation für sie wertvoll war und zu einer erheblichen Wertsteigerung ihrer Immobilien führen würde, aber sie waren unzufrieden mit vielen der Regelungen und Bestimmungen, denen sie nach der Eingemeindung unterworfen sein würden. Die Anwohner fanden, daß sie zur Eingemeindung gezwungen waren, wenn sie sauberes Trinkwasser wollten, und daß sie deshalb ein Anrecht auf flexiblere Regelungen hinsichtlich Gebühren, Stadtplanung, Verkehrswesen und verwandten Themen hätten. Die Vertreter der Stadtverwaltung waren der Ansicht, die Anwohner erhielten bereits sehr günstige Bedingungen und sehr viel größere finanzielle und planerische Flexibilität als jede andere frisch eingemeindete Kommune.

Um zu der komplexen und umfassenden Lösung zu kommen, die schließlich erzielt wurde, verbrachten Anwohner, Vertreter der Stadtverwaltung und ich sehr viel Zeit mit der Durcharbeitung der emotionalen, prozeduralen und inhaltlichen Fragen. Es gab Anwohnertreffen, Sitzungen mit Behördenvertretern, eine große Bandbreite an Verhandlungsverfahren und zahlreiche Problemlösungstreffen. Der endgültigen Mediationsvereinbarung stimmten praktisch alle Anwohner und der ganze Stadtrat zu. Die Kommune ist jetzt eingemeindet, erhält Wasser und andere Leistungen, und es schien keine offenen Fragen mehr zu geben.

Aber obwohl scheinbar eine vollständige Übereinkunft in allen Konfliktpunkten erzielt werden konnte, empfanden keineswegs alle Teilnehmer den Konflikt als gelöst. Sowohl Anwohnervertreter als auch Behördenvertreter waren unzufrieden, weil sie so viel Zeit und Energie investieren mußten, um zu einer Einigung zu gelangen. Vertreter beider Seiten fühlten sich nicht respektiert, kleinlich behandelt und mißverstanden. Zudem gab es innerhalb aller Verhandlungsgruppen ernsthafte Meinungsverschiedenheiten. Am Ende stimmten praktisch alle darin überein, daß ein positives Ergebnis erzielt worden war, das den zentralen Interessen beider Seiten gerecht wurde. Aber ob und inwieweit es zu einer Lösung des Konflikts gekommen war, wurden von allen sehr unterschiedlich empfunden. Einige fanden, das Ergebnis rechtfertige den Aufwand, und der Konflikt sei beigelegt. Andere sahen sich weiterhin im Konflikt mit der Gegenpartei. Sie wiesen darauf hin, wie erschöpft sie seien, und erklärten, es hätte keiner so harten Arbeit bedürfen sollen, um von der Gegenseite eine annehmbare Reaktion zu erhalten.

Vielleicht helfen die Zeit und der damit verbundene Abstand denjenigen, die noch das Gefühl haben, sich im Konflikt zu befinden, zu einer vollständigeren Lösung zu gelangen. Es ist aber auch möglich, daß neue Streitfragen den Konflikt wieder anfachen und daß manche Teilnehmer sehr lange brauchen werden, um das Gefühl zu haben, der Konflikt sei beigelegt. In einem vielschichtigen Konflikt sind diese sehr unterschiedlichen Reaktionen eher die Regel als die Ausnahme, selbst wenn so gut wie alle inhaltlichen Streitfragen geklärt werden konnten.

Einer der besten Hinweise darauf, welcher Grad emotionaler Konfliktlösung erreicht wurde, ist die gefühlsmäßige Energie, die die Parteien weiterhin in den Konflikt stecken. Wenn jemand weiterhin viel Zeit damit zubringt, über den

Konflikt nachzudenken, nicht ohne heftige Gefühlsbewegung darüber reden kann oder viel laufende Unterstützung braucht, um mit den emotionalen Folgen fertigzuwerden, ist auf dieser Ebene noch keine Konfliktlösung erreicht worden.

Zeit und Abstand tragen dazu bei, daß Menschen emotional mit einem Konflikt abschließen können, aber manchmal sind sie auch dazu in der Lage, wenn sie zu der Überzeugung gelangen, daß ihre wichtigsten Bedürfnisse erfüllt wurden. Manchmal können die Parteien nicht zu einer Übereinkunft gelangen, ehe sie nicht Fortschritte auf der emotionalen Ebene erzielen, aber manchmal kommen sie auch erst durch eine Vereinbarung zu der neuen Sichtweise und dem Abstand, die sie brauchen, um emotional mit dem Konflikt abzuschließen.

Zwar wird man bei dem Begriff »emotionale Konfliktlösung« eher an die Erfahrung von Einzelpersonen denken, aber das Konzept gilt auch für Systeme. Im Konflikt befindliche Systeme sind Träger und Übermittler emotionaler Energie. Zeichnet ein System sich durch einen hohen Grad an Emotionalität aus, können die beteiligten Einzelpersonen mitgerissen werden, ungeachtet ihrer persönlichen Gefühle. Bewegt ein Konfliktsystem sich dagegen auf eine Lösung zu, kann es auch geschehen, daß Einzelpersonen, die emotional noch sehr involviert sind, entweder von dieser Bewegung mitgenommen werden oder daß ihre Emotionalität an den Rand gedrängt wird.

Das ist kein abstraktes Konzept. Wir erleben es ständig. Bei Konflikten zwischen Gewerkschaft und Unternehmensführung kann der Level emotionaler Energie so hoch sein, daß Einzelpersonen mit emotional neutraler Haltung auf Mißtrauen stoßen oder unter Druck gesetzt werden, sich dem emotionalen Mainstream anzuschließen. Aber wenn Gewerkschaft und Unternehmensführung bereit sind, zu einer weniger emotionalen Beziehung überzugehen, verlieren diejenigen, die weiterhin ganz in das emotionale Drama des Konflikts verstrickt sind, an Einfluß; oft wird ihnen dann nahegelegt, sich »doch etwas zu entspannen«.

Wie lösen Menschen einen Konflikt auf emotionaler Ebene? Das ist meistens ein komplizierter Prozeß, und wir würden unserem Verständnis der Sache einen schlechten Dienst erweisen, wenn wir ihn allzu stark vereinfachen. Es ist eher selten, daß Konfliktparteien dieses Ziel erreichen, indem sie einfach »ihre Gefühle durcharbeiten«. Ein wichtiger Bestandteil des Prozesses ist häufig, daß die Beteiligten Gelegenheit erhalten, ihren Gefühlen Ausdruck zu verleihen, und daß sie Bestätigung dafür finden, aber das kommt selten genug vor. Gelegentlich gelingt es Menschen, ihre Gefühle zu unterdrücken, bis sie schließlich verschwinden, aber bei starken Emotionen oder einem heftigen Konflikt ist das normalerweise nicht möglich.

Oft setzt die emotionale Konfliktlösung eine Phase der Eskalation voraus, während der der Konflikt intensiver erlebt wird. Manchmal brauchen die Beteiligten auch eine klassische Katharsis irgendeiner Art, obwohl ein Konflikt dadurch auch derart eskalieren kann, daß eine Lösung noch schwieriger wird. Zwar hat jeder seine eigene Art, an der emotionalen Konfliktdimension zu arbeiten, aber es scheint doch verschiedene gemeinsame Elemente dabei zu geben.

- Die Beteiligten müssen sich als Person akzeptiert und angenommen fühlen und darauf vertrauen können, daß ihre Persönlichkeit und Wertvorstellungen nicht (oder nicht mehr) angegriffen werden.
- Sie müssen ihre Würde oder »das Gesicht« wahren können.
- Sie müssen das Gefühl haben, daß ihre wichtigsten Bedürfnisse respektiert und berücksichtigt werden.
- Sie brauchen genügend Zeit, um Abstand zu gewinnen und Heilung zu erfahren.
- Sie brauchen das Gefühl, daß andere ihre Emotionen und Wertvorstellungen akzeptieren und als berechtigt ansehen.
- Sie brauchen das Gefühl, daß man ihnen unvoreingenommen und mit aufrichtigem Interesse zuhört.

Auch Vergebung und die Bitte um Verzeihung können eine entscheidende Rolle spielen. Meinen Beobachtungen zufolge ist es wichtiger, um Verzeihung zu bitten, als um Verzeihung gebeten zu werden, und Vergeben ist oft wichtiger, als daß einem vergeben wird. Vergebung und die Bitte um Verzeihung – wenn sie authentisch sind – sind beides Handlungen, die eine emotionale Konfliktlösung sehr fördern. Beide stellen eine Möglichkeit dar, einen Teil des emotionalen Aspekts eines Konflikts hinter sich zu lassen. Ein Mensch, der um Verzeihung bittet oder dem anderen vergibt, bewegt sich auf eine emotionale Konfliktlösung zu, selbst wenn seine Handlung bei dem anderen nicht die erhoffte Wirkung erzielt. Tatsächlich entfalten eine Bitte um Verzeihung oder ein Akt der Vergebung die stärkste Wirkung, wenn sie ohne Erwartung einer Gegenleistung angeboten werden.

Eine echte Bitte um Verzeihung muß uneingeschränkt und vorbehaltlos sein. Wer aufrichtiges Bedauern empfindet, wird seine Handlungsweise bereuen, ob jemand anders ihm nun vergibt oder sich im Gegenzug ebenfalls entschuldigt oder nicht. Es ist wirkungsvoller, eine begrenzte, aber ehrliche und bedingungslose Entschuldigung anzubieten als ein breit gefaßtes, aber vorbehaltliches Statement. Deshalb ist es eine notwendige Voraussetzung für eine wirksame

Bitte um Verzeihung, daß man sich darüber klar wird, was genau es ist, das man bedauert. Dennoch ist es natürlich durchaus möglich, daß durch die Bitte um Verzeihung bei dem anderen ebenfalls ein Gefühl von Reue und Bedauern ausgelöst oder freigesetzt wird.

Auch Vergebung ist potentiell äußerst wirkungsvoll, kann aber auf den anderen herablassend oder selbstgerecht wirken. Im Hinblick auf die emotionale Konfliktlösung liegt die Bedeutung ehrlicher Vergebung nicht in erster Linie in der Wirkung, die sie auf andere hat, sondern in der Wirkung, die sie auf denjenigen hat, der vergibt. Obwohl es eine sehr heilsame Erfahrung sein kann, wenn einem vergeben wird, muß man lernen, sich selbst als jemanden zu sehen, der etwas getan hat, das vergeben werden muß, um es annehmen zu können. Vergebung ist im wesentlichen ein Akt des Loslassens und bedeutet, daß man beginnt, den Gegner als Mitmenschen wahrzunehmen.

Meine eindrucksvollsten Erfahrungen als Konfliktmittler habe ich gemacht, wenn Menschen aufrichtig um Verzeihung gebeten und Vergebung gewährt haben. Meine Erfahrungen mit Jim und Ray beispielsweise betrachte ich als echtes Geschenk.

Jim und Ray arbeiteten in einer Fabrik, und Jim war seit mehreren Jahren Rays Vorgesetzter. Die beiden waren Freunde. Ray betrachtete den Älteren als eine Art Vaterfigur. Bei der Unternehmensführung galt Ray als schwieriger Mitarbeiter, und Jim betätigte sich oft als Friedensstifter zwischen Ray und anderen. Die Beziehung der beiden Männer nahm eine dramatische Wendung, als Ray während eines hitzigen Arbeitskampfes offen die Unternehmensführung kritisierte und gegen Jim stichelte, den er als »einen der Bosse« bezeichnete. Jim, der zu der Zeit stark unter Druck stand, verlor die Beherrschung und bezeichnete Ray als »Verlierer, Unruhestifter und obendrein ein Arschloch«.
Ray legte Beschwerde ein, und Jim ließ sich krankschreiben. Das Beschwerdeverfahren kam nicht voran, da Jim fehlte, Rays Forderungen ziemlich vage waren und weder der Betriebsrat noch die Unternehmensleitung so recht wußten, wie sie vorgehen sollten. Jim blieb mehr als ein Jahr fort, aber dann mußte er wieder zur Arbeit kommen, wenn er nicht seinen Job verlieren wollte. Aus verschiedenen Gründen mußte ihm die gleiche Position angeboten werden, die er vorher innegehabt hatte; er würde also wieder Rays direkter Vorgesetzter sein. Ich arbeitete gerade mit dem Unternehmen zusammen, um ein neues Beschwerdeverfahren zu erarbeiten. Als Jims Rückkehr unmittelbar bevorstand, baten mich Personalrat und Unternehmensleitung, in diesem Streit zu vermitteln. Beide hatten nicht viel Hoffnung, daß eine Mediation etwas bringen würde, wußten aber auch nicht, was sie sonst tun sollten.

Ich traf mich mit beiden Männern, hörte mir ihre Seite der Geschichte an und besprach die Möglichkeit, in ihrem Streit als Mediator tätig zu werden. Jim war bereit, alles zu versuchen, aber Ray war sehr zögerlich. Der Vorfall sei sehr schmerzlich für ihn gewesen, sagte er, und er sei nicht sicher, ob irgend etwas, das Jim sagen oder tun würde, etwas daran ändern könne. Ich fragte ihn, ob er eine Entschuldigung wolle, und er meinte, das könne helfen – wenn er überzeugt sei, daß sie ernst gemeint sei.

Ganz offensichtlich wäre es kontraproduktiv gewesen, Ray unter Druck zu setzen oder auch nur zu ermutigen, an der Mediation teilzunehmen. Ich bat ihn also nur, sich die Sache noch einmal durch den Kopf gehen zu lassen und mich wissen zu lassen, wenn er noch Fragen oder andere Anregungen hätte. Ich sagte ihm auch, ich wisse nicht, ob eine Mediation in seinem Fall unbedingt das Richtige sei, aber es sei eine Möglichkeit, die er zumindest in Betracht ziehen solle. Das blieb über einen Monat lang Stand der Dinge. Schließlich, einen Tag vor dem endgültigen Abschluß des Beschwerdeverfahren-Projekts, erhielt ich einen Anruf von Ray. Er sagte, er habe sich entschieden, sich doch mit Jim zusammenzusetzen. Schnell machte ich Termine mit beiden Männern aus und setzte dann ein gemeinsames Treffen für den nächsten Vormittag an.

Ich traf mich zuerst allein mit Ray. Er wollte eine Entschuldigung, und wir besprachen, was ihm das Gefühl vermitteln würde, sie sei wirklich ernst gemeint. Er konnte nur sagen, daß er einfach abwarten müsse, wie er emotional reagieren würde – er wisse nicht, ob irgendwas, das Jim sagen würde, etwas an seinen Gefühlen ändern könne. Zudem wollte er Jim gern mitteilen, wie er sich fühlte. Ich fragte Ray, ob ihm seine Handlungsweise in irgendeiner Hinsicht leid tue. Seine erste Reaktion lautete: »Ich bin hier das Opfer.« Das könne ja sein, erklärte ich, aber das bedeute schließlich nicht, daß er gar nichts zu bereuen hätte. Er könne ziemlich provozierend sein, räumte er ein, und er wisse schon, daß er Jim ziemlich auf die Nerven gegangen sei. An diesem Punkt hielt ich eine kleine Predigt über Entschuldigungen und erklärte, meiner Ansicht nach könne man um Entschuldigungen nicht feilschen, sie müßten frei gewährt werden, wenn sie irgend etwas bedeuten sollten. Ich sagte, wenn es etwas gäbe, das Ray leid tue, wäre es gut, wenn er es aussprechen würde, selbst wenn er das Gefühl hätte, Jims Entschuldigung sei nicht ausreichend oder nicht ehrlich. Ich bat Ray, sich zu überlegen, wie er Jim verständlich machen könne, welche Wirkung seine Äußerung auf ihn gehabt hatte. Mit Jim führte ich ein ähnliches Gespräch. Ich bat ihn, darüber nachzudenken, ob es etwas gäbe, das ihm wirklich leid tue, und auch, was er zu Rays Verhalten zu sagen hätte.

Beim gemeinsamen Treffen kam es dann zu einem der erstaunlichsten Gespräche, die ich je erlebt habe. Anfangs waren beide extrem nervös und angespannt. Nach einem kleinen Vorgeplänkel bat ich Jim zu sagen, was er auf dem Herzen hätte. Er erzählte, wie furchtbar die ganze Sache für ihn gewesen sei, wie sehr er Ray als Freund geschätzt habe und wie sehr er es bedauere, seine Freundschaft verloren zu haben. Dann sah er Ray an und erklärte, es täte ihm leid, was er damals gesagt habe, und er wisse, wie sehr es Ray geschmerzt haben müsse. An diesem Punkt schlug ich vor, er solle Ray eine Chance geben, etwas zu erwidern. Ray nahm die Entschuldigung an und sagte, er wisse, daß er manchmal eine »echte Nervensäge« sei, und er verstehe vollkommen, daß die ganze Sache auch für Jim sehr schwer gewesen sei.

Ray erzählte, wie schwer es ihm gefallen sei, einem älteren Mann zu vertrauen, insbesondere einer Autoritätsperson, und wie schmerzlich es für ihn gewesen sei, als dieses Vertrauen mißbraucht wurde. Jim hörte intensiv zu und wiederholte, wie leid es ihm tue. Dann erklärte er, wie sehr es ihn getroffen habe, als Ray, der doch sein Freund war, ihn vor der ganzen Mannschaft verhöhnt habe, besonders, wo er ihn doch immer gegenüber der Unternehmensführung in Schutz genommen habe. Dann sprachen sie darüber, was ihnen beiden ihre Freundschaft bedeutet hatte und wie sehr sie ihnen fehlte.

Am Ende kamen sie überein, es wieder mit einer Zusammenarbeit zu versuchen, und verabredeten sich sogar zu einer Tasse Kaffee. Fast nebenbei erklärte Ray sich bereit, die Beschwerde fallenzulassen. Beide Männer, die äußerlich ziemlich hartgesotten wirkten, hatten – ebenso wie ich – Tränen in den Augen, und beide sahen aus, als wäre ihnen eine enorme Last von der Seele genommen worden.

Die Verhaltensdimension der Konfliktlösung

Wenn wir an Konfliktlösung denken, ist es gewöhnlich die Verhaltensdimension, die wir im Auge haben. Wir denken, daß es bei der Konfliktlösung darum geht, was Menschen tun (oder unterlassen) oder welche Vereinbarungen sie hinsichtlich ihres künftigen Verhaltens treffen. Hierbei gibt es zwei Aspekte: einmal die Aussetzung des Konfliktverhaltens, zum zweiten die Implementierung von Maßnahmen, die eine Lösung des Konflikts fördern. Zur Konfliktlösung auf der Verhaltensebene gehört zum einen, daß man das Streitverhalten beendet, und zum anderen, daß man Schritte ergreift, um den beiderseitigen Bedürfnissen gerecht zu werden und eine neue Form der Interaktion zu finden.

Manchmal gibt es eine spezifische Handlung, die die Beendigung des Konfliktverhaltens und Einleitung des Lösungsverhaltens symbolisiert oder verwirklicht. Das Unterzeichnen einer formalen Vereinbarung, Friedensverträge, Verträge und Konsensbeschlüsse sind Beispiele dafür. Manchmal übernimmt eine weniger formale oder institutionalisierte Handlung dieselbe Funktion: ein

Händeschütteln, ein gemeinsamer Umtrunk, eine Umarmung, die Verabredung einer gemeinsamen Aktivität, ein Blumenstrauß und ähnliches mehr. Es kommt auch vor, daß das Konfliktverhalten einfach aufhört, manchmal allmählich und manchmal ganz unvermittelt, und das Lösungsverhalten einsetzt, ohne daß es eine eindeutige Zäsur zwischen den beiden gegeben hätte. Es gibt Konflikte, wo nichts weiter geschehen muß, als daß das Konfliktverhalten aufhört. Das gilt insbesondere, wenn es nach Beendigung des Konflikts keine weitere Beziehung zwischen den Parteien geben wird.

Vereinbarungen und Regelungen werden in erster Linie auf der Verhaltensebene wirksam. Zwar kann eine Regelung die Gefühle und Wahrnehmungen der Parteien beeinflussen, aber man kann sich eigentlich nicht einigen, anders zu fühlen oder eine Situation anders wahrzunehmen. Gefühle und Wahrnehmungen verändern sich, aber nicht, indem man einfach vereinbart, sie zu ändern. Dennoch hat die Vereinbarung, sich auf eine bestimmte Weise zu verhalten, durchaus Bedeutung.

Beim größten Teil des 1995 in Dayton erzielten Abkommens, wo die Parteien sich auf einen Friedensvertrag für Bosnien einigten, ging es um eine Beendigung des Konfliktverhaltens und die Erreichung bestimmter Garantien, daß dieses Verhalten nicht wieder aufgenommen werden würde. Bis zu einem gewissen Grad wurde eine Konfliktlösung auf Verhaltensebene, wenn auch nicht auf der kognitiven und der emotionalen Ebene, erreicht. Aber auch auf der Verhaltensebene ist der Konflikt eindeutig noch nicht beigelegt, denn die Bemühungen, ein Konfliktlösungsverhalten zu fördern, haben sich als wenig erfolgreich erwiesen. Versuche, eine effektive gemeinsame Regierung zu schaffen, Flüchtlinge wieder in ihren alten Wohnorten anzusiedeln, die schlimmsten wirtschaftlichen Folgen zu beseitigen und die schlimmsten Kriegsverbrecher vor Gericht zu bringen, haben größtenteils nicht den gewünschten Erfolg gebracht. Die Vereinbarung hat also nur einen der beiden Aspekte der verhaltensbezogenen Konfliktlösung aufgegriffen und den anderen unberücksichtigt gelassen. Das ist häufig der Fall, ob es sich nun um innergesellschaftliche, internationale, familiäre oder sonstige Konflikte handelt. Wenn wir es nicht mit einem Fall zu tun haben, bei dem es keine weitere Interdependenz oder Interaktion zwischen den Konfliktparteien geben wird – keinen »Schatten der Zukunft« (Axelrod, 1984) –, wo also nichts weiter als die Beendigung bestimmter Verhaltensweisen nötig ist, um den Konflikt zu beenden, müssen beide Elemente der Verhaltensdimension behandelt werden, wenn der Konflikt vollständig gelöst werden soll.

Zu einer vollständigen Konfliktlösung kommt es nur, wenn sie in allen drei

Dimensionen stattfindet: der kognitiven, der emotionalen und der Verhaltensdimension. Aber das geschieht selten in übersichtlicher, ordentlicher Form und für alle Beteiligten gleichzeitig. Manchmal erklären Kontrahenten einen Konflikt frohen Herzens für gelöst, wenn sie bedeutsame Fortschritte in nur einer oder zwei Dimensionen gemacht haben. Sie würden es nicht so ausdrücken, aber oft empfinden sie es so. Zwar fördert eine Lösung in einer Dimension eine Lösung in den anderen Dimensionen, aber das Gegenteil trifft genauso zu: Die Konfliktparteien können unter Umständen erhebliche Rückschläge in einer Dimension erleben, wenn es keine Fortschritte in den anderen Dimensionen gibt. Zudem nehmen die Streitenden den Grad an Konfliktlösung, zu dem es in den verschiedenen Dimensionen gekommen ist, oft sehr unterschiedlich wahr. Manchmal wird dieser Unterschied zur Grundlage eines Handels, der eine Vereinbarung ermöglicht. Oft macht beispielsweise eine Partei ein psychologisches Zugeständnis im Austausch für eine Vereinbarung in der Verhaltensdimension. Doch für eine nachhaltige Lösung tiefverwurzelter Konflikte sind im allgemeinen signifikante Fortschritte in allen drei Dimensionen erforderlich.

Ergebnisse, Transformation und sozialer Wandel: Sinn und Zweck der Konfliktlösung

Zur Zeit gibt es eine lebhafte Debatte über die angemessenen Ziele von professionellen Konfliktmittlern. Sollten Konfliktmittler ein Ziel haben, das darüber hinausgeht, Konfliktparteien zu einer Übereinkunft zu verhelfen? Liegt es in ihrer Verantwortung, die schwächere Partei zu beschützen oder nicht anwesende, aber betroffene Dritte? Geht es bei der Konfliktlösung um Streitbeilegung, die Schaffung von Frieden und sozialer Gerechtigkeit oder um eine Veränderung der zwischenmenschlichen Beziehungen? Es ist eine Diskussion, die ich für sehr wichtig und notwendig halte, und sie kann dazu beitragen, die grundlegende Arbeit auf dem Gebiet der Konfliktlösung zu klären. Unglücklicherweise halten sich Konfliktmittler, wie alle anderen, nicht immer an das, was sie selbst predigen. Es besteht die Tendenz, daß Vertreter eines bestimmten Ansatzes die Ansätze anderer grob vereinfacht darstellen. Ich gehe zwar mit der folgenden Erörterung das Risiko ein, in dieselbe Falle zu tappen, aber ich werde versuchen, die hauptsächlichen Auffassungen bzw. Überzeugungen und einige der (vernünftigeren) Kritikpunkte zusammenzufassen.

ÜBERZEUGUNG: *Bei der Konfliktlösung geht es darum, Menschen zu helfen, ihre Konflikte zu beenden, indem sie zu bestimmten Vereinbarungen kommen.* Ein Konfliktlösungsverfahren ist weder eine Therapie noch sollen die Teilnehmer sich politisch organisieren. Obwohl solide Vereinbarungen, die wirklich den Interessen beider Seiten gerecht werden, durchaus zu persönlichen und gesellschaftlichen Veränderungen führen können, ist das ein Nebenprodukt von Konfliktlösungsverfahren, kein direktes Ziel. Wäre das die primäre Absicht professioneller Konfliktmittler, wären sie nichts weiter als eine weitere Interessensgruppe, die versucht, einem Problemlösungsprozeß ihre Ziele aufzuzwingen. Die hohe Wirksamkeit kooperativer Konfliktlösungsverfahren liegt darin, daß sie die Teilnehmer befähigen, in einem geschützten, konstruktiven Rahmen, in dem ihnen keine Themen von außen übergestülpt werden, selbstverantwortlich und effektiv für ihre eigenen Interessen einzutreten. Die Leute kommen zu professionellen Konfliktmittlern, damit sie ihnen helfen, für einen bestehenden Konflikt eine tragfähige Regelung zu finden. Sie wollen, daß ihnen möglichst wirksam geholfen wird. Sie kommen nicht, weil sie persönlich reifen, eine Transformation durchlaufen oder ihre Gefühle klären wollen. Alle programmatischen Zielsetzungen außer denen, die von den Parteien ausdrücklich in den Prozeß eingebracht werden, sind manipulativ und beschneiden die Selbstbestimmung und Eigenverantwortung der Teilnehmer.

KRITIK: *Die ausschließliche Konzentration auf Vereinbarungen, Ergebnisse oder Regelungen ist ebenfalls eine programmatische Zielsetzung.* Im Extremfall ist hier die nur allzu häufige Praxis der Streitbeilegung durch Druckausübung zu nennen, bei der Teilnehmer mit der Holzhammermethode gezwungen werden, einer Vereinbarung zuzustimmen. Die Vertreter dieses Ansatzes sind oft ergebnisfixiert und nicht daran interessiert, einen Weg zu finden, den zentralen Bedürfnissen der Streitparteien gerecht zu werden. Selbst diejenigen, die innerhalb dieses Rahmens einen sanfteren Ansatz praktizieren, begreifen oft nicht, daß Konflikte häufig ein Symptom tieferliegender Probleme sind, die die Parteien nicht ansprechen wollen oder können. Zudem wird bei diesem Ansatz häufig die kognitive und emotionale Konfliktlösungsdimension übersehen. Selbst wenn die Beteiligten eine umfassendere Lösung ihres Konflikts anstreben, als es durch eine rein ergebnisorientierte Verhandlung möglich ist, finden sie es einfacher, sich auf die greifbareren Aspekte des Prozesses zu konzentrieren. Wenn der Konfliktmittler den Akteuren keine Gelegenheit bietet, die tieferliegenden Konfliktursachen zu bearbeiten und sich mit ihren wahren Bedürfnissen auseinanderzusetzen, werden sie sich wahrscheinlich auf eine oberflächliche Konfliktlösung konzentrieren, die ihren Bedürfnissen nicht wirklich gerecht wird. Dieser Ansatz kann ebenso belastend und entfremdend sein wie der traditionelle Rechtsweg, aber ohne garantierte Verfahrensgerechtigkeit.

ÜBERZEUGUNG: *Konfliktlösung hat ein großes Potential zur Förderung persönlichen Wandels, und eine solche Transformation ist oft von wesentlicher Bedeutung, wenn Konflikte erfolgreich bearbeitet werden sollen.* Durch Mediation kann die Art, wie Menschen miteinander und mit einem Konflikt umgehen, radikal verändert werden. Diese Mediationsauffassung wird vor allem in den Arbeiten von Robert Bush und Joseph Folger (1994) eindrucksvoll vertreten. Zu einem inneren Wandel, einer Transformation, kommt es hauptsächlich durch den Prozeß zunehmender Selbstbestimmung und Autonomie (Empowerment) und der Anerkennung der gegenseitigen Interessen und Bedürfnisse (Recognition), der potentiell Teil jedes Konfliktlösungsprozesses ist. Ein wesentliches Hindernis beim Verwirklichen dieses Potentials ist die zu starke Ergebnisorientierung, die für viele Mediationen typisch ist. Chancen zu mehr Selbstbestimmung und gegenseitiger Anerkennung gehen verloren, wenn der Prozeß so ergebnisorientiert ist, daß eine intensivere Kommunikation nicht gefördert, ja gelegentlich sogar aktiv unterdrückt wird. So etwas wie eine neutrale Partei gibt es nicht, denn jeder vertritt ein bestimmtes Interesse. Wenn es das Ziel professioneller Konfliktmittler ist, eine Vereinbarung zu erzielen, um welchen Preis auch immer, stülpen sie dem Prozeß dieses Ziel über, selbst wenn sie behaupten, neutral zu sein. Eine Mißachtung des transformatorischen Potentials der Mediation verwehrt nicht nur den Beteiligten und der Gesamtgesellschaft eine wichtige Gelegenheit zur Reifung, sondern wird auch oft den realen, tieferliegenden Bedürfnissen der Konfliktparteien nicht gerecht. (Eine weitere, breiter angelegte – und zutiefst bewegende – Sichtweise des Transformationsansatzes findet sich bei Lederach, 1995 und 1997. Sein Fokus liegt eher auf dem Wandel von Beziehungen und Interaktionssystemen als auf persönlicher Veränderung.)

KRITIK: *Veränderungen vollziehen sich häufig in Folge der Erfahrungen, die Menschen mit Konflikten und deren Lösung machen, aber gewöhnlich nicht durch den bewußten Versuch, eine Transformation herbeizuführen.* Es ist möglicherweise eine Ironie des Mediationsprozesses, daß er bei den Teilnehmern gerade deshalb zu grundlegenden Transformationserfahrungen führt, weil dies nicht sein primäres Ziel ist. Viele sind bereit, sich auf eine Mediation einzulassen (und nicht auf eine Therapie, beispielsweise), eben weil es sich bei der Mediation um eine fall- und problemspezifische, begrenzte Intervention handelt. Außerdem sind kompetente Mediatoren stets bestrebt, die Teilnehmer zur selbstbestimmten Lösung ihrer Konflikte zu befähigen und ihnen bei der Anerkennung ihrer gegenseitigen Interessen und persönlichen Integrität zu helfen. Das ist schlicht gute Mediationspraxis. Konfliktlösungspraktiken haben das Potential, den Menschen inmitten von Konflikten die Macht über ihre Entscheidungen zu geben, doch wenn die Transformation ein Bestandteil der Zielsetzung wird, dann kann dieses Potential verloren gehen. Die Erfahrung, in einem komplexen Konflikt zu einer Einigung zu gelangen, führt schon aus sich heraus zu einer Stärkung der Selbstkompetenz und zu einer weit tieferen Verständigung und Anerkennung zwischen den Parteien, als es durch eine direkte und gesonderte Anstrengung möglich wäre.

ÜBERZEUGUNG: *Eine Konfliktlösung kann nicht auf faire Weise durchgeführt werden, ohne ein bestehendes Machtungleichgewicht und Fragen sozialer Gerechtigkeit anzusprechen.* Wenn die Bereitschaft fehlt, sich mit einem fehlenden Machtgleichgewicht zwischen den Parteien auseinanderzusetzen, sind Streitlösungsverfahren nur eine weitere Methode, Opfer sozialer Ungerechtigkeit noch mehr zu benachteiligen. Neutralität bei bestehenden Asymmetrien trägt zur Zementierung der Ungerechtigkeit bei. Konfliktlösung als Ziel ist nur sinnvoll, wenn sie an ein aktives Bemühen gekoppelt ist, dieses Ungleichgewicht der Macht zu korrigieren. Echte Neutralität gibt es nicht, weder auf der strukturellen noch auf der persönlichen Ebene.

KRITIK: *Wenn von Konfliktmittlern erwartet wird, daß sie die strukturellen Ungleichheiten innerhalb der Gesellschaft beseitigen, werden sie nicht nur wenig erfolgreich bei der Beilegung von Konflikten sein, sondern auch wenig zu Bestrebungen nach sozialer Gerechtigkeit beitragen können.* Der Ansatz ist herablassend, weil davon ausgegangen wird, daß die Konfliktparteien die Hilfe einer dritten Partei brauchen, um sicherzustellen, daß sie keine unangemessenen Entscheidungen treffen. Ein glaubwürdiger Konfliktlösungsprozeß, auf unparteiische Weise begleitet, kann für Menschen, die keine Macht- und Gestaltungsspielräume haben, oft extrem wertvoll sein. Zwar sollte es selbstverständlich Überprüfungsverfahren geben, die sicherstellen, daß nur angemessene Konfliktlösungsverfahren eingesetzt werden, aber die Wahl der richtigen Verfahren muß im Licht realistischer Alternativen getroffen werden. Manchmal können Menschen, die relativ schlechte Karten haben, diese am besten bei kooperativen Entscheidungsverfahren ausspielen. Vertreter des Gerechtigkeitsansatzes erreichen oft weniger echte Erfolge als gut strukturierte Konfliktlösungsforen. Diese Foren sind darauf angelegt, Verfahrensgerechtigkeit zu garantieren, die letztendlich die Grundlage sozialer Gerechtigkeit ist. (Eine lebhafte Erörterung dieser Auffassung findet sich bei McCrory, 1981; Susskind, 1981; Stulberg 1981.)

ÜBERZEUGUNG: *Das Ziel von Konfliktmittlern sollte eher eine tiefergehende Ana-*

lyse und ein tieferes Verständnis des Konflikts sein als ausgehandelte Vereinbarungen. Dieser Ansatz, dem Transformationsansatz vergleichbar, aber mehr auf die Beseitigung internationaler Konfliktherde und ethnischer Konflikte ausgerichtet, kritisiert viele internationale Friedensbemühungen, weil diese die tieferliegenden Konfliktursachen nicht aufdecken. Die bekanntesten Vertreter dieses Ansatzes sind John Burton und seine Kollegen am »Institute for Conflict Analysis and Resolution« an der George Mason University (Burton und Dukes, 1990). Ihrer Ansicht zufolge brauchen wir Mechanismen, die es den Konfliktparteien ermöglichen, die tieferen Schichten menschlicher Bedürfnisse zu analysieren, insbesondere Identitätsbedürfnisse, die die eigentliche Ursache der meisten ernsthaften, lang anhaltenden Konflikte sind. Nur wenn man Kontrahenten hilft, ihre eigenen Bedürfnisse und die der anderen Beteiligten besser zu verstehen, ist eine nachhaltige Konfliktlösung möglich. Steht allein die Beilegung eines speziellen Konflikts im Fokus des Prozesses, werden die zugrundeliegenden Ursachen oft ignoriert, und statt den Konflikt nachhaltig zu lösen, läßt die Intervention die Streitfragen weiter schwelen und führt häufig zu einer Eskalation. Der Nahe Osten, Nordirland und Bosnien werden von Vertretern des analytischen Ansatzes oft als Beispiele für diese Konfliktdynamik angeführt.

KRITIK: *Dieser Ansatz beinhaltet eine unrealistische Sichtweise der Art, wie bei der Lösung ernsthafter Konflikte Fortschritte erzielt werden.* Es gibt eine Zeit für die Analyse und Reflexion, und eine Zeit, in der man die Gelegenheit zu Fortschritten nutzen muß, wenn man eine Einigung in bestimmten strittigen Fragen erzielen kann. Wenn die Beteiligten greifbare Fortschritte in konkreten Fragen machen, sind sie besser in der Lage, sich mit den tieferen und komplexeren Bedürfnissen auseinanderzusetzen, die ihrem Konflikt zugrunde liegen. Wenn die Menschen in Bosnien, im Kosovo, in Kroatien und im Nahen Osten warten müßten, bis die Identitätsbedürfnisse der Konfliktparteien gründlich durchdiskutiert und bearbeitet wären, würden viele Gelegenheiten für Fortschritte im Friedensprozeß und wahrscheinlich auch viele Menschenleben verlorengehen.

ÜBERZEUGUNG: *Streitigkeiten werden gelöst, wenn die wichtigsten Interessen behandelt werden.* Klare Zielsetzung der Konfliktlösung laut Fisher und Ury (1981) ist das Finden einer Regelung, die die wichtigsten Interessen der verschiedenen Parteien berücksichtigt. Das kann durch einen interessenorientierten Verhandlungsansatz geschehen, bei dem die Interessen und Prinzipien der Streitparteien erforscht werden, im Gegensatz zu einem Machtkampf, bei dem es darum geht, wer sich mit seiner Position durchsetzt. Das Ziel ist eine Beilegung des Konflikts, aber eine, bei der die wesentlichen Interessen der verschiedenen Parteien berücksichtigt werden. Dabei braucht nicht zwischen Bedürfnissen und

Interessen unterschieden zu werden, denn Bedürfnisse sind nur ein tieferer Ausdruck von Interessen. Ausgehandelte Vereinbarungen sind die wichtigsten Ergebnisse, die in den meisten Konflikten angestrebt werden sollten.

KRITIK: *Die meisten ernsthaften Konflikte basieren auf tieferen Bedürfnisebenen, die durch eine Erforschung von Interessen nicht erreicht werden.* Zudem sind Interessen nicht statisch, sondern können sich durch die Interaktion verändern. Der Ansatz ist zu rationalistisch und läßt außer acht, daß Macht und Identität eine wichtige Rolle im Konfliktprozeß spielen. Die Konzentration auf Interessen sollte als Taktik angesehen werden, nicht als *die* Philosophie der Konfliktlösung. Obwohl sie als Taktik sehr wertvoll sein kann, ist sie nicht immer angemessen. Oft können die Konfliktparteien zu einer Regelung kommen, ohne sich mit ihren Interessen zu beschäftigen, und manchmal wird die Interessenklärung zu einer rein akademischen Übung, die keinerlei Beziehung zu dem hat, was den Beteiligten wirklich wichtig ist.

Auch wenn kompetente Konfliktmittler wahrscheinlich rein intuitiv die besten Erkenntnisse aus all diesen Ansätzen nutzen, gehen die Anhänger dieser verschiedenen Auffassungen doch jeweils auf etwas andere Art an Konflikte heran. Die folgenden Ausführungen zeigen, wie die Vertreter der verschiedenen Ansätze einen typischen politischen Konflikt auf kommunaler Ebene in Angriff nehmen könnten. (Das Beispiel basiert auf einem nicht-mediierten Streit, der vor mehreren Jahren ausgetragen wurde.)

Die Sozialbehörde des Bezirks Beechwood hat die Absicht, in einer gutbürgerlichen Wohngegend der Kleinstadt Holmes ein Heim für Jugendliche einzurichten. Eine Gruppe von Anwohnern hat Unterschriften gegen dieses Vorhaben gesammelt und droht, vor Gericht zu gehen. Die vorgebrachten Bedenken drehen sich um Verkehrsprobleme, einen befürchteten negativen Einfluß der Einrichtung auf die örtliche Schule und die Grundstückspreise. Eine Arbeitsgemeinschaft Jugendschutz, die sich für das Heim einsetzt, kontert mit dem Vorwurf, in Wirklichkeit gehe es hier um Rassismus: Holmes ist eine Stadt, in der überwiegend Weiße wohnen, und der Großteil der Jugendlichen im Heim wird Minderheiten angehören. Das leitende Verwaltungsgremium von Beechwood hat eine professionelle Konfliktmittlerin um Hilfe gebeten. Diese könnte nach einem der folgenden Ansätze vorgehen:
Eine Einigung erzielen. Die Anwohner, die Arbeitsgemeinschaft Jugendschutz und die Sozialbehörde müssen zu einer Vereinbarung gelangen, die für alle annehmbar ist. Auf diese Weise kann man den Anliegen der Anwohner Rechnung tragen, einen Plan für das Heim entwickeln und eine negative Schlacht vor Gericht vermeiden. Diesen

Prozeß mit dem Versuch zu belasten, jedermanns Gefühle hinsichtlich der Lebensqualität in der Wohngegend, interkultureller Begegnung und den Bedürfnissen von Jugendlichen durchzuarbeiten, wäre zuviel und würde ein erhebliches Hindernis für die Konfliktregelung bilden.

Persönliches Wachstum fördern. Die Parteien sollten einander zuhören, sie sollten die zugrundeliegenden Anliegen aller Beteiligten verstehen und anerkennen. Der Streit ist eine wunderbare Gelegenheit, mit Klischees und Mißverständnissen aufzuräumen. Dafür gibt es mindestens drei gewichtige Gründe. Erstens: Wenn die Einrichtung nach Holmes kommt, werden alle Beteiligten miteinander leben müssen. Wenn sie nicht anerkennen, daß die Anliegen der anderen ihre Berechtigung haben, wird das Problem ihnen langfristig erhalten bleiben. Zweitens: Es wird zu keiner tragfähigen Vereinbarung kommen, wenn man sich nicht bemüht, die Selbstbestimmung und gegenseitige Anerkennung zu fördern. Drittens: Die Anwohner, das pädagogische Personal und die Jugendlichen können viel füreinander tun, wenn nur jede Gruppe ihre Wahrnehmungen der Gegenseite ändert.

Fragen der sozialen Gerechtigkeit ansprechen. Wenn nicht das Ungleichgewicht der Macht zwischen den wohlhabenden Anwohnern und den potentiellen Heimbewohnern thematisiert wird, werden wahrscheinlich die Jugendlichen das Opfer einer ausgehandelten Regelung sein. Erzielte Kompromisse könnten negative Auswirkungen auf sie und vielleicht auch auf die Mitarbeiter des Jugendheims haben, denn diese Parteien werden wahrscheinlich bei einem Konfliktlösungsprozeß unterrepräsentiert sein. Die Intervention sollte sicherstellen, daß das Ergebnis die schwächere Partei nicht benachteiligt.

Eine Konfliktanalyse durchführen, bevor eine Konfliktlösung versucht wird. Die Streitparteien sollten sich darauf konzentrieren, ihre tieferliegenden Bedürfnisse und die Art, wie sie sich in diesem Konflikt auswirken, zu verstehen. Durch einen angemessenen Analyseprozeß kann man zu den tieferliegenden Problemen vordringen, die mit dem geplanten Jugendheim und der Reaktion der Anwohner verbunden sind. Wenn die Beteiligten versuchen, statt dessen zu einer ausgehandelten Vereinbarung zu kommen, wird entweder überhaupt keine Lösung erarbeitet werden oder wenn doch, wird der Konflikt sich auf die unterschiedlichste Weise weiter bemerkbar machen, zum Nachteil der Jugendlichen, der Anwohner und aller übrigen Beteiligten.

Man sollte auf die prozeduralen, psychologischen und inhaltlichen Interessen aller Parteien eingehen. Man sollte sich nicht auf die verschiedenen Positionen konzentrieren, die die Kontrahenten eingenommen haben, sondern ihnen vielmehr helfen, ihre Interessen zu formulieren, sich die Prinzipien zu überlegen, die eine Regelung bestimmen sollten, und Lösungsalternativen zu entwickeln und zu bewerten. Wenn das geschieht, kann in einem kreativen Problemlösungsprozeß, der die wahren Interes-

sen der Beteiligten berücksichtigt, eine konstruktive Regelung zum allseitigen Vorteil erarbeitet werden. Die Frage sollte daher lauten: Wie kann man sowohl den Bedenken der Anwohner, die sich um ihre Sicherheit, die Grundstückspreise und die Verkehrsprobleme sorgen, als auch dem Interesse der Sozialbehörde, die einen geeigneten Standort für das Heim braucht, gerecht werden?
Sehr wahrscheinlich würde jeder dieser Ansätze, wenn kompetent angewandt, dem Heim und den Anwohnern dabei helfen, zu einer für alle vorteilhaften Regelung zu gelangen. Letztendlich kann der beste Rat, welcher Ansatz in welchem Konflikt zur Anwendung gelangen und wie tief oder umfassend das Verfahren sein sollte, nur von den Beteiligten selbst kommen: in diesem Fall den Anwohnern, der Arbeitsgruppe Jugendschutz, dem pädagogischen Personal und der Sozialbehörde.

Es gibt natürlich noch weitere Ansätze der Konfliktlösung, und jeder der beschriebenen Ansätze hat etliche Varianten. Zudem sind viele weitere Kritikpunkte vorgebracht worden. In jeder dieser Konfliktlösungsauffassungen und auch in allen Kritikpunkten steckt etwas Wahres. Aber ich glaube, daß es zu einer großen Verwirrung führt, wenn Befürworter des einen Ansatzes andere Konzepte falsch charakterisieren oder eine extreme Version eines Ansatzes kritisieren, als wäre sie repräsentativ für das ganze Konzept. Beispielsweise haben Kritiker des Transformationsansatzes argumentiert, transformative Mediatoren hätten Konfliktparteien gedrängt, nach Selbstbestimmung und gegenseitiger Anerkennung zu streben, obwohl die Beteiligten ganz offensichtlich lediglich an einer Beilegung ihres konkreten Streits interessiert waren und nicht an der Aufdeckung tieferliegender Problemfelder. Die Vertreter transformativer Mediation unternehmen jedoch große Anstrengungen, diesen Einwand zu entkräften, indem sie von Anfang an sehr genau zu klären versuchen, was die Konfliktparteien wirklich wollen und entsprechend vorgehen. Vertreter des Transformationsansatzes haben andererseits anderen Mediatoren vorgeworfen, so ergebnisfixiert zu sein, daß sie die Parteien nicht wirklich miteinander kommunizieren lassen, nicht einmal, wenn sie es selbst wünschen. Aber die schlimmsten Auswüchse einer bestimmten Auffassung zu nehmen und sie dazu zu benutzen, den gesamten Ansatz zu kritisieren, ist sicher weder hilfreich noch fair.

Die angemessene Tiefendimension bei der Lösungssuche

Ich habe dargelegt, daß eine echte Lösung komplexer Konflikte in der emotionalen, der kognitiven und der Verhaltensdimension stattfinden muß. Das setzt auch voraus, daß die grundlegenden Bedürfnisse der Kontrahenten in angemessener Tiefe behandelt werden: das heißt, tief genug, um die wahren Anliegen offenzulegen, die die Motivation für ihr Engagement in einem konkreten Konflikt bilden, aber nicht so tief, daß es nötig wäre, grundlegende Lebensfragen durchzuarbeiten, die jenseits der praktischen Motivation der Teilnehmer liegen. Zu den großen Herausforderungen, vor denen Konfliktmittler stehen, gehört also, daß sie einen Weg finden müssen, um die Bedürfnisse der Teilnehmer auf der richtigen Ebene und mit angemessener Gründlichkeit anzugehen. Eine zweite Herausforderung besteht darin, so weise mit den verschiedenen Dimensionen umzugehen, daß jede bearbeitet wird, wenn es möglich und angemessen ist.

Diesen Herausforderungen kann man auf vielerlei Weise begegnen, und wer behauptet, daß ein Ergebnis oder ein Ansatz allen anderen überlegen sei, errichtet nur Hindernisse, die es schwerer machen, das Wesen von Konflikten und Konfliktlösungen zu verstehen. Die Lösung eines Konflikts erfolgt in mehreren Schritten, mit Rückschlägen und oft auf ganz unerwartete Weise. Manchmal kommt man am schnellsten zu spezifischen Vereinbarungen, wenn man den Streitparteien hilft, das unmittelbare Ziel einer Vereinbarung erst mal außer acht zu lassen und sich auf eine Analyse des Konflikts und auf die Kommunikation zu konzentrieren. Manchmal wiederum kann der Konfliktmittler die Parteien am schnellsten zu mehr Selbstbestimmung und einem gegenseitigem Verständnis der jeweiligen Positionen und Anliegen bringen, wenn er ihnen bei der erfolgreichen Lösung kleinerer oder unmittelbarer Probleme hilft. Die Kunst der Konfliktlösung erfordert eine Analyse jeder besonderen Situation, und am erfolgreichsten werden die Praktiker sein, die, basierend auf dieser Analyse und in Anpassung an die Besonderheiten jedes Konfliktfalls, verschiedene Ansätze nutzen können.

In den meisten Fällen ist Konfliktlösung kein festes Ziel, sondern ein Prozeß. Wir, die wir an Konfliktlösung interessiert sind, müssen lernen, den Beteiligten an jedem Konflikt sehr genau zuzuhören und zu verstehen, auf welcher Ebene sie die Probleme erleben. Dann müssen wir die richtige Tiefendimension herausfinden, auf der wir intervenieren oder die Teilnehmer ansprechen sollten. Da eine Interventionsebene, die für einen der Teilnehmer oder eine bestimmte Phase der Konfliktlösungsfindung richtig ist, für einen anderen oder in einer anderen Phase falsch sein kann, können wir nie ganz sicher sein, die optimale Ebene gefunden zu haben, und wir müssen uns während des gesamten Konfliktlösungsprozesses auf diese Suche einstimmen.

Wenn wir uns Bosnien, den Nahen Osten, Nordirland oder Guatemala ansehen, bekommen wir diese Dynamik auf höchst interessante Weise demonstriert. In allen Fällen wurde ein Abkommen erzielt, das einige Aspekte eines tiefverwurzelten Konflikts regelte, aber weder alle grundlegenden Streitfragen klärte noch die Identitätsbedürfnisse der betroffenen Menschen zufriedenstellte. Dennoch hat jedes dieser Abkommen den Parteien ermöglicht, ein zutiefst destruktives Konfliktverhaltensmuster zumindest vorübergehend aufzugeben. Wird das nun zu einem nachhaltigeren, tiefer verwurzelten Frieden und einer gerechteren Gesellschaft führen, oder sind diese Abkommen nur oberflächliches Flickwerk, das später eine Eskalation des Konflikts bewirken wird?

Eine nachhaltige Lösung tiefverwurzelter Konflikte und die Schaffung sozialer Gerechtigkeit müssen als langfristige Ziele angesehen werden, die komplexe, laufende Anstrengungen erfordern. Konfliktlösungsverfahren können ein Teil dieses Prozesses sein, aber eben nur ein Teil. Sie sind nur ein Element in einem weit größeren Bild, und wenn sie nicht in diesem Kontext gesehen werden, ist es unmöglich, vernünftig und flexibel auszuwählen, wie und wo der jeweilige Ansatz angewendet werden sollte.

Kooperative Problemlösung und »Alternative Dispute Resolution« oder »Wofür steht das A in ADR«?

Die Form professioneller Konfliktlösung, über die wir hier sprechen, findet immer weitere Verbreitung und ist unter verschiedenen, durchaus aufschlußreichen Namen bekannt. Sie wird als *alternative Konfliktlösung* oder *alternative Streitbeilegung (Alternative Dispute Resolution), kooperative Problemlösung* oder manchmal auch schlicht als *Mediation und Schlichtung* bezeichnet. Jeder dieser Begriffe vermittelt eine bestimmte Wertebasis. Kooperative Problemlösung impliziert, daß Konfliktmittler die Aufgabe haben, Menschen zu helfen, ihre Unstimmigkeiten gemeinsam und auf freiwilliger Basis zu klären. Bei dem Begriff »alternative Konfliktlösung« stellt sich die Frage: Alternativ zu was? Diese Frage wird auf sehr unterschiedliche Weise beantwortet, aber die meisten Konfliktmittler meinen damit offenbar alternative Verfahren zu einer gerichtlichen Auseinandersetzung. Eine Gleichsetzung mit Mediation und Schlichtung verknüpft die professionelle Konfliktlösung im wesentlichen mit der Arbeit von neutralen Dritten. Zudem gibt es Widersprüche zwischen den verschiedenen Konzepten. Bei der Schlichtung beispielsweise geht es selten um Kooperation, und immer häufiger gibt es eine sogenannte gerichtsverbundene Mediation, bei der ein Richter das Gespräch mit den Streitparteien sucht.

Durch die zunehmende Verbreitung und Institutionalisierung der professionellen Konfliktlösung kann man davon ausgehen, daß sie mit der Zeit weniger alternativ werden wird. Es ist vorgeschlagen worden, den Begriff *alternativ* durch den Begriff *angemessen* zu ersetzen. Andere meinen, *Konfliktmanagement* sei ein passenderer Begriff als Konfliktlösung und würde besser beschreiben, was wir tun. Bei diesen Unterschieden handelt es sich nicht um sprachliche Haarspaltereien; sie spiegeln grundlegende Fragen des Selbstverständnisses dieses Berufsfelds wider.

Ich glaube, daß eine umfassendere Betrachtung wünschenswert wäre. Ein gesunder Ansatz für den Umgang mit Konflikten braucht ein breites Spektrum von Konfliktlösungsansätzen. Wichtig ist es meiner Überzeugung nach, unser Verständnis der Bandbreite von Verfahren und Kompetenzen zu vertiefen, die erforderlich sind, um einen Konflikt erfolgreich zu bearbeiten, sowie unser Verständnis davon, wie wir zwischen ihnen wählen und sie auch verbinden können. Auf diese Frage werde ich in Kapitel 10 noch ausführlicher eingehen.

Ich glaube, daß vor allem zwei Rollen das Geschehen bei der Konfliktlösung prägen. Wir alle verhandeln tagtäglich mit anderen Menschen, und das ist die erste und wichtigste Rolle, die wir in den meisten Konflikten übernehmen. Auch die Rolle des Mediators ist sowohl ein professioneller Ansatz als auch eine grundlegende Fähigkeit des alltäglichen Lebens. Wie erfolgreich wir diese beiden Kernrollen ausfüllen, ist entscheidend für einen erfolgreichen Umgang mit der großen Bandbreite von Konfliktlösungsaktivitäten. Aber wir dürfen auch nicht vergessen, daß der Bereich der professionellen Konfliktlösung über Verhandlungsführung und Mediation hinausgeht. Und entscheidende Grundlage aller effizienten Ansätze ist die Fähigkeit zur Kommunikation.

KAPITEL 6

Kommunikation

Die Kommunikation ist der Dreh- und Angelpunkt von Konflikten ebenso wie von Konfliktlösungen. Konflikte werden durch Kommunikationsprozesse ausgetragen, die direkt und indirekt, zielgerichtet und zufällig, verbal und nonverbal, symbolisch und konkret, interaktiv und einseitig sein können, und dasselbe gilt für die Konfliktlösung. Für alle Konfliktmittler ist es von vorrangiger Bedeutung, daß sie den Bereich der Kommunikation verstehen und die Fähigkeit erwerben, erfolgreich zu kommunizieren. Die gute Nachricht dabei ist, daß man Kommunikationsfähigkeiten lernen, anwenden und fördern kann. Die schlechte Nachricht ist, daß gute Kommunikation schwieriger ist, als die meisten Leute annehmen. Die meisten von uns Praktikern glauben, wir hätten gute kommunikative Fähigkeiten (zumindest wenn wir es wollen), und die meisten werden sicher in die Lage sein, die wesentlichen Punkte guter Kommunikation zusammenzufassen. Aber wie allen anderen Menschen gelingt es uns nur sporadisch, erfolgreich zu kommunizieren, ganz besonders in emotional aufgeladenen Situationen. Der Kommunikationsprozeß stellt die größte Herausforderung für eine effiziente Konfliktlösung dar, bietet uns aber auch die größte Chance, unsere Kompetenz zu steigern. Kommunikation ist ein weites Feld, doch um den Bereich der Konfliktlösung besser zu verstehen, können wir uns auf die Beantwortung vier entscheidender Fragen konzentrieren:

- Was ist die Grundlage guter Kommunikation?
- Wie treten Menschen auf eine Weise in Beziehung, die dazu führt, daß jeder sich gehört und verstanden fühlt?
- Wie können Kontrahenten das, was sie zu sagen haben, auf konstruktive, erfolgreiche Weise mitteilen?
- Wie kann ein Konfliktmittler dazu beitragen, eine ineffiziente, destruktive oder wenig produktive Kommunikation in einen konstruktiveren Austausch zu verwandeln?

Das sind grundlegende Fragen für alle, die sich für Konfliktlösung interessieren, und sie sind über alle kulturellen Grenzen hinweg und in allen Phasen eines

Konflikts relevant. Das soll nicht heißen, daß komplizierte Konfliktgegenstände, tiefsitzender Groll oder langandauernde Feindseligkeit einfach verschwinden, indem man richtig kommuniziert. Kommunikation ist nur ein Teil des Konfliktlösungsprozesses, aber ein ganz entscheidender. Ohne die richtige Kommunikation läßt sich schwerlich etwas erreichen. In diesem Kapitel werden die obigen vier Fragen ausführlicher erörtert.

Die Grundlage guter Kommunikation

Gute Kommunikation ist eine Frage der inneren Haltung, nicht der Technik. Wenn Menschen ihre ganze konzentrierte Energie auf das Kommunizieren richten, können sie erfolgreich sein, auch wenn sie viele Fehler machen. Umgekehrt kann keine Kommunikationstechnik den Mangel an Engagement und den Wunsch, zuzuhören oder verstanden zu werden, wettmachen. Nur allzuoft wird Kommunikation als Sortiment von Verhaltensweisen oder Techniken betrachtet: Wer die richtigen Techniken erlernt, wird erfolgreich kommunizieren können. Aber die meisten haben sicher schon die Erfahrung gemacht, daß man sich im Gespräch mit jemandem, der bewußt eine bestimmte Kommunikationsstrategie einsetzt – wie zum Beispiel »Ich-Botschaften« oder aktives Zuhören –, herablassend behandelt oder nicht verstanden fühlt. Den meisten werden auch Gelegenheiten einfallen, bei denen sie selbst gute Kommunikationsstrategien eingesetzt haben, aber trotzdem nicht konzentriert oder *präsent* waren. Das kann für beide Seiten frustrierend sein.

Wenn es zu einem wirklichen Austausch kommt, können wir zahlreiche Verhaltensweisen beobachten, die als schlechte Kommunikationstechniken gelten. Die Leute unterbrechen einander, stellen Fragen, die sich nur mit »Ja» oder »Nein« beantworten lassen, geben selbstbezogene Statements ab, versuchen voreilig, Probleme zu lösen, oder reagieren mit humorigen Bemerkungen, wenn jemand ernsthafte Ausführungen macht. Und trotzdem kommt es zu einem echten Austausch zwischen ihnen, und alle fühlen sich gehört. Warum? Der Schlüssel ist die Intention und der Fokus der Gesprächsteilnehmer. Wenn jemand wirklich verstehen möchte, was der andere sagt, und sich aufrichtig darum bemüht, wird diese Absicht durchscheinen, trotz Verhaltensweisen, die nicht wünschenswert erscheinen mögen. Und wenn jemand sich so klar wie möglich ausdrücken will, damit er verstanden wird, und wenn er bereit ist, daran zu arbeiten, stehen die Chancen gut, daß es zu einem erfolgreichen Kontakt und Austausch kommen wird. Aber alle guten Kommunikationstechniken der Welt können einen Mangel an aufrichtigem Interesse an dem, was ein anderer zu sagen hat, nicht wettmachen.

Das soll nicht heißen, daß Verhaltensweisen und Techniken nicht wichtig wären; sie sind es. Man kann lernen, besser zuzuhören, schwierige Botschaften besser zu vermitteln, toxische Sprache umzuformulieren und auf Signale nonverbaler Kommunikation zu achten. Aber diese Techniken sind nicht der eigentliche Kern erfolgreicher Kommunikation. Wenn die Einstellungen eines Menschen einer Kommunikation nicht förderlich sind, werden seine Verhaltensweisen das zwangsläufig vermitteln.

Gute Kommunikation beginnt mit der Erkenntnis, daß niemand immer und ständig zuhören kann oder in der Lage ist, seine Sichtweise klar zu vermitteln. Auch wenn es manchen Menschen leichter fällt als anderen, erfolgreich zu kommunizieren, kann man das nie als selbstverständlich betrachten. Sich auf die Möglichkeit, ja sogar Wahrscheinlichkeit einzustellen, daß man nicht zu einer erfolgreichen Kommunikation in der Lage ist, mag sich manchmal unnatürlich anfühlen, aber es kann auch das Wichtigste sein, was man tun kann, um die Kommunikation zu verbessern.

Meiner Ansicht nach sind die folgenden grundsätzlichen Haltungen die Basis gelungener Kommunikation für jedermann, insbesondere aber in einem Konflikt.

Echtes Interesse an dem, was andere zu sagen haben, ist der Schlüssel zu einer guten Kommunikation. Wenn Menschen sich aufrichtig für das interessieren, was andere zu sagen haben, wird ihr Wunsch, zu verstehen, sich mitteilen. Dasselbe gilt im umgekehrten Fall.

Jede Kommunikation birgt neue Informationen und neue Lernerfahrungen. Wenn man nur mit einem Ohr zuhört und sich im Stillen schon eine Antwort auf das zurechtlegt, was der andere vermutlich sagen wird, kommt es zu keiner echten Kommunikation, selbst wenn man mit seiner Vermutung richtig liegt.

Gute Kommunikation braucht die ganze konzentrierte Energie der Gesprächsteilnehmer. Wenn Menschen ihre ganze Aufmerksamkeit, ihre Energie und ihre besten Zuhör- und Artikulationsfähigkeiten auf ein Gespräch konzentrieren, fühlt der Gesprächspartner sich im allgemeinen respektiert, selbst in einem Konflikt. Inmitten einer intensiven Interaktion klar zu kommunizieren ist aus gutem Grund ermüdend – es kostet viel Arbeit.

Erfolgreiche Kommunikation erfordert eine gemeinsame Anstrengung von Sprecher und Zuhörer. Sie ist interaktiv und iterativ – durch häufige Wiederholung gekennzeichnet. Die Gesprächspartner müssen zusammenarbeiten, um einen komplexen Austausch erfolgreich zu machen, vor allem in starken Streßsituationen. Ob direkt oder indirekt, sie müssen überprüfen, ob sie einander auch richtig verstanden haben.

Kommunikation unterscheidet sich von Überredung, Bewertung und Problemlösung. Wenn der Fokus auf dem Kommunizieren liegt, versuchen die Gesprächsteilnehmer zu verstehen, was die anderen zu sagen haben, und helfen anderen zu verstehen, was sie selbst mitzuteilen versuchen. Wenn sie sich statt dessen darauf konzentrieren, andere davon zu überzeugen, daß sie im Recht sind, oder bewerten, was der andere gesagt hat, ist eine effektive Kommunikation weniger wahrscheinlich.

Toleranz für die Schwierigkeiten, die Menschen (einschließlich man selbst) beim Kommunizieren haben, ist von wesentlicher Bedeutung. Die genannten Prinzipien sind allesamt Ideale und anzustrebende Ziele. Niemand wird besser zur Kommunikation befähigt, wenn man neue orthodoxe Regeln über die menschliche Interaktion aufstellt und einander dann danach beurteilt, wie genau man die Regeln einhält. Niemand kann ständig konzentriert und aufmerksam sein. Wir alle verwechseln die Kommunikation gelegentlich mit Überzeugungs- und Problemlösungsversuchen. Wichtig ist, daß wir Menschen, die sich um eine erfolgreiche Kommunikation bemühen, mit Respekt begegnen und daß wir vermeiden, uns so stark auf das Falsch und Richtig guter Kommunikation zu fixieren, daß wir nicht mehr auf natürliche, unbefangene Weise interagieren können. Daher lautet das letzte der Prinzipien:

Zur besten Kommunikation kommt es, wenn die Gesprächspartner authentisch und natürlich sind. Beim Kommunizieren geht es darum, als Mitmenschen zu interagieren. Das bedeutet, echt zu bleiben, man selbst zu sein, aus dem Herzen zu sprechen und mit anderen in Kontakt zu treten, die als Menschen per definitionem fehlerhaft sind.

Zuhören und eine Beziehung herstellen

Auch wenn professionelle Konfliktmittler in der Regel um die Wichtigkeit guten Zuhörens wissen, erkennen sie oft nicht, was das Wesentliche daran ist. Nach unserer Vorstellung ist gutes Zuhören oft mit dem Bild eines Kommunikationsprozesses verbunden, der nur in eine Richtung läuft. Aber gelingende interpersonelle Kommunikation ist immer interaktiv und setzt voraus, daß die Gesprächsteilnehmer etwas bilden, was im wesentlichen eine »Kommunikations-Partnerschaft« ist. Sie müssen einander beim Kommunizieren helfen, auch und besonders, wenn sie sich im Konflikt befinden. Zudem kann man auf eine Weise zuhören, die eine gegenseitige Bezogenheit fördert, oder auf eine Weise, die diese Verbindung behindert. Werfen wir einen Blick auf jedes der Problemfelder.

Die Kommunikationsschleife

Was verändert eine Konfliktdynamik so, daß aus einer feindseligen Auseinandersetzung die gemeinsame Suche nach einer Lösung wird? Diese Veränderung wird nicht notwendigerweise dadurch bewirkt, daß die Parteien ihre Einstellung gegenüber der Gegenseite ändern oder den Konflikt anders wahrnehmen. Ganz wesentlich scheint hingegen zu sein, daß sie anfangen, eine Verbundenheit mit der Gegenseite zu empfinden, fast eine Partnerschaft, basierend auf einer anderen Art von Kommunikation als der, die es vorher gab, und auf der Erkenntnis, daß sie einander brauchen, um einen Weg aus dem Konflikt zu finden. Mandela und de Klerk, Sadat und Begin, Rabin und Arafat, Trimble und Hume haben alle nicht notwendigerweise ihre Ansichten über den anderen geändert oder so etwas wie Sympathie oder auch nur Respekt füreinander entwickelt. Dennoch haben sie sich zusammengeschlossen, eine Beziehung hergestellt und gelernt, einander als notwendige Partner im Friedensprozeß anzusehen. Selbstverständlich kann gute Kommunikation allein keine tiefverwurzelten Probleme lösen, wenn die sonstigen Bedingungen ungünstig sind. Kommunikation ist eine notwendige, aber keine ausreichende Voraussetzung für die Lösung komplexer Konflikte.

Diese Beziehungen entstanden nicht durch den einfachen Prozeß guten Zuhörens, sondern durch einen komplizierten Prozeß, durch den die einzelnen Beteiligten lernten, miteinander zu kommunizieren. Diese führenden Politiker mußten lernen, die erhaltenen Botschaften zu dekodieren, ihre eigenen Vorstellungen so zu vermitteln, daß sie verstanden wurden, und eine Atmosphäre zu schaffen, die der Kommunikation förderlich war. Darüber hinaus mußten sie alle einen Weg finden, wie sie einander signalisieren konnten, daß sie verstanden hatten, was gesagt wurde, und daß sie das Gefühl hatten, selbst verstanden worden zu sein. Keine leichte Aufgabe vor einem Hintergrund langen und intensiven Konflikts und persönlicher Feindseligkeit. In den meisten Fällen spielte eine dritte Partei, die diese Kommunikation zwischen den Politikern förderte, eine entscheidende Rolle bei den Einigungsbemühungen. Dieser Prozeß ist nicht nur bei großen internationalen Konflikten bedeutsam. Er vollzieht sich jeden Tag am Arbeitsplatz, in der Familie, in Schulen und, wie im folgenden Fall, zwischen Interessensverbänden.

Mein Plan, eine verfahrene Situation aufzulösen, wäre fast kläglich gescheitert. Wir steckten mitten in einem ausgesprochen schwierigen Politikdialog, in dem es um die Kontrolle des Wildbestandes auf landwirtschaftlich genutzten Flächen ging. Ich bat zwei wichtige Vertreter von entgegengesetzten Interessengruppen, ob sie bereit wären, einige Lösungsvorschläge zu erarbeiten und diese dann der Gesamtgruppe zu unterbreiten. Mir war aufgefallen, daß diese beiden sich ernsthaft zu bemühen schienen, den Anliegen der Gegenpartei Rechnung zu tragen. Ich hielt es für eine gute Idee, daß sie einige Punkte für eine grundsätzliche Einigung ausarbeiteten, die dann vielleicht von der Gesamtgruppe als Vorlage übernommen werden könnten. Beide waren sich dessen bewußt, und sie waren bereit, einen Versuch zu wagen. Das Problem war nur – sie konnten einander nicht ausstehen.

Jonathan, ein Architekt, vertrat die lokale Umweltgruppe. Charles, früher Landwirt, war zur Zeit Lobbyist für Landwirte und Viehzüchter und zudem im weiten Umkreis als Auktionator bekannt. Jonathan machte nicht viele Worte, war schroff, mißtrauisch, beharrlich und sehr kreativ. Charles war locker, freundlich, witzig und selbstsicher, aber auch ziemlich aufbrausend. Jonathan neigte dazu, einen Vorschlag zu machen, dessen Vorzüge darzulegen, die erwartete Kritik vorwegzunehmen und gleich zu widerlegen – alles in einem Atemzug. Für Charles klang das arrogant und nach rigiden Vorstellungen, auch wenn er dem Vorschlag als solchem durchaus etwas abgewinnen konnte.

Wenn Charles Jonathan zuhörte, verriet seine Körpersprache zunehmende Anspannung, seine Brauen zogen sich zusammen, und die wenigen Äußerungen, die er machte, wurden immer kürzer und knapper. Wenn er antwortete, neigte er dazu, eine Anekdote zu erzählen oder irgendeine Analogie zu ziehen, manchmal machte er auch einen Witz. Das war seine Art und Weise, seine Bedenken hinsichtlich Jonathans Vorschlägen zum Ausdruck zu bringen. Diese Bedenken drehten sich hauptsächlich darum, wie schwer es sein würde, seine Anhänger von den Vorschlägen zu überzeugen und weniger um die Vorschläge als solche. Auf Jonathan wirkten Charles' Erwiderungen ausweichend, unlogisch oder irrelevant. Er reagierte, indem er sich vorbeugte, ein wenig lauter und nachdrücklicher sprach und gelegentlich mit dem Finger zeigte (Verhaltensweisen, die den Konflikt fast immer eskalieren ließen). Obwohl die beiden durchaus Fortschritte erzielten und einige gemeinsame Vorschläge erarbeiteten, drohte die Kommunikation zusammenzubrechen, und beide waren kurz davor, endgültig die Nerven zu verlieren.

In Einzelgesprächen erläuterten sie mir ihre Frustration über das Geschehen. Jeder interpretierte das, was der andere sagte, als manipulativ und unvernünftig. Keiner von beiden achtete auf Signale des anderen, die andeuteten, welche Form der Kommunikation funktionierte und welche nicht. Und doch versuchten beide ganz ernsthaft, miteinander zu kommunizieren. Ich fragte Jonathan, was ihm an Charles' Reaktion auf seine Vorschläge aufgefallen war – welche Form der Kommunikation zu ihm durchzudringen schien und welche nicht. Es war fast egal, welche Antworten Jonathan auf diese Fragen gab, denn die Fragen an sich waren eine Art Offenbarung für ihn. Er erkannte, daß er nicht nur darauf achten mußte, was er sagte, sondern auch darauf, wie er es sagte. Er hatte sich so auf den Inhalt seiner Aussagen konzentriert, daß er ihrer Form überhaupt keine Aufmerksamkeit geschenkt hatte. Ich bat ihn auch, einmal die Botschaften zu interpretieren, die hinter Charles' Anekdoten stehen könnten. Ich regte zudem an, er könne doch einmal versuchen, Charles mehr aus der Reserve zu locken und seine Inhalte langsamer und in kleineren Abschnitten zu vermitteln. Jonathan stand diesen Vorschlägen sehr offen gegenüber. Charles war weniger an Vorschlägen über das Wie der Kommunikation interessiert. Ich fragte ihn, was er Jonathan zu verstehen geben wolle. Er erzählte mir ein paar Geschichten, bei denen es im wesentlichen darum ging, daß Umweltschützer seiner Ansicht nach die prekäre wirtschaftliche Situation der kleinen Landwirte und Viehzüchter überhaupt nicht begriffen. Ich gab der Hoffnung Ausdruck, Charles würde diese Sorge ganz klar und deutlich formulieren, und wies darauf hin, daß Jonathan viel Wert auf Direktheit zu legen schien. Keiner der beiden hat seine Form der Kommunikation entscheidend verändert, und auch an der gegenseitigen Einschätzung änderte sich nicht viel. Aber sie achteten ein wenig mehr auf die Signale des anderen, und es gelang ihnen, mehrere Vorschläge auszuarbeiten, die in die Gruppe eingebracht wurden und sich als entscheidend für die weiteren Gespräche erwiesen.

Kommunikation muß interaktiv sein, wenn sie gelingen soll. Als Zuhörer müssen wir dem Sprecher helfen, seine Botschaften so zu vermitteln, daß wir sie verstehen und ihnen gegenüber präsent bleiben können. Als Sprecher müssen wir den anderen helfen, so zuzuhören, daß wir uns verstanden fühlen. Das bedeutet, daß wir aufmerksam bleiben müssen, während wir eine Botschaft vermitteln, und daß wir beim Zuhören ein Feedback geben. Diese Kommunikationsschleife ist notwendiger Bestandteil eines effektiven Austausches. Ob Menschen fähig sind, in Verbindung zu treten, insbesondere im Verlauf einer intensiven und wichtigen Interaktion, hängt von ihrer Fähigkeit ab, auf die oft subtilen Botschaften zu achten, die verraten, wie eine Mitteilung ankommt. Diese *Meta-Kommunikation* (Kommunikation über Kommunikation) wird auf die unterschiedlichste Weise vermittelt. Die Körpersprache oder eine Veränderung des Tonfalls zeigen an, ob jemand eine Mitteilung versteht oder sich verstanden fühlt. Menschen signalisieren auch auf vielfältige Weise ihren Energielevel, ihre Frustration, Wertschätzung oder Verwirrung. Manchmal sagt ein

Sprecher direkt, daß er nicht das Gefühl hat, verstanden worden zu sein. Gelegentlich sagt auch ein Zuhörer direkt, daß er etwas verstanden hat oder aber verwirrt ist. Aber meistens sind Meta-Mitteilungen weniger direkt oder offen. Sprecher müssen lernen, ihre Zuhörer zu »deuten«. Schüler entwickeln sehr wirksame Methoden, um ihre Lehrer wissen zu lassen, daß sie sich langweilen. Kinder bringen ihren Eltern ständig bei, wie sie mit ihnen sprechen sollen. Alle diese Methoden sind entscheidend für den Erfolg zwischenmenschlicher Beziehungen, die solche komplexen, aber wirkungsvollen Interaktionen brauchen, damit die Kommunikation erfolgreich verläuft. Die Unfähigkeit von Jonathan und Charles, die Meta-Mitteilungen des anderen aufzufangen, waren zu einem großen Teil für ihre Schwierigkeiten verantwortlich.

Niemandem gelingt es immer, Meta-Mitteilungen auszusenden oder zu entschlüsseln. Es kommt häufig vor, daß eine Partei das Gefühl hat, bei einem Gespräch erfolgreich in Kontakt getreten zu sein, während die andere Partei das keineswegs so empfindet. Interkulturelle Kommunikation ist unter anderem so kompliziert, weil Menschen aus verschiedenen Kulturen sich auf ganz unterschiedliche Weise auf die Kommunikationsschleife einlassen. Manche Gruppen brauchen sehr aktive und klare Botschaften, die den Kontakt bestätigen, wie Kopfnicken, verbale Zustimmung oder intensiven Blickkontakt. Andere ziehen ein weit zurückhaltenderes und subtileres Feedback vor. Wenn Angehörige von Kulturen mit unterschiedlichen Mustern interagieren, kann es passieren, daß es zu interessanten Kontaktunterbrechungen kommt.

Vor einigen Jahren leitete einer meiner Kollegen ein Trainingsprogramm in Warschau. Es kam zu einer lebhaften Diskussion, bei der die Teilnehmer sehr unterschiedliche Ansichten äußerten. Er hörte aufmerksam zu und nickte mit dem Kopf, als die verschiedenen Argumente vorgebracht wurden. In den Vereinigten Staaten bedeutet diese Geste normalerweise, daß wir aufmerksam zuhören und das Gesagte nachvollziehen können. Es bedeutet nicht unbedingt, daß wir der geäußerten Meinung zustimmen. Aber in Polen wird Kopfnicken als Zeichen der Zustimmung interpretiert. Als mein Kollege also auf ganz unterschiedliche Standpunkte mit einem Kopfnicken reagierte, wirkte er heuchlerisch auf die Teilnehmer. Glücklicherweise war das Verhältnis in der Gruppe so gut, daß die Teilnehmer ihre Wahrnehmung offen ansprachen, und es entspann sich eine interessante Diskussion über interkulturelle Kommunikation.

Das Scheitern des Versuchs, eine erfolgreiche Kommunikationsschleife aufzubauen, ist eine der wesentlichen Ursachen für einen Zusammenbruch der

Kommunikation, und der Aufbau dieser Schleife kann eine Schlüsselrolle im Konfliktprozeß spielen. Im Nahen Osten, Jugoslawien und Nordirland beispielsweise haben dritte Parteien eine ganz entscheidende Rolle gespielt. Das gegenseitige Vertrauen war so gering und die Feinseligkeit so groß, daß es erst zum Aufbau der Kommunikation mit einer dritten Partei kommen mußte, die dann den Konfliktgegnern helfen konnte, sich auf einen erfolgreichen Kommunikationsprozeß einzulassen. Kommunikationsschleifen zwischen den Vermittlern und den Konfliktparteien werden oft zur Grundlage eines funktionierenden Kommunikationssystems zwischen den Kontrahenten.

Erfolgreiche Kommunikation ist gewöhnlich iterativ: die Streitparteien müssen wieder und wieder versuchen, die Kommunikationsschleife zu schließen. Wenn sie dazu keine Gelegenheit bekommen, können sie ihre Mitteilungen nicht korrigieren oder verbessern, sie können nicht gemeinsam daran arbeiten, klarere Botschaften zu senden, und sie können nicht zu der vielschichtigen Kommunikation finden, die notwendig ist, um einen ernsthaften Konfliktlösungsprozeß durchzuführen. Ein gemeinsames Ziel aller Konfliktmittler ist daher, für einen fortlaufenden, flexiblen Kommunikationsfluß zu sorgen. Wenn ich öffentlich und ganz entschieden eine eindeutige Position oder eine feste Überzeugung vertrete, wird es mir sehr schwerfallen, sie entsprechend den Reaktionen der anderen darauf zu modifizieren. Hauptsächlich durch schriftliche Mitteilungen zu interagieren ist auch deshalb problematisch, weil dieses Medium zu großer Inflexibilität in der Interaktion führen kann. Eine schriftliche Mitteilung ist im allgemeinen präziser als eine mündliche und in jedem Fall bindender, weil sie leicht offiziell festgehalten wird. Diese Merkmale können es weitaus schwieriger machen, eine interaktive, iterative Kommunikation zu fördern.

Das Ziel des Zuhörens: Verbindung aufnehmen oder debattieren

Nicht jedes Zuhören fördert die Kommunikation. Die Form des Zuhörens, die Verbundenheit schafft, ist fast immer mit einem ehrlichen Bemühen um Verständnis verbunden. Ein Zuhören, und sei es noch so aufmerksam und aktiv, das vor allem durch den Wunsch motiviert wird, zu debattieren, zu streiten, zu überzeugen oder das Gehörte abzutun, wird wahrscheinlich zu weiteren Konflikten und einer größeren Entfernung zwischen den Konfliktparteien führen. Wir können ersteres als *integratives Zuhören* bezeichnen und letzteres als *distributives Zuhören*. Das heißt, die eine Form des Zuhörens versucht, eine Verbindung zwischen Zuhörer und Sprecher herzustellen, weil man herausfinden will, ob nicht die Anliegen, Vorstellungen und Wahrnehmungen beider integriert werden können, um das gegenseitige Verständnis zu fördern und zu sehen, ob es Ziele und neue Ideen gibt, die gemeinsam verfolgt werden können. Die andere Form des Zuhörens strebt ausschließlich danach, Recht und Unrecht aufzuteilen oder strategisch verwertbares Wissen auf Kosten des Gesprächspartners zu gewinnen, das heißt, sie verfolgt ein distributives Ziel. Ebenso wie andere Elemente des Konfliktverhaltens treten gewöhnlich beide Formen vermischt auf, und welche im Augenblick dominiert, kann sich häufig und rasch ändern.

Mit konstruktiver Klarheit sprechen

In einem Konflikt klar zu kommunizieren erfordert Mut. Schwierige Botschaften klar, eindeutig und gleichzeitig respektvoll zu vermitteln, stellt oft eine beängstigende Herausforderung dar. Da Menschen gewöhnlich nicht eifrig bestrebt sind, einen Konflikt auszutragen, und sich oft unsicher sind, wie gut sie damit umgehen können, thematisieren sie einen Konflikt häufig auf ungeschickte oder unproduktive Weise. Die vielleicht häufigste Tendenz ist dabei, den Konflikt überhaupt nicht anzusprechen, ihn zu unterdrücken, zu verschleppen oder zu leugnen, oder aber zwischen den Zeilen oder verdeckt auf ihn anzuspielen. Oft verteilen Menschen lieber Seitenhiebe, machen abfällige oder bissige Bemerkungen oder suchen nach weniger gefährlichen Ersatzthemen, über die sie sich streiten können, als die echten Konfliktthemen auf so ernsthafte Weise anzusprechen, daß eine ernsthafte Reaktion erforderlich wird. Zudem vertreten viele Streitparteien ihre Sache zwar dramatisch, klar und mit Mut zur Konfrontation, aber auf eine Weise, die keine Entgegnung, keinen Dialog, keine engagierte Interaktion duldet (wie in Kapitel 2 erörtert). Aber eine kraftvolle, mutige Haltung zeigt man nicht, indem man versucht, eine Reaktion oder einen Widerspruch im Keim zu ersticken. Eine kraftvolle, mutige Haltung zeichnet sich durch die Überzeugung aus, daß man ein Recht auf seine Gefühle hat, daß die ausgedrückten Bedürfnisse legitim sind und daß ein Konflikt mit Würde ausgetragen werden kann. Selbst wenn jemand sich in einer scheinbar machtlosen Position befindet, kann eine richtig vermittelte Botschaft großen Eindruck machen.

In vielen Teilen der Welt sind Roma (»Zigeuner«) immer noch Opfer von Rassismus und Diskriminierung. Die Arbeitslosenquote ist extrem hoch, die Sterblichkeitsziffer ebenfalls, und viele leben weiterhin in furchtbaren Barackensiedlungen. Rassismus prägt auch die Haltung vieler Mitarbeiter von Behörden wie Sozialämtern, Arbeitsämtern und im Bildungswesen. Die Roma werden für ihre Situation selbst verantwortlich gemacht, und offener Ausdruck von Rassismus ist keine Seltenheit. Roman C. ist ein hochgeachteter Roma-Anführer in einer kleinen Stadt in Bulgarien. Ich habe mehrere Jahre in einem multikulturellen Projekt mit ihm zusammengearbeitet. In den Außenbezirken der Stadt, in der er wohnt, liegt ein sehr armes Roma-Dorf, das so gut wie gar nicht an das Versorgungsnetz angeschlossen ist. Es gibt keine Kanalisation, keine Wasserleitungen, keine asphaltierten Straßen. Die Arbeitslosigkeit liegt bei über 90 Prozent. Aber vor kurzem wurde das Dorf an die Stromversorgung angeschlossen.

Als mehrere Familien dann versäumten, ihre Stromrechnung zu bezahlen, wurde dem gesamten Dorf der Strom abgestellt, obgleich die meisten Haushalte bezahlt hatten. Die Dorfbewohner wandten sich an Roman um Hilfe. Er war im Viertel aufgewachsen und hatte noch Verwandte hier. Begleitet von mehreren Kollegen unseres Projekts, ging Roman ins Rathaus, um sich bei der Stadtverwaltung zu beschweren. Erst mußte er sich feindselige und rassistische Bemerkungen über die Leute im Dorf anhören – sie seien unzuverlässig, und den Strom abzustellen sei die einzige Möglichkeit, sie zum Bezahlen zu bringen. Roman war daran gewöhnt. Er hatte so etwas sein ganzes Leben lang zu hören bekommen. Er hörte respektvoll zu und sagte dann, was er zu sagen hatte, mit ruhiger Stimme, aber sehr viel Leidenschaft. »Unsere Leute haben Probleme, und wir sollten die Verantwortung für das Geschehene übernehmen. Es war nicht richtig, daß bestimmte Familien ihre Stromrechnung nicht bezahlt haben. Aber auch Sie müssen die Verantwortung für Ihre Fehler übernehmen. Es ist nicht fair, das ganze Dorf für etwas zu bestrafen, das einige wenige Familien getan haben. Ihre eigenen Leute würden Sie nie so behandeln, aber weil wir Roma sind, denken Sie, mit uns können Sie es ja machen. Das werden wir nicht hinnehmen. Sie müssen einen anderen Weg finden, mit der Situation fertigzuwerden. Wir arbeiten gern mit Ihnen zusammen, um eine faire Lösung für das Problem zu finden. Aber unser Dorf hat so wenig, und das Wenige dürfen Sie uns nicht wegnehmen.«

Roman erhielt nicht sofort die gewünschte Reaktion, aber er blieb beharrlich. Nach einer Reihe von Gesprächen, bei denen er Varianten dieser Botschaft wiederholte, gab die Stadtverwaltung nach und baute Stromzähler ein, so daß in Zukunft nur der Strom derjenigen abgestellt werden würde, die nicht bezahlt hatten.

Wie das richtige Zuhören ist das produktive Ansprechen schwieriger Themen oft mehr eine Frage der Einstellung als der Technik. Beispielsweise sollte man natürlich im allgemeinen lieber »Ich-Botschaften« verwenden (also sich auf die eigenen Anliegen, Bedürfnisse und Gefühle beziehen) als »Du-Botschaften«

(also Vorwürfe, Schuldzuweisungen oder Vorschriften vorbringen, die dem anderen sagen, was er getan hat oder tun soll). Aber die Haltung, die einer »Ich-Botschaft« zugrunde liegt, ist wesentlich wichtiger als die Verwendung bestimmter Formulierungen. Wenn die zugrundeliegende Haltung von Vorwürfen oder Schuldzuweisungen geprägt ist, werden alle »Ich-Botschaften« der Welt andere nicht davon abhalten, aggressiv oder defensiv zu reagieren. Wenn ein Sprecher hingegen wirklich überzeugt ist, daß mehrere Sichtweisen möglich sind und daß es nicht nur um seine eigenen Anliegen geht, wird diese Haltung deutlich werden, auch wenn er seinem Gegenüber gelegentlich Vorschriften macht oder Vorwürfe äußert. Roman hat in seinem Statement einige »Du-Botschaften« gesendet, und bestimmt hat er nicht ausschließlich über sich und die Gefühle gesprochen, die das Verhalten der Stadtverwaltung in ihm ausgelöst hat. Aber es gelang ihm trotzdem, seine Botschaft mit Respekt und innerer Überzeugung zu vermitteln, weil er beides empfand. Im folgenden seien einige Einstellungen und Überzeugungen genannt, die dabei helfen können, mit konstruktiver Klarheit zu sprechen.

Jeder hat ein Recht auf seine Meinung, seine Bedürfnisse, Anliegen und Wünsche, und wir haben das Recht, sie auszudrücken und angehört zu werden. Wer die Erlaubnis anderer braucht, um seine Ansichten darzulegen, wird Mühe haben, mit konstruktiver Klarheit zu sprechen. Wer dagegen überzeugt ist, daß er seine Anliegen oder seinen Wunsch, angehört und verstanden zu werden, nicht rechtfertigen muß, wird eher in der Lage sein, diese Anliegen auf ruhige, aber kraftvolle Weise vorzubringen.

Andere haben ebenfalls ein Recht auf ihre Meinungen und Anliegen, und auch sie haben das Recht, gehört zu werden. Die eigenen Bedürfnisse und Ansichten selbstbewußt zu vertreten bedeutet nicht, andere mundtot zu machen. In einem Konflikt muß sich niemand für seine Gefühle rechtfertigen oder sein Recht auf eine eigene Meinung verteidigen. Es kann jedoch sein, daß die Konfliktparteien ihre Bedürfnisse und Überzeugungen erklären und genauer beschreiben müssen, und jeder hat das Recht, andere ebenfalls darum zu bitten.

Andere Sichtweisen sind möglich, und neue Informationen haben stets das Potential, die Situation in einem anderen Licht erscheinen zu lassen. Mit anderen Worten, es hilft, wenn die Beteiligten offen für die Möglichkeit sind, daß sie sich irren oder zumindest ihre Meinung über einen Aspekt des Konflikts ändern könnten, wenn sich neue Perspektiven auftun.

Seinen Sorgen Ausdruck zu verleihen oder Konfliktthemen anzusprechen ist etwas anderes, als andere davon zu überzeugen, daß man im Recht ist. Mit die sicherste

Methode, eine defensive oder feindselige Reaktion auszulösen, ist, ein Konfliktthema als Streitfrage aufzuwerfen (das Pendant des Sprechers zum distributiven Zuhören). Ein Anliegen auszudrücken und eine Ansicht vorzubringen ist etwas ganz anderes als das Eröffnungsargument einer Debatte. Wenn ich sage, daß es mich stört, daß Sie ständig zu spät kommen und daß ich deswegen schon eine Menge Ärger hatte, ist das an sich schon eine klare Aussage. Wenn ich dann noch sämtliche Gründe aufliste, warum es unfair von Ihnen ist, zu spät zu kommen, und alle denkbaren Entschuldigungen schon entkräfte, bevor Sie sie vorgebracht haben, dann versuche ich, Sie mundtot zu machen, und es wird Ihnen wahrscheinlich schwerfallen, sich meine wahren Anliegen anzuhören.

Der richtige Zeitpunkt ist wichtig, und wichtig ist auch, daß man sich genügend Zeit nimmt, um wichtige Punkte zu klären. Man muß nicht sämtliche Anliegen und Vorstellungen in eine Aussage oder ein kurzes Gespräch quetschen, und es wäre unklug, wichtige Mitteilungen vorzubringen, wenn der Zeitrahmen dafür gar nicht ausreicht. Manchmal gibt es keinen idealen Zeitpunkt für das Ansprechen einer schwierigen oder schmerzhaften Frage, aber es gibt ausgesprochen schlechte Zeitpunkte dafür. Wenn ich aus dem Haus haste, um meine kleine Tochter abzuholen, die vor der Schule auf mich wartet, ist es wahrscheinlich nicht der beste Zeitpunkt, mir mitzuteilen, wie wütend Sie auf mich sind.

Ein Anliegen vorzubringen ist etwas anderes, als ein Problem zu lösen. Einer der größten Fehler, den man machen kann, ist, ein wichtiges Problem aufzuwerfen und im gleichen Atemzug einen Lösungsvorschlag zu machen. Obwohl das auf den ersten Blick als konstruktiver Ansatz erscheinen mag, lenkt es die Aufmerksamkeit des Zuhörers auf die Frage, ob die Lösung angemessen ist, und hindert ihn daran, die Probleme oder Bedürfnisse des Sprechers zu verstehen. Es kann auch ein Versuch sein, andere davon abzuhalten, ihre Sichtweise der aufgeworfenen Probleme oder Anliegen vorzubringen.

Der Umstand, daß wir uns im Konflikt befinden, bedeutet nicht, daß mit Ihnen oder mir etwas nicht stimmt. Es ist ein Unterschied, ob man wütend ist wegen etwas, das jemand getan hat, oder ob man ihn als schlechten Menschen betrachtet. Wenn die Konfliktparteien an dieser Unterscheidung festhalten können, wird es ihnen leichter fallen, ihre Anliegen entschieden und klar vorzubringen, ohne den anderen persönlich anzugreifen. Wenn man sich in einem erbitterten Streit befindet, kann es sehr schwer sein, den anderen weiterhin als Mitmenschen wahrzunehmen, aber das ist ganz wesentlich für eine produktive Kommunikation in Konflikten.

Die erste Reaktion ist nicht notwendigerweise die letzte Reaktion. Jeder hat das Recht, erst einmal emotional auf eine Mitteilung zu reagieren. Daß ich ein Recht auf meine Gefühle habe, bedeutet nicht, daß Sie kein Recht haben, wütend auf mich zu sein, wenn ich diesen Gefühlen Ausdruck verleihe. Wenn ich der Ansicht bin, Sie hätten mich um meinen fairen Anteil an der gemeinsamen Firma betrogen, habe ich das Recht, meiner Meinung Ausdruck zu verleihen. Das bedeutet nicht, daß Sie nicht das Recht hätten, empört darüber zu sein, daß ich diesen voreiligen Schluß ziehe. Wenn ich ein Problem auf konstruktive Weise anspreche, bedeutet das nicht, daß Sie kein Recht hätten, wütend, fassungslos oder traurig darauf zu reagieren.

Probleme wirksam anzusprechen bedeutet nicht zwangsläufig, daß sie auch gelöst werden können. Ein Problem wird sich nicht einfach in Luft auflösen, nur weil man sich um eine respektvolle Kommunikation bemüht. Das bedeutet nur, daß man sein Bestes tut, um die Voraussetzungen für einen erfolgreichen Konfliktlösungsprozeß zu schaffen.

Es ist wichtig, auf eine Weise zu kommunizieren, die dem Gesprächspartner die bestmögliche Gelegenheit gibt, zu verstehen, was man sagt. Aufmerksamkeit gegenüber dem Kommunikationsstil des anderen ist wichtig, insbesondere in Konflikten. Die Streitparteien sollten sich ihrer Sprache, der Komplexität ihrer Wortwahl, der verwendeten Metaphern und der möglichen Auswirkungen ihrer Worte bewußt sein. Zur Kunst des Kommunizieren gehört, daß man seine Sprache dem Kommunikationsstil der Gesprächspartner anpaßt, ohne dabei herablassend oder unecht zu wirken. Ich kann nicht erfolgreich in die Hip-Hop-Sprache verfallen, wenn ich mit Jugendlichen spreche, aber ich muß auch nicht gerade mit komplizierten Fachausdrücken um mich werfen.

Daß ich mich klar ausdrücke, bedeutet nicht unbedingt, daß ich verstanden werde. Konflikte eskalieren, wenn Leute zu der Überzeugung gelangen, daß sie etwas so deutlich vermittelt haben, daß der andere es unmöglich mißverstanden haben kann. Egal wie klar oder differenziert man eine Vorstellung oder ein Gefühl auch ausgedrückt hat – der andere kann es ehrlich mißverstanden oder vollkommen anders interpretiert haben.

Diese Einstellungen sind keine Konzepte, die man einfach spontan übernehmen oder sich aufzwingen kann, aber sie sind häufig der Schlüssel zu einer erfolgreichen Kommunikation. Ein wichtiger Teil der Arbeit, die wir als Konfliktmittler leisten, besteht darin, daß wir den Beteiligten helfen, ihre Anliegen auf klare, überzeugende und respektvolle Weise anzusprechen. Dazu gehört unter anderem, daß wir diese Haltungen bei der Kommunikation zu fördern versuchen.

Der richtige Rahmen für eine Lösung

Wir alle begreifen unsere Welt durch das Medium der Sprache. Wie wir etwas beschreiben, beeinflußt nicht nur unser Verständnis des Geschehens, sondern häufig auch den weiteren Ablauf. Ein Konflikt kann durch die Sprache, die die Kontrahenten verwenden, um ihn zu beschreiben, und durch den Rahmen, in dem sie das Problem, ihre Anliegen oder ihre Ansichten darstellen, verschärft oder entschärft werden. In besonderem Maße hilfreich für die Konfliktlösung ist der Prozeß des wiederholten Umdeutens – des *sukzessiven Reframing.* Ein Konflikt wird immer auf eine bestimmte Art beschrieben, ein Vorschlag auf bestimmte Art formuliert und in einen bestimmten Bezugsrahmen gestellt (*Framing*); das Reframing ist der Prozeß, bei dem die Art, wie ein Gedanke dargestellt wird, so verändert wird, daß die grundlegende Bedeutung erhalten bleibt, aber zugänglicher für eine Lösungsbemühung wird. Dieser Versuch, einen neuen Rahmen zu finden, muß sukzessive erfolgen, denn komplexe Konflikte oder Probleme lassen sich nicht in einem einzigen klugen Geniestreich umformulieren. Erforderlich sind immer mehrere Versuche; jede Formulierung wird so lange verfeinert und vertieft, bis die Streitparteien ein größeres Potential für eine Konfliktlösung erkennen können. (Vgl. auch Bandler und Grinder, 1982.)

Die Reframing-Methode wird beispielsweise häufig bei Scheidungen eingesetzt, wenn es Streit um das Sorgerecht für die Kinder gibt. Solche Streitigkeiten sind oft besonders schwer beizulegen, was teilweise auch an der Art liegt, wie das Problem gefaßt wird: Wenn es um das Sorgerecht geht, werden wichtige Fragen oft in einer distributiven, »Alles-oder-Nichts«-, »Entweder-Oder«-Form dargestellt. Zudem fördert das Konzept des Sorgerechts eher Vorstellungen von Kontrolle und Besitz als von elterlicher Verantwortung (»Wer bekommt die Kinder?«). Bei der Scheidungsmediation wird oft versucht, diese Deutungssphäre zu verlassen und die elterliche Verantwortung stärker in den Blickpunkt zu rükken. Das fördert einen integrativeren und flexibleren Umgang mit dem Problem. Bei vielen Umweltkonflikten geht es laut Darstellung der Parteien um den Schutz der Umwelt im Gegensatz zur Förderung des Wirtschaftswachstums oder um staatliche Regulierung im Gegensatz zu den Rechten von Grundeigentümern. Beide Formulierungen postulieren einen Wertekonflikt, der schwer zu lösen ist und zudem nur die Wahl zwischen Entweder-Oder läßt. Oft ist es produktiver, sich zu überlegen, wie das Wirtschaftswachstum durch innovative Umweltschutztechniken angekurbelt werden könnte oder wie man durch die Förderung einer gesunden Wirtschaft zum Erhalt der Umwelt beitragen könnte.

Prinzipien für ein erfolgreiches Reframing

Eine Veränderung dieser Darstellungsweisen oder »Rahmen« ist nicht leicht zu erreichen, wenn die Positionen polarisiert sind, die Menschen voller Wut sind und es um komplizierte Konfliktgegenstände geht. Das Reframing muß durch einen interaktiven und iterativen Kommunikationsprozeß erfolgen. Es muß die grundlegenden Bedürfnisse widerspiegeln, die ausgedrückt werden sollen, und es muß *mit* den Beteiligten geschehen und darf ihnen nicht aufdiktiert werden. Die Einhaltung der folgenden Prinzipien kann dazu beitragen, eine erfolgreiches Reframing zu fördern.

Es ist wichtig, wie Probleme und Ideen formuliert werden. Das mag offensichtlich sein, aber wenn wir das Reframing für schlichte Wortspielerei oder Manipulation halten und nicht für einen wichtigen Schlüssel, der zu einem Perspektivenwechsel führen und die Kommunikationsfähigkeit der Streitparteien verbessern kann, dann werden wir wahrscheinlich auch nur Wortspiele veranstalten.

In jeder Formulierung wichtiger Fragen steckt etwas Wahres und eine Herausforderung. Selbst in der feindseligsten, negativsten Darstellung eines Problems finden sich Informationen, die Aufschluß über die Anliegen und Haltungen der Beteiligten geben und den Lösungsprozeß voranbringen können. Und selbst in ausgesprochen kooperativ klingenden Formulierungen stecken Herausforderungen, die bewältigt werden müssen, wenn man die zentralen Anliegen klären und bearbeiten will.

Bei einer konstruktiven Rahmung geht es um Klarheit und Ehrlichkeit, nicht darum, schwierige Konfliktthemen zu glätten. Oft scheint ein erfolgreiches Reframing den Konflikt zu verschärfen. Am schwierigsten sind oft Konflikte zu lösen, die von den Parteien vage, unentschieden und verwirrend beschrieben werden, damit sie sich nicht einer ernsthaften Auseinandersetzung stellen müssen. Manchmal beginnt der Umdeutungsprozeß damit, ein Schlaglicht auf die Meinungsverschiedenheiten und die Wichtigkeit des Konfliktthemas zu werfen. Ein Versuch, die Ernsthaftigkeit des Konflikts herunterzuspielen, wird sich letztendlich nicht als konstruktiv erweisen.

Die Umdeutung muß die wichtigsten Bedürfnisse der Parteien angemessen widerspiegeln. Entscheidend für die Darstellung des Konflikts ist, daß sie die wesentlichen Interessen oder Bedürfnisse der Beteiligten reflektiert. Ein Reframing, das die hauptsächlichen Bedürfnisse der Streitparteien nicht erfaßt, ist nicht authentisch und wird nicht funktionieren. Zudem sollte nicht nur die inhaltliche

Ebene eingefangen werden, sondern auch die Intensität der Gefühle der Beteiligten.

Erfolgreiches Reframing ist interaktiv und iterativ. Die Konfliktparteien werden ihre Denkweise nicht ändern, wenn sie sich nicht persönlich im Umdeutungsprozeß engagieren. Ein wichtiger Perspektivenwechsel geschieht selten in einem einzigen brillanten Augenblick. Er erfordert Arbeit, wiederholte Versuche und Verbesserungen und eine allmähliche Neuorientierung von Einstellungen und Wahrnehmungen. Obwohl es vorkommen kann, daß eine einzige Aussage oder Intervention den Wandel beschleunigt oder symbolisiert, beruhen solche Augenblicke fast immer auf vorherigen langwierigen Anstrengungen.

Ebenen des Reframing

Eine Umdeutung geschieht auf unterschiedliche Weise und auf unterschiedlichen Ebenen. Als Konfliktmittler müssen wir uns allmählich zu tieferen Ebenen vorarbeiten, wenn wir wirklich erfolgreich sein wollen. Oft fangen wir mit dem Versuch an, toxische oder provozierende Elemente aus der Formulierung eines Konfliktthemas oder Vorschlags zu entfernen, aber letztendlich versuchen wir, den Teilnehmern zu helfen, eine ganz andere Geschichte zu erzählen, eine konstruktivere, hoffnungsvollere und flexiblere. Meinen Beobachtungen zufolge geschieht das Reframing im wesentlichen auf vier Ebenen. Sie sind miteinander verwandt und verbunden, wirken aber auf unterschiedlichen Verständnisebenen. Alle haben eine emotionale und eine kognitive Komponente. Auf die Beschreibung folgt jeweils ein Beispiel für eine Darstellung (Framing) des Klienten und ein Reframing des Mediators. Diese Beispiele sollen einfach zeigen, wie sich der Inhalt eines Darstellungsrahmens ändern könnte. Damit soll nicht angedeutet werden, daß eine schlichte Umformulierung ohne einen iterativen und interaktiven Prozeß die Parteien bewegen wird, die Dinge anders zu sehen.

Entgiftendes Reframing

Auf der Entgiftungsebene geht es im wesentlichen darum, die verbale Fassung einer Idee, eines Anliegens, eines Vorschlags oder einer Frage so zu verändern, daß die wesentlichen Interessen des Sprechers erhalten bleiben, aber unproduktive Formulierungen, Gefühle, Positionierungen und Anschuldigungen entschärft werden. Das ist die einfachste Ebene; damit soll den Beteiligten vor allem geholfen werden, ihre emotionale Reaktion auf die Art, wie die Gegenpartei ihre Gedanken formuliert hat, zu überwinden. Das Schwierigste dabei ist, sicherzustellen, daß weder die zugrundeliegenden Anliegen noch die Intensität, mit der sie empfunden werden, beim Prozeß des Umdeutens verkleinert oder abgetan werden. Die häufigste Taktik besteht darin, eine wertbesetzte Sprache und Positionsforderungen durch interessenorientierte Formulierungen zu ersetzen.

FRAMING: Unser Kind ist ihm doch ganz egal. Der macht sich doch nur Sorgen darüber, wieviel von seinem kostbaren Geld er für die Unterhaltszahlungen abzwacken muß.
REFRAMING: Sie glauben also nicht, daß es ihm wirklich um das Wohl des Kindes geht, aber Sie sind sich ganz sicher, daß er möglichst wenig Unterhalt zahlen will.

FRAMING: Eher friert die Hölle zu, als daß ich noch mal mit diesem Wichser zusammenarbeite. Es war die reine Folter, als wir im selben Team waren, und ich werde mich bestimmt nicht noch mal seiner Arroganz und seinem Sadismus aussetzen.
REFRAMING: Sie haben unangenehme Erfahrungen bei der Zusammenarbeit gemacht, die Sie auf keinen Fall wiederholen wollen. Insbesondere fühlten Sie sich bestimmten Verhaltensweisen und Einstellungen ausgesetzt, denen niemand am Arbeitsplatz (oder sonstwo) ausgesetzt sein sollte.

Definitions-Reframing

Hierbei geht es darum, die Streitfrage oder den Konflikt so umzudefinieren, daß der Lösungsprozeß integrativer werden kann. Dies umfaßt ein konzeptuelles Umdeuten und nimmt häufig die Form an, daß man den Konfliktgegenstand als gemeinsames Problem darstellt, das gemeinsam gelöst werden muß. Auf dieser Ebene geht es hauptsächlich um den kognitiven Aspekt eines Konflikts. Das Entscheidende ist, daß man die wesentlichen Bedürfnisse oder Anliegen aller Parteien in einer gemeinsamen Problemaussage oder einem gemeinsamen Vorschlag zusammenfaßt. Oft geht es beim Definitions-Reframing darum, ein zu allgemeines oder zu spezielles Konfliktthema neu zu fassen, oder darum, einen anderen Zeitrahmen ins Bild zu bringen. Wenn Eltern sich etwa darüber streiten, wo die Kinder den Heiligabend verbringen sollen, könnte ein Mediator vorschlagen, daß sie sich überlegen, anhand welcher Prinzipien sie grundsätzlich klären wollen, wo die Kinder wichtige Festtage und Geburtstage verbringen. Wenn dieser Perspektivenwechsel die wesentlichen Anliegen der Eltern widerspiegelt, könnte eine erfolgreiche Neudefinition erfolgt sein. Wenn nicht, steht den Parteien noch mehr Arbeit bevor. Die Herausforderung dabei ist, das Konfliktthema nicht so allgemein zu definieren, daß die unmittelbaren Interessen keine Berücksichtigung mehr finden, aber auch nicht so eng und spezifisch, daß die tieferliegenden Konfliktthemen nicht mehr angesprochen werden.

FRAMING: Wir müssen entscheiden, wer das Sorgerecht bekommt, wo die Kinder wohnen sollen und wie viel Umgangszeit der andere Elternteil erhalten soll.
REFRAMING: Wir müssen entscheiden, wie wir unserer gemeinsamen elterlichen Verantwortung am besten gerecht werden und wie wir die Zeit gestalten, die die Kinder bei jedem von uns verbringen sollen.

FRAMING: Wollen wir die einmalige Qualität unseres Stadtteils erhalten oder den Forderungen der Stadt nachgeben und uns Verordnungen unterwerfen, die uns am Ende zu einer weiteren Yuppie-Gegend degradieren würden?
REFRAMING: Wie können wir die Einmaligkeit unseres Stadtteils innerhalb des Rahmens der Stadtverordnungen bewahren? (Hier sind sowohl Entgiftung als auch Neudefiniton beteiligt.)

Metaphorisches Reframing

Beim metaphorischen Reframing wird versucht, eine neue oder veränderte Metapher für die Beschreibung einer Situation oder eines Konzepts zu finden und damit die Sichtweise zu verändern. Manchmal bedeutet das, eine Metapher zu finden, die alle Beteiligten verwenden können, oder die Metapher einer Konfliktpartei in eine zu verwandeln, die die Gegenpartei mittragen kann. Oft erklären wir die Situation, in der wir uns befinden, unsere Gefühle oder Ideen durch Metaphern, Analogien, Aphorismen und Sprichwörter. Diese Bilder und Geschichten entwickeln häufig ein Eigenleben, und es kommt vor, daß sie das Denken einschränken oder Situationen auf eine Weise definieren, die eine Lösung erschweren. Zudem kann das, was für den einen ein ganz klares und zwingendes Bild ist, einem anderen verwirrend oder irrelevant erscheinen oder völlig andere Assoziationen wecken. Ich denke vielleicht, »Bluffen gehört zum Spiel«, und Sie legen vielleicht Wert darauf, kein »falscher Fuffziger« zu sein, aber letztendlich müssen wir möglicherweise alle »in den sauren Apfel beißen« und »die Suppe auslöffeln, die wir uns eingebrockt haben«.

Vor einiger Zeit, als ich eine Mediation in einem Unternehmen in Kanada durchführte, war ich anfänglich völlig aus dem Konzept gebracht, weil alle Teilnehmer ständig farbige Metaphern aus dem Hockey verwendeten. Ich brauchte eine Weile, um zu begreifen, was gemeint war, als ein Teilnehmer sich einem anderen zuwandte und erklärte: »Ich finde, Sie haben gerade den Torraum betreten, und ich sage: Foul!« Aber sobald ich den Dreh raushatte, wurde ein ganz neuer Kommunikationsweg eröffnet.

Metaphorisches Reframing ist subtil und erfordert große Sensibilität für die tiefere Bedeutung, die eine Metapher oder ein Sprichwort für jemanden hat.

Man muß ganz genau erfassen und sich darauf einstellen, wie und ob Metaphern die Kommunikation erschweren oder erleichtern. Trotzdem kann ein Reframing auf dieser Ebene eine sehr wirkungsvolle Möglichkeit sein, ein neues Verständnis des Konflikts und seiner Lösungsmöglichkeiten zu eröffnen. Man darf den Beteiligten allerdings keine veränderte Metapher aufzwingen, und die dritte Partei sollte den eigenen Metapherngebrauch ebenfalls im Auge behalten.

FRAMING: Er will immer nur der Disneyland-Daddy sein, während ich schufte wie Aschenputtel und die ganze unangenehme Arbeit der Kindererziehung auf mich nehme.

REFRAMING: Kinderhaben ist wie Bergsteigen. Es kann eine berauschende Erfahrung sein, erfordert aber harte Arbeit. Je mehr Arbeit man hineingibt, desto größer die Erfüllung. Wir müssen beide gleichermaßen an beiden Teilen der Erfahrung teilhaben.

FRAMING: Sie wollen das hier zu einem Jagdparadies machen, auf Kosten vieler wehrloser Tiere, die sich keine Lobbyisten oder Anwälte leisten können.

REFRAMING: Menschen und Tiere müssen in diesem Ökosystem im Gleichgewicht leben können.

Durch Reframing das Konfliktparadigma verlagern

Auf der Ebene des Konfliktparadigmas geht es um die grundlegende Sichtweise, die die Streitparteien vom Konflikt haben, und um die Art, wie sie ihn analysieren. Hier bedeutet Reframing normalerweise eine Veränderung der Art und Weise, wie jemand sich selbst im Konfliktsystem sieht. Dazu gehört, daß man den relevanten Ausschnitt der Welt auf ganz neue Weise betrachtet und den Konflikt auf alternative Weise auslegt.

Das setzt oft eine Veränderung der *Storyline* oder Handlung voraus, der dramatischen Sichtweise, die die Parteien von ihrem Konflikt haben. Einige Autoren (Hale, 1998) haben die Art, wie Menschen einen Konflikt auffassen, über den dramatischen Rahmen analysiert, der verwendet wird. Ein tragischer Rahmen beispielsweise impliziert Machtlosigkeit, die Unfähigkeit, einen Konflikt zu beeinflussen und ein Gefühl von Fatalismus über den Ausgang. Ein komischer Rahmen impliziert dagegen eine Vielzahl von Optionen, auf die die Streitparteien erheblichen Einfluß haben. Indem man die Beschreibung der Handlung verändert, die Charakterisierung der Teilnehmer und die Darstellung des Umfelds, kann sich der dramatische Rahmen wandeln.

Wenn es, durch welche Methode auch immer, gelingt, Menschen zu helfen, eine andere Geschichte zu erzählen, eine, die weniger hoffnungslos, weniger polarisiert und weniger von Helden und Bösewichten bevölkert ist, erweist sich dieser Prozeß häufig als Durchbruch zu einer neuen Sichtweise des Konflikts. Auf dieser Ebene kann ausschlaggebend sein, eine andere Theorie zu finden, um zu erklären, warum bestimmte Ereignisse stattgefunden haben. Ganz offensichtlich ist diese Art des Reframing weder einfach noch leicht. Sie setzt voraus, daß die Konfliktparteien einander auf ganz neue Weise zuhören. Eine weitere Voraussetzung ist häufig, daß Prozesse wirksam werden, die es den Streitparteien erlauben, einander ihre Geschichten ausführlich zu erzählen und dann gemeinsam an einer neuen Version zu arbeiten, die die wesentlichen Elemente beider Geschichten enthält. Wenn es beispielsweise Israelis und Palästinensern nicht gelingt, ihre bestehenden Geschichten so zu ändern, daß wesentliche Elemente der Geschichte des anderen darin enthalten sind, ist es schwer vorstellbar, wie ein nachhaltiger Konfliktlösungsprozeß in Gang kommen sollte. Aber durch eine Vielzahl von Projekten wie Gesprächsgruppen, Friedens-Camps und Friedensgesprächen auf Bürgerebene findet dieser Prozeß statt, und er wird wahrscheinlich entscheidend für den Erfolg der Friedensbemühungen auf diplomatischer Ebene sein.

EIN FRAMING: Ich habe hart gearbeitet, um meinen Kindern eine gute Ausbildung zu ermöglichen. Sie sind gut in der Schule – die Prüfungsergebnisse beweisen das. Aber durch das Affirmativ-Action-Programm werden Angehörige von Minderheiten bevorzugt – sie können an den besten Universitäten Jura studieren, sogar mit einem Stipendium, nur weil ihre Vorfahren früher schlecht behandelt wurden. Damit haben meine Kinder nichts zu tun, und dieses Auswahlkriterium ist unfair.
EIN ANDERES FRAMING: Unsere Kinder mußten die schlechtesten Schulen besuchen, sie bekamen Tests vorgelegt, die auf weiße Schüler zugeschnitten waren, und sie werden immer noch diskriminiert. Aber wenn sie die Chance erhalten, eine ordentliche Ausbildung zu machen, schneiden sie sehr gut ab, werden zu angesehenen Leitfiguren für unsere Leute und fangen an, den Teufelskreis des Rassismus in Ausbildung und Beruf zu durchbrechen. Mit den Förderungsmaßnahmen für Minderheiten soll einfach verhindert werden, daß der institutionalisierte Rassismus, den es immer noch gibt, ihnen alle Chancen raubt.
REFRAMING: Unter der Geschichte von Rassismus und Diskriminierung im amerikanischen Bildungswesen und im Beruf hatten alle zu leiden. Minderheiten erhielten eine qualitativ schlechtere Schulbildung, und jetzt sind die Schüler und Studenten von heute gezwungen, sich den Folgen dieses seit langem bestehenden Problems

zu stellen. Doch wahr ist auch, daß Schulen und Universitäten die künftigen Führungspersönlichkeiten darauf vorbereiten müssen, sich den großen Herausforderungen unserer Zeit zu stellen. Diese Führungspersönlichkeiten müssen in der Lage sein, mit allen Elementen unserer Gesellschaft zu arbeiten, und sie müssen mit der Weisheit der vielen verschiedenen kulturellen Gruppierungen der USA ausgerüstet werden. Zudem ist eine multikulturelle Vielfalt der Studentenschaft einer der größten Vorzüge, die eine Bildungseinrichtung zu bieten hat. Es ist ganz entscheidend, daß diese Vielfalt nicht auf Kosten bestimmter Gruppen erreicht wird. Unsere Bildungseinrichtungen müssen in der Lage sein, qualifizierte Schüler jeglicher Herkunft auszubilden, und die notwendigen Instrumente entwickeln, um die begabtesten Bewerber trotz ihres möglicherweise sehr unterschiedlichen Hintergrunds zu ermitteln.

Das letzte Beispiel zeigt, wie schwer es sein kann, zu einem echten Reframing des Konfliktparadigmas zu kommen. Aber ein solcher Perspektivenwechsel kann auch die grundlegendste Veränderung sein, die Konfliktmittler den Streitparteien in ihrer Herangehensweise an ernsthafte Konflikte nahebringen können.

Das Reframing ist ein wesentliches Element des Kommunikationsprozesses, der zu einer Lösung des Konflikts führt. Es erfolgt oft ganz automatisch, aber es ist auch ein Bereich, in dem gezielte Anstrengungen sehr wirkungsvoll sein können. Man kann das Reframing allerdings auch einsetzen, um Konfliktparteien zu manipulieren. Man kann es benutzen, um den Beteiligten ihre Sorgen, Anliegen oder Gefühle auszureden oder einen Konflikt oder ein Streitthema zu verwässern. Das mag zwar gelegentlich kurzfristig dazu führen, daß Vereinbarungen getroffen werden, aber fast niemals läßt sich auf diese Weise eine signifikante Lösung in wichtigen Fragen erreichen. Manipulatives Reframing führt im Gegenteil dazu, daß die Konfliktparteien dem Konfliktlösungsprozeß und den beteiligten dritten Parteien mißtrauen. Die Kunst des Reframings besteht darin, den Konflikt in seiner ganzen Bedeutungsfülle zu bewahren, aber den Konfliktpartnern zu helfen, ihn offener und hoffnungsvoller zu betrachten.

Kommunikation ist ein Interaktionssystem. In gewissem Sinn ist sie stets fehlerhaft, weil es unmöglich ist, die eigenen Gedanken und das eigene Verständnis der Situation einfach eins zu eins in den Kopf eines anderen Menschen zu übertragen. Aber wenn wir uns bemühen, miteinander zu kommunizieren und die Hindernisse zu überwinden, die einem wahren Verständnis des anderen in angespannten Situationen entgegenstehen, kann echte Kreativität entstehen. Wenn Menschen, die sich miteinander im Konflikt befinden, die Wahrheit nicht als etwas betrachten, über das nur sie allein verfügen, sondern als etwas, das allen Beteiligten gleichermaßen eigen ist, wächst die Wahrscheinlichkeit, daß sie ein höheres Maß an gegenseitigem Verständnis und an Empathie erreichen. Und das ist die Grundlage jedes tiefgreifenden Lösungsprozesses.

KAPITEL 7

Verhandeln und für Interessen eintreten

Wir alle setzen tagtäglich die grundlegende menschliche Fähigkeit zum Verhandeln ein. Wir nutzen sie, wenn wir geschäftliche Vereinbarungen oder familiäre Entscheidungen treffen, Pläne mit Freunden machen oder etwas kaufen wollen. Auch wenn wir spezielle Abmachungen mit unseren Kindern treffen, zum Beispiel über feste Schlafenszeiten oder häusliche Pflichten, stützen wir uns auf unsere Verhandlungsfähigkeiten. Das gleiche gilt am Arbeitsplatz, wenn wir uns etwa mit unseren Kollegen darüber einigen, wie wir die Arbeitsaufgaben untereinander aufteilen wollen. Weshalb erscheint uns dieselbe Aktivität auf einmal als eine anstrengende, schwierige oder heikle Aufgabe, sobald eine Interaktion als »Verhandlung« bezeichnet wird? Die Bezeichnung Verhandlung scheint das Gespräch aus den alltäglichen Interaktionen herauszuheben, die wir alle routinemäßig und größtenteils kompetent durchführen. Plötzlich denkt man, daß es Gewinner und Verlierer geben wird, daß ein Wettkampf stattfindet und daß alle darauf aus sind, sich gegenseitig zu übervorteilen. Man glaubt, daß man zu Kompromissen in wichtigen Angelegenheiten gezwungen wird und macht sich plötzlich Sorgen darüber, wie offen man über Bedürfnisse und Alternativen reden sollte.

Verbreitete Annahmen über Verhandlungen

Betrachten wir einmal einige der häufig geäußerten Annahmen über Verhandlungen:

Eine Verhandlung ist ein Spiel: Wenn von Verhandlungen die Rede ist, benutzen wir alle gern Metaphern, die mit Sport, Poker oder irgendwelchen anderen Spielen zusammenhängen. Wir reden davon, »die Karten auf den Tisch zu legen«, »den Einsatz zu erhöhen«, den Gegner zu »bluffen«, »den anderen in die Knie zu zwingen«, »ein Patt zu erreichen«, »mit harten Bandagen« zu kämpfen usw. Die Analogie zu Spiel und Sport hat durchaus eine nützliche Seite, weil es die Dynamik des Ganzen verdeutlicht. Einerseits zeichnen sich Spiele normalerweise durch ein bekanntes Prozedere, feste Verhaltensregeln und ein relativ klares Ziel aus. Andererseits geht es bei Spielen normalerweise um Gewinner und Verlierer, um feste, in Zahlen meßbare Ergebnisse und darum, geschickter oder klüger zu sein als die Mitspieler (die als Gegner betrachtet werden).

Bei Verhandlungen geht es um Kompromisse. Viele Leute widersetzen sich Verhandlungen, weil sie denken, daß sie dabei Abstriche an wichtigen Anliegen oder Werten machen müssen. Auch wenn Verhandlungen durchaus Kompromisse umfassen können, ist dies nicht zwingend der Fall. Manchmal orientieren sich Verhandlungspartner vielleicht an Normen, die eine relativ große Kompromißbereitschaft und eine Berücksichtigung des gegnerischen Standpunkts fördern. Doch diese kompromißbegünstigenden Normen können auch dazu führen, daß man Verhandlungen ablehnend gegenübersteht, wenn man sehr wütend auf die andere Partei ist oder sehr hartnäckig an einer Position festhält.

Bei Verhandlungen geht es um Macht. Vielen Eltern widerstrebt die Vorstellung, mit ihren Kindern zu verhandeln. Auch Manager lehnen es häufig ab, mit Mitarbeitern zu verhandeln, ebenso wie Polizisten mit Verdächtigen, weil es für sie einen unangemessenen Machtverzicht impliziert. Ironischerweise kommt es trotzdem die ganze Zeit zu solchen Verhandlungen, nur daß sie unter anderem Namen laufen. Zu Verhandlungen gehört häufig, daß man Macht ausübt, die Macht anderer anerkennt oder Abmachungen trifft, die zu einer Neuverteilung der Macht, aber nicht notwendigerweise zu einem Machtverlust führen. Tatsächlich tragen Verhandlungen häufig dazu bei, daß man seine Macht besser nutzen kann.

Bei Verhandlungen muß man nett sein. Muß man sich freundlich verhalten oder seinen Ärger auf die andere Seite verleugnen, wenn man verhandelt? Muß man den Verhandlungspartner so behandeln, als würde man viel von ihm halten? Natürlich nicht. Man muß allerdings bereit sein, mit der anderen Seite zu kommunizieren. Doch man muß sein Herz keineswegs zur Mördergrube machen.

Bei Verhandlungen muß man fies sein. Eine weitere häufige Annahme ist, daß man bei Verhandlungen streitlustig, abgebrüht und beinhart sein müßte – also das Gegenteil von nett. Viele Menschen lehnen Verhandlungen ab, weil sie sich nicht so benehmen wollen, aber befürchten, daß sie sich angreifbar machen, wenn sie nicht fies auftreten.

Eine Verhandlung ist ein komplexer Prozeß. Die Vorstellung, daß eine Verhandlung eine komplexe Angelegenheit sei, führt dazu, daß die Leute sich eingeschüchtert fühlen – sie befürchten, dieser Komplexität nicht gewachsen zu sein, und fühlen sich daher sehr verletzlich. Obwohl eine Verhandlung ihre komplexen Seiten haben kann, ist sie in der Regel ein recht unkomplizierter Vorgang.

Verhandlungen sind nur akzeptabel, wenn eine Win-Win-Situation entsteht. In einer vollkommenen Welt würden sich vielleicht alle Verhandlungen als Prozesse erweisen, bei denen es nur Gewinner gibt, aber in unserer Welt ist das weder möglich noch wünschenswert. Manchmal sind Kompromisse notwendig. Manchmal läßt es sich nicht vermeiden, daß eine Seite verliert. Es ist nicht förderlich für kooperative Verhandlungsansätze, wenn man nicht wahrhaben will, daß es auch Gewinn- und Verlustaspekte bei Verhandlungen gibt, oder wenn man distributive Lösungsvorschläge als Verstöße gegen höhere Gesetze des menschlichen Miteinanders betrachtet.

Auch wenn die eine oder andere dieser Annahmen auf einige Verhandlungen zutreffen mag, gilt keine davon automatisch für jede Verhandlung. Wenn Menschen jedoch von diesen Annahmen ausgehen, nehmen sie unter Umständen eine starre Haltung gegenüber Konfliktlösungen ein oder verweigern die Teilnahme an einem Prozeß, der zu ihrem Vorteil wirken könnte. Da diese Annahmen also nicht geeignet sind, wenn man das Wesen des Verhandelns verstehen will, stellt sich die Frage, wodurch es sich auszeichnet.

Was bedeutet Verhandeln?

Das Verhandeln ist eine Interaktion, bei der Menschen versuchen, ihre Bedürfnisse zu befriedigen oder ihre Ziele zu erreichen, indem sie eine Vereinbarung mit anderen anstreben, die ebenfalls versuchen, ihre Bedürfnisse zu befriedigen. Ob man es als Problemlösung, Handel, kooperative Entscheidungsfindung oder Kommunikation bezeichnet – wenn sich zwei oder mehr Personen aus freien Stücken um eine Einigung in einer Angelegenheit bemühen, dann verhandeln sie. Das kann durch direkte Kommunikation, in schriftlicher Form oder über eine dritte Partei geschehen. Die Verhandlungspartner können freundlich, feindselig, unnachgiebig oder offen sein; sie haben unter Umständen gute Alternativen zu einer Verhandlung oder auch keine anderen Möglichkeiten. Eine der Verhandlungsparteien verfügt vielleicht über eine besonders große Machtfülle und müßte gar nicht verhandeln, um ihre Bedürfnisse zu befriedigen, oder alle Verhandlungsparteien sind dringend aufeinander angewiesen, um ihre Ziele zu erreichen.

Muß eine Verhandlung freiwillig sein? Die Teilnahme an einer Verhandlung erfolgt nicht immer freiwillig. Arbeitgeber und Arbeitnehmer sind mitunter gezwungen, miteinander zu verhandeln, ebenso wie Personen, die in Beschwerdeverfahren, Zivilrechtsprozesse oder Scheidungen verwickelt sind. Doch wenn die Parteien keine andere Wahl haben, als ein bestimmtes Ergebnis zu akzeptieren, und keine Möglichkeit erhalten, für ihre Bedürfnisse einzutreten, dann verhandeln sie nicht. Das gilt auch, wenn eine fertige oder von oben verordnete Entscheidung unter dem Deckmantel des Verhandelns präsentiert wird. Es ist auch keine Verhandlung, wenn man einem Entscheidungsträger Informationen gibt oder ihm die eigene Meinung darlegt. Das gleiche gilt, wenn die Beteiligten nicht in irgendeiner Form bemüht sind, eine wechselseitige Übereinkunft zu erzielen. Doch *wenn* sie eine solche Anstrengung unternehmen, dann verhandeln sie – auch wenn sie unter großem Druck stehen, die Macht ungleich verteilt ist und sie kaum Alternativen haben.

Verhandeln bedeutet auch, daß man als Fürsprecher oder Anwalt für etwas eintritt. Als Verhandlungspartner setzen sich Menschen für ihre Interessen oder für die Interessen einer Einzelperson oder Gruppe ein, die sie repräsentieren. Diese Fürsprecher haben in einem Entscheidungsprozeß häufig keine andere Aufgabe, als sich für ihre eigenen oder die Interessen anderer einzusetzen. Von daher tritt ein Verhandelnder immer auch für Interessen ein, aber nicht jeder, der für Interessen eintritt, verhandelt auch. Anstatt die Problemlösung für ein wirksames Mittel dieser Fürsprache zu halten, neigen viele Menschen zu der Ansicht, daß jemand, der für Interessen eintritt, die Aufgabe habe, das größte Stück von einem gegebenen Kuchen für sich zu fordern. Sie messen die Kompetenz des Fürsprechers häufig an seiner Leidenschaft und seinem kraftvollen Auftreten. Doch häufig ist das vehemente Eintreten für eine Sache nicht die beste Methode, auch wenn es dem Interessenvertreter die Möglichkeit gibt, auf sein unerschütterliches Engagement für die angestrebten Ziele hinzuweisen.

Manchmal kultiviert ein Interessenvertreter oder ein System der Interessenvertretung (wie zum Beispiel das Rechtssystem, eine Gewerkschaft oder eine Personalabteilung) einen antagonistischen Stil. Manchmal werden eher Kooperationsfähigkeit oder Flexibilität gefördert. Der Widerstand gegen kooperative Strategien resultiert zum Teil aus den Zweifeln an ihrer Wirksamkeit, aber zum Teil auch aus dem Mangel an Erfahrung mit kooperativen Verfahren. Wenn Menschen oder Organisationen überzeugt sind, daß sie ihre Interessen auf antagonistische Weise verfechten können, werden sie automatisch zu diesem Ansatz greifen, wenn es hart auf hart kommt und die Verhandlungen sich zuspitzen. Bei der im folgenden beschriebenen Verhandlung zwischen Arbeitgeber- und Arbeitnehmervertretern kam es zum entscheidenden Durchbruch, als einige Schlüsselakteure die mutige Entscheidung trafen, einen weniger vertrauten und weniger bequemen Ansatz auszuprobieren.

Die Wunden des letzten Streiks waren noch nicht verheilt, als neue Vertragsverhandlungen anstanden. Die Manager und die Gewerkschaftsvertreter eines sehr großen Unternehmens waren entschlossen, eine Wiederholung des letzten Aufeinandertreffens zu vermeiden, aber ihre Beziehungen waren immer noch sehr angespannt. Sie hatten gemeinsam beschlossen, zwei Mediatoren von CDR (einer davon war ich) und einen dritten Mediator von einer örtlichen Konfliktberatungsstelle zu engagieren, die sie bei den Vorbereitungen auf die Verhandlung unterstützen und beraten sollten. Wir wurden gebeten, die beiden Verhandlungsteams in Methoden einer kooperativen Verhandlungsführung zu unterweisen und die Diskussion über die mögliche Umsetzung dieser Verfahren bei den anstehenden Gesprächen zu moderieren. Wir gingen mit ungefähr zwanzig Leuten aus jeder Gruppe für vier Tage in Klausur und arbeiteten zum Teil einzeln mit jeder Gruppe und zum Teil mit beiden Gruppen gemeinsam. Die Probe-Atmosphäre war faszinierend, weil alle Teilnehmer die Übungen nutzten, um die Ängste und Klischees, die sie mit der anderen Seite verbanden, auszuagieren. Bei einem Rollenspiel traf ein führender Managementunterhändler einmal eine Vereinbarung mit einem führenden Gewerkschaftsunterhändler und hielt sich dann nicht an die Absprache. Das Spielteam der Gewerkschaftsunterhändler war fuchsteufelswild. Zufällig war jedoch ein Mitglied des Managementspielteams in Wahrheit ein Gewerkschafter, und diese Person hatte den Manager unter viel Gelächter und Schabernack dazu gedrängt, die Vereinbarung zu brechen. Die Besprechung dieses Rollenspiels erwies sich für alle Beteiligten als großes Aha-Erlebnis. Obwohl es nur eine Übung gewesen war, markierte es den eigentlichen Beginn der Verhandlungen.

Nach dieser Simulation, als die echten Gewerkschafts- und Managementteams darüber zu sprechen begannen, wie sie die bevorstehenden gemeinsamen Gespräche führen wollten, zeichneten sich einige interessante Parallelen in der internen Dynamik der beiden Gruppen ab. Einige Mitglieder jeder Gruppe wollten eine eher kooperative Strategie verfolgen und die persönlichen Angriffe beenden, die frühere Verhandlungen gekennzeichnet hatten, aber es gab auch andere, die befürchteten, daß die andere Seite die Kooperation nur als Vorwand für eine Manipulation benutzen würde. Mit diesem Problem rangen die Beteiligten, bis eine Krise eintrat. Zu dieser Krise kam es, nachdem eine der beiden Gruppen das Risiko eingegangen war, einige wichtige prozedurale und psychologische Zugeständnisse anzubieten. Die anfängliche Reaktion der anderen Seite war negativ. Die Teammitglieder taten die Zugeständnisse geringschätzig ab und reagierten, indem sie erneut ihrem Ärger über die früheren Vertragsverhandlungen Luft machten. Das erste Team war tief enttäuscht und stand kurz davor, die Bemühungen um einen neuen Verhandlungsansatz als gescheitert anzusehen.

An diesem Punkt traf ich mich mit den Mitgliedern der zweiten Gruppe und erklärte, daß jetzt der Moment gekommen sei, in dem sie »Farbe bekennen« müßten. Sie müßten entscheiden, ob sie etwas Neues wagen oder zum früheren Interaktionsmuster zurückkehren wollten. Wenn sie jetzt nicht bereit wären, den entscheidenden Schritt zur Versöhnung zu tun, würde es eine Weile dauern, bevor sie wieder eine Chance erhielten. Es folgte eine hitzige Debatte, bei der einer der angesehensten Unterhändler der Gruppe erklärte, es sei an der Zeit, neue Wege zu beschreiten. Bei einem anschließenden gemeinsamen Treffen bedankte sich die zweite Gruppe für die Zugeständnisse, zu denen die erste Gruppe bereit gewesen war, und zeigte sich ihrerseits aufrichtig um Gespräche und Vorschläge bemüht. Das überraschte wiederum die erste Gruppe und trug entscheidend dazu bei, die angespannte Situation zu entschärfen. Am letzten Klausurtag arbeiteten beide Gruppen engagiert an der Planung neuer Verfahren für die Verhandlungen und für die Beziehungen zwischen Gewerkschaft und Management im allgemeinen.
Natürlich waren damit nicht alle Schwierigkeiten beseitigt. Veränderungen vollziehen sich langsam und zögernd. Doch die Verhandlungen liefen erheblich besser als in der Vergangenheit, und in relativ kurzer Zeit wurde ein neuer Vertrag unterzeichnet. Die Unterhändler bezogen sich wiederholt auf die Gespräche, die sie während der viertägigen Klausurtagung geführt hatten. Ihre Bereitschaft, einige Risiken einzugehen, übertrug sich auf die konkreten Verhandlungen.

Erfolgreich für eine Sache einzutreten ist nicht gleichbedeutend mit einem entweder antagonistischen oder kooperativen Verhalten. Es bedeutet, daß man die speziellen Interessen, für die man sich einsetzt, auf kompetente Weise voranbringt. Die strategische Frage, vor der alle Anwälte bestimmter Interessen stehen, ist, wie man als ernstzunehmender Gegner auftritt und sich gleichzeitig offen für die Möglichkeiten von kooperativen Ansätzen zeigt. Dieses Dilemma ist der Kernpunkt der meisten Verhandlungen.

Das Dilemma des Verhandelnden

Wie können Verhandlungspartner ihre Interessen schützen und gleichzeitig kooperative Beziehungen aufbauen? Das ist das typische Dilemma, vor dem Verhandlungspartner stehen. Wie kann man den Kuchen vergrößern (Wert schöpfen, Optionen erweitern, Win-Win-Ergebnisse fördern) und gleichzeitig ein Stück vom Kuchen bekommen, das so groß ist, wie es den eigenen Wünschen, Bedürfnissen oder Verdiensten entspricht (Wert fordern, eigene Interessen schützen)? Dieses Dilemma ist eines der Hauptprobleme, mit denen sich professionelle Konfliktmittler auseinandergesetzt haben.

Verhandlungspartner stehen vor dem Problem, daß bestimmte Ansätze, die ihren Erfolg in einem bestimmten Bereich fördern, häufig ihrem Erfolg in einem anderen Bereich in die Quere kommen. Um zum Beispiel eine kooperative Verhandlung zu fördern, ist es normalerweise wichtig, Informationen weiterzugeben, die eigenen grundlegenden Interessen ehrlich darzulegen und aufrichtig über die eigenen Alternativen zu sprechen. Doch damit gibt man der anderen Seite wertvolle Informationen an die Hand, falls sie sich entscheidet, mit harten Bandagen zu kämpfen oder vor Gericht zu gehen. Wenn man umgekehrt mit Informationen hinter dem Berg hält und vorgeht, als hielte man eine gerichtliche Auseinandersetzung für wahrscheinlich, verringert man die Aussichten auf einen kooperativen Verhandlungsprozeß. So wird das Verhalten der Beteiligten häufig zur Self-fulfilling Prophecy.

Doch so schwierig dieses Dilemma ist, es ist nicht unlösbar. Verhandlungspartner müssen nicht das eine oder andere Extrem wählen. Dennoch ist das Dilemma real und beeinflußt das Verhalten aller Beteiligten bei komplexen Verhandlungen. Der Erfolg einer Verhandlung hängt daher stark davon ab, wie gut man mit ihren beiden wichtigsten Dimensionen umgeht.

Die Verhandlungsdimensionen

Es gibt zwei Möglichkeiten, wie die Verhandlungsparteien versuchen können, ihre Bedürfnisse zu erfüllen. Sie können versuchen, so viel von den verfügbaren Vorteilen für sich (oder die Menschen, die sie vertreten) zu beanspruchen, wie sie brauchen oder wollen, oder sie können versuchen, die Gesamtmenge der Vorteile für alle Beteiligten zu vergrößern. Beide Ansätze finden sich in fast allen Verhandlungen, und beide sind normalerweise mit bestimmten Strategien verbunden. (Für aufschlußreiche Beschreibungen dieser Dimensionen vgl. Lax und Sebenius, 1986; Mnookin, 1993; Thomas, 1983; Walton und McKersie, 1965.)

In dem Grad, in dem es bei einer Verhandlung darum geht, ein möglichst großes Stück des verfügbaren Kuchens zu bekommen, ist sie distributiv. Mit anderen Worten: Dieser Verhandlungsansatz umfaßt, wie in Kapitel 2 ausgeführt, die Bemühung, zu einer Einigung darüber zu kommen, wer welchen Anteil an den verfügbaren Vorteilen, Werten, Gütern oder Diensten erhält. Wenn die Vorteile, die es zu verteilen gilt, nicht relativ unbegrenzt sind (eine Situation, in der sich eine inhaltliche Verhandlung normalerweise erübrigt), versuchen Menschen, die in der distributiven Dimension verhandeln, ihre Bedürfnisse auf Kosten eines anderen zu befriedigen. Deshalb befinden sie sich in einer strukturell antagonistischen Position (auch wenn dies nicht in ihrem Verhalten zum Ausdruck kommt). Die meisten Menschen haben diese distributive Dimension im Sinn, wenn sie an Verhandlungen denken.

Alternativ kann man auch versuchen, seine Bedürfnisse zu befriedigen, indem man die möglichen Vorteile für alle vergrößert und dafür sorgt, daß angemessen auf die Bedürfnisse aller Beteiligten eingegangen wird. In dem Grad, in dem die Verhandlungspartner diese integrative Dimension verfolgen, haben sie das gemeinsame Interesse, den Kuchen zu vergrößern und ihre Bedürfnisse unter einen Hut zu bringen. Die Auseinandersetzung mit den distributiven Gegebenheiten und die gleichzeitige Ausschöpfung der integrativen Möglichkeiten ist häufig die schwierigste Aufgabe, vor der Verhandelnde stehen, und ein weiterer Aspekt ihres Dilemmas. Diese Herausforderung zeigte sich deutlich in einem einzigartigen Konfliktlösungsprozeß, bei dem es um ein stark kontaminiertes Areal in einer städtischen Umgebung ging.

Murray Smelter in Utah war einmal die größte Bleierzhütte der Welt. Bis zu ihrer Schließung im Jahr 1949 wurde die Schmelzhütte von der ASARCO betrieben. Anschließend wurde das Gelände in kleinere Grundstücke aufgeteilt und verkauft. Die Grundstücke wurden für unterschiedlichste Zwecke genutzt. Es siedelten sich zum Beispiel Betongießer, Asphalthersteller, Betreiber von Lagerhäusern und Wohnwagenparks an. Dann wurde festgestellt, daß dieser Standort einige der höchsten Arsen- und Bleikonzentrationen in ganz Utah aufwies. Deshalb sollte das Gelände möglicherweise in das sogenannte Superfund-Programm für dringend sanierungsbedürftige Standorte aufgenommen werden. Die Stadtverwaltung von Murray war an einer wirtschaftlichen Nutzung des Areals interessiert, das ihrer Ansicht nach ideale Möglichkeiten für eine erfolgreiche kommerzielle Entwicklung bot. Es lag ganz in der Nähe einer Bundesautobahn, direkt an einer geplanten Bahnlinie und in der Nähe des städtischen Geschäftsviertels. Die Stadtoberen wollten vermeiden, daß das Gelände auf die Superfund-Liste kam und suchten nach einer Möglichkeit, die Sanierung und die Neuerschließung miteinander zu verbinden.
Die Kosten der Sanierung würden sich erheblich verringern, wenn man die mindergefährlichen Abfallstoffe für den Bau der vorgeschlagenen Straße auf dem Gelände verwenden könnte. Des weiteren ließen sich die notwendigen Maßnahmen in Grenzen halten, wenn man das Gelände asphaltierte oder mit anderen relativ undurchdringlichen Materialien abdeckte und wenn man es nicht für Wohnungen

oder für Zwecke nutzte, die Arbeiten im Freien erforderlich machten. Falls es gelang, einen neuen Bebauungsplan zu erarbeiten, der den Verkauf bestimmter Grundstücke, eine Garantie über die künftige Nutzung, laufende Kontrollen des Grundwassers und den Bau einer angemessenen Straße umfaßte, könnten daraus große Vorteile für alle Beteiligten erwachsen. Die Sanierung würde billiger, schneller und effizienter vonstatten gehen; die Stadt könnte den Ort in ein wichtiges kommerzielles Zentrum verwandeln (und Steuern einnehmen), und man könnte den schwierigen Prozeß abkürzen, in dem über die Verteilung von Zuständigkeiten und das Ausmaß der notwendigen Sanierung und der dafür erforderlichen Technologen gestritten wurde. Doch der Plan enthielt viele Unwägbarkeiten. Viele Steinchen mußten ineinandergefügt werden, und jeder der beteiligten Hauptakteure konnte das ganze Gebäude zum Einsturz bringen. Der Plan versprach große Vorteile für alle, doch nur wenn alle Einzelpersonen und Organisationen am gleichen Strang zogen. Um die komplexen Einzelheiten des Plans auszuarbeiten, rief die Environmental Protection Agency (EPA) alle Beteiligten an den runden Tisch, um die Sanierungs- und Bebauungsmöglichkeiten zu besprechen. Ein CDR-Kollege und ich moderierten die Gespräche. Zu den Teilnehmern gehörten Vertreter der Stadt Murray, der EPA, des bundesstaatlichen Department of Environmental Quality, des Büros der Generalstaatsanwaltschaft von Utah, der Verkehrsbehörde von Utah, der ASARCO sowie alle Grundstückseigner und Pächter mit langfristigen Verträgen, außerdem Repräsentanten des U.S. Justizministeriums und nicht zuletzt der potentielle Bauträger. Die verwaltungspolitischen Anforderungen und die Neubaupläne für die nahegelegene Autobahn, die mit den Vorbereitungen auf die Olympischen Winterspiele in Salt Lake City zusammenhingen, sorgten für erheblichen Zeitdruck.

Viele Elemente der Verhandlung waren distributiv. Wieviel Land sollte jeder Grundstückseigentümer für die geplante Straße abgeben? Welchen Beitrag sollten diejenigen leisten, deren Grundstücke nicht an die Straße grenzten? Wieviel sollten die verschiedene Parteien zur Sanierung beitragen? Viele dieser Verhandlungen mußten zwischen Personen geführt werden, die in der Vergangenheit im Streit miteinander gelegen hatten. Wenn sie sich zu stark darauf konzentrieren würden, ihre eigenen Bedürfnisse auf Kosten anderer zu befriedigen, war der gesamte Prozeß zum Scheitern verurteilt. Eine Reihe von komplizierten distributiven Verhandlungen entfaltete sich vor dem Hintergrund eines enormen integrativen Potentials. Wenn diese Verhandlungen ausschließlich auf die integrativen oder Win-Win-Aspekte gerichtet gewesen wären, hätten sie nicht erfolgreich verlaufen können, weil man einige distributive Entscheidungen treffen mußte. Wenn irgendeine dieser kollateralen Verhandlungen gescheitert wäre oder zu einem Gerichtsprozeß geführt hätte, wäre womöglich der gesamte Plan in sich zusammengebrochen. Natürlich verhielten sich

einige Parteien, als ob sie ein solches Scheitern bereitwillig in Kauf nehmen würden und drohten sogar gelegentlich damit.
Doch am Ende setzte sich der integrative Ansatz durch. Die Beteiligten erzielten eine allgemeine Einigung, die zu einem Konsensbeschluß führte. Die Sanierungsarbeiten wurden im Sommer 1998 aufgenommen, die mindergefährlichen Altlasten wurde für den Bau der Straße genutzt, und das Gelände wurde für kommerzielle Zwecke bebaut.

Wie in diesem Beispiel haben alle Verhandlungen sowohl distributive als auch integrative Elemente, doch es ist fast immer erkennbar, welches der beiden Elemente gerade vorherrschend ist. Professionelle Konfliktmittler sollten die wichtigsten Merkmale jedes Ansatzes und die ihnen zugrundeliegenden Haltungen unbedingt erkennen können.

Distributive Verhandlungen

Wenn Verhandlungspartner in erster Linie in der distributiven Dimension agieren, sind sie darauf konzentriert, wie sie den größtmöglichen Nutzen für sich selbst oder die Menschen, die sie vertreten, herausschlagen können. Ein distributiv Verhandelnder verwendet viele verschiedene Strategien, um die anderen Parteien dazu zu bewegen, der von ihm angestrebten Vorteilsverteilung zuzustimmen. Zu den wichtigsten Merkmalen des distributiven Verhandelns gehören spezielle Methoden, mit denen man Ereignisse darstellt, Macht anwendet, Alternativen einsetzt, Informationen weitergibt und Vereinbarungen erzielt.

Die Verhandlungsgegenstände werden tendenziell in Form der Frage dargestellt, wie man einen Kompromiß zwischen widersprüchlichen Bedürfnissen findet oder wie man zwischen Alternativen entscheiden soll, die sich gegenseitig ausschließen. Das herausstechende Merkmal eines distributiven Verhandelns ist nicht, ob die Themen in harschen oder freundlichen Worten erörtert werden. Eine distributive Verhandlung kann in sehr freundlichem Ton geführt werden, und eine integrative Verhandlung kann sehr feindselig klingen. Entscheidend ist, daß die Thematik als Frage über die Aufteilung einer begrenzten Ressource dargestellt wird.

Macht wird mit dem Ziel eingesetzt, der anderen Seite Zugeständnisse abzuringen. Die beteiligten Parteien setzen ihre Macht nicht ein, um kreative Optionen zu entwickeln oder die andere Seite von den gemeinsamen Vorteilen einer vorgeschlagenen Lösung zu überzeugen, sondern um die Gegenseite zu Zugeständnissen zu zwingen. Bei einer distributiven Verhandlung neigen die Beteiligten dazu, sich stark auf ihren eigenen Machtzuwachs oder Machtverlust zu konzentrieren. Sie neigen auch dazu, sich auf ihre »Rechte« zu konzentrieren, ihr Hauptinteresse gilt häufig der Frage, wie sie »das Beste für sich herausschlagen« können oder wie gut sie im Vergleich zu den anderen abschneiden, und weniger der Frage, ob sie eine kluge Lösung finden, die ihren Bedürfnissen gerecht wird.

Man benutzt Alternativen als Druckmittel, um die andere Seite zu einem Kompromiß oder zum Verzicht auf potentielle Vorteile zu bewegen. Während Alternativen beim integrativen Verhandeln dazu dienen, die Kreativität zu erhöhen und die Optionen zu erweitern, sprechen die Beteiligten einer distributiven Verhandlung darüber, wie stark ihre rechtliche Position sei und daß sie es im Grunde überhaupt nicht nötig hätten, zu verhandeln. Sie argumentieren, daß sie – im Gegensatz zu ihren Verhandlungspartnern – nicht wirklich auf eine Einigung angewiesen seien. Kurzum, sie »pokern« mit Alternativen und versuchen, die gegenseitige Wahrnehmung der Alternativen zu einer ausgehandelten Übereinkunft zu manipulieren, um die andere Seite zu Zugeständnissen zu bewegen.

Wer distributiv verhandelt, bezieht sich häufig auf »das Mindeste« oder auf sein »Limit«. Er spricht darüber, als sei es ein fester Punkt auf dem Spektrum möglicher Ergebnisse: »Ich will, daß die Kinder an den Schultagen bei mir sind, das ist das Mindeste«; »Ich bin bereit, das Auto für 7500 zu verkaufen, aber das ist mein absolutes Limit«. Im allgemeinen meinen die Leute mit »Limit« die Grenze zwischen einem akzeptablen und einem nicht akzeptablen Ergebnis. Doch wodurch wird diese Grenze festgelegt, und wie durchlässig ist sie? Wenn Leute ihre BATNA (Best Alternative to a Negotiated Agreement, Fisher und Ury, 1981) für besser halten als die potentielle Einigung, haben sie ihr »Limit« erreicht. Wenn ich denke, daß es besser ist, auf das Geschäft zu verzichten, als mein Auto für weniger als 7500 Dollar zu verkaufen, habe ich mein Limit erreicht. Das ist jedoch nicht gleichbedeutend mit einer einfachen Kosten-Nutzen-Überlegung. Menschen denken auch darüber nach, ob sie ihr Gesicht verlieren, ob es besser ist, leer auszugehen, als einen unfairen Deal zu akzeptieren oder ob es ihnen vielleicht wichtiger ist, dem anderen zu schaden, als ihre eigenen Bedürfnisse zu erfüllen. Ein Limit ist bestenfalls ein bewegliches Ziel, das von veränderlichen Umständen, neuen Informationen und wechselnden emotionalen Haltungen beeinflußt wird.

Zudem wird dieses Limit durch einen interaktiven Prozeß erreicht, weil die Verhandlungspartner ihre gegenseitigen Wahrnehmung der Alternativen zu beeinflussen suchen. Wenn ich eine distributive Verhandlung mit Ihnen führe, möchte ich Sie vielleicht glauben machen, daß ich viele tragfähige Alternativen habe, während sie gar keine haben. Außerdem möchte ich Sie vielleicht davon überzeugen, daß ich kurz vor meinem Limit stehe, so daß Sie Zugeständnisse machen, um eine Einigung zu erzielen. Wenn ich bewerten will, ob ich eine gute Vereinbarung erzielt habe, versuche ich herauszufinden, ob ich so viel wie möglich aus Ihnen herausgeschlagen habe, das heißt, ob Sie Ihr Limit erreicht haben.

Informationen sind ein Dreh- und Angelpunkt der Verhandlung. Die Verhandlungspartner geben nur Informationen weiter, wenn diese dazu beitragen können, die andere Seite zu Zugeständnissen zu bewegen. Informationen, die auf Schwächen der anderen Seite hindeuten, sind hilfreich; Informationen, die die Grenzen der eigenen Alternativen aufzeigen, nicht. Auch in der Art und Weise, wie Informationen weitergeben werden, zeigt sich die Verhandlungsdimension. Wenn Informationen als Argument für ein bestimmtes Ergebnis präsentiert werden, ist dies für gewöhnlich ein Anzeichen für einen distributiven Ansatz. Wenn sie als Daten präsentiert werden, die allen Beteiligten bei der Entwicklung und Bewertung von Alternativen helfen sollen, spricht dies eher für einen integrativen Prozeß.

Zu einer Einigung kommt es, wenn die Parteien einen Vorschlag akzeptieren, den sie für besser halten als ihre realistischen Alternativen. Das ist normalerweise eine sehr subjektive Feststellung. Menschen bewerten ihre eigenen Wahlmöglichkeiten häufig unbewußt oder bestenfalls über persönliche Eindrücke. Sie stützen sich auf emotionale Informationen ebenso wie auf eine logische Kosten-Nutzen-Analyse und berücksichtigen dabei solche Faktoren wie einen Gesichtsverlust oder die emotionalen Kosten für eine Fortsetzung des Prozesses.

Distributive Verhandlungen verlaufen nicht notwendigerweise feindselig. Man kann durchaus auf freundliche und offene Art zusammenarbeiten, um zu entscheiden, wie man eine begrenzte Ressource unter sich aufteilen will. Die meisten Kauf- und Verkaufsverhandlungen sind freundlich, kooperativ und distributiv. Doch wenn es bei den Verhandlungen um die Lösung eines schwerwiegenden Konflikts geht, bei dem viel auf dem Spiel steht, bei dem die Beziehungen angespannt sind und die Emotionen bloßliegen, führt ein distributiver Ansatz wahrscheinlich zu einem hitzigen, kontroversen Prozeß.

Integrative Verhandlungen

Im integrativen Verhandeln liegt die Lösung für das Dilemma des Verhandelnden. Je weiter man die integrative Dimension ausdehnen kann, desto kleiner wird das Dilemma. Je stärker dieses Element bei einer Verhandlung präsent ist, desto mehr sind die Beteiligten, wie an früherer Stelle beschrieben, darum bemüht, den Kuchen zu vergrößern, das heißt die zu verteilenden Vorteile zu maximieren oder die grundlegenden Bedürfnisse aller Beteiligten in irgendeiner Form zu erfüllen.

Informationen sind von zentraler Bedeutung für eine erfolgreiche integrative Verhandlung. Es gibt zwei wesentliche Ansätze, um zu integrativen oder Win-Win-Ergebnissen zu gelangen, und beide erfordern den Austausch von Informationen. Ein Ansatz beruht auf gleichartigen Interessen, der andere auf ungleichartigen. Integrative Lösungen lassen sich erreichen, wenn die Parteien ein gemeinsames Interesse haben, das sie gemeinsam verfolgen können. Beiden Elternteilen liegt normalerweise das Wohl des Kindes am Herzen. Umweltschützer und Industrie sind häufig beide an berechenbaren staatlichen Maßnahmen zur Durchsetzung von Umweltbestimmungen interessiert. Diese gemeinsamen Interessen können zur Grundlage einer integrativen Verhandlung werden.

Doch auch unterschiedliche Interessen können zur Ausgangsbasis der Konfliktlösung werden, solange die Interessen nicht in direktem Widerspruch zueinander stehen. Wenn ein Elternteil besonderen Einfluß auf die Schulbildung des Kindes nehmen möchte und der andere großes Gewicht auf die religiöse Erziehung legt, haben sie eine Basis für eine integrative Verhandlung. Auch wenn einer der Partner bei einer Geschäftsauflösung vor allem an den liquiden Mitteln und der andere eher am langfristigen Wachstum interessiert ist, können sie eine integrative Lösung anstreben.

Damit das integrative Potential erkannt wird, müssen die Beteiligten allerdings genügend Informationen austauschen, um ihre gemeinsamen oder sich ergänzenden Interessen entdecken zu können. Deshalb sind viele Merkmale eines erfolgreichen integrativen Verhandelns damit verbunden, daß ein freier Informationsfluß ermöglicht wird.

Integrative Verhandlungen zeichnen sich häufig durch die folgenden Prinzipien aus (die ich ursprünglich für das CDR-Handbuch zum Mediationstraining entwickelt habe, vgl. *Mediation Process Training Manual*, CDR Associates, 1986).

Beim integrativen Verhandeln geht es um den erfolgreichen Aufbau von Beziehungen. Obwohl die meisten Verhandlungen beziehungsbildende Aktivitäten umfassen, spielen gute Beziehungen für den Erfolg von integrativen Verhandlungen eine besonders große Rolle. Das heißt nicht, daß die Beteiligten sich mögen, vertrauen, bewundern oder amüsant finden müssen. Aber sie müssen in der Lage sein, eine hinreichend gute Beziehung aufzubauen, um den integrativen Aspekt der Verhandlungen zu bestärken.

Beim integrativen Verhandeln geht es um Kommunikation. Natürlich gehört Kommunikation zu allen Verhandlungen, doch wenn man das integrative Potential beim Verhandeln maximieren will, muß man der Förderung einer guten Kommunikation für gewöhnlich ganz besondere Aufmerksamkeit widmen. Die Verhandlungspartner erzeugen ein Kommunikationssystem. Sie übernehmen es unter Umständen aus früheren Gesprächen oder schaffen es ganz neu, und sein Wesen hat großen Einfluß darauf, wie die Verhandlungen verlaufen. Häufig entsteht das Kommunikationssystem durch eine Verhandlung innerhalb der primären Verhandlung, auch wenn die Beteiligten sich dessen selten bewußt sind. Bei integrativen Verhandlungen wird die Aufmerksamkeit oft ganz bewußt auf die Schaffung dieses Systems gerichtet.

Beim integrativen Verhandeln geht es um Aufklärung. Je intensiver ein integrativer Verhandlungsversuch ist, desto stärker wird er einen gegenseitigen Aufklärungsprozeß umfassen. Es ist wichtig, daß die Schlüsselakteure sich darüber aufklären, was ihnen Sorgen macht, unter welchen Zwängen sie operieren, welche Wahlmöglichkeiten sie für sich sehen und welche relevanten Informationen ihnen zur Verfügung stehen. Normalerweise muß dies geschehen, bevor die Parteien sich auf Lösungen oder Ergebnisse konzentrieren.

Beim integrativen Verhandeln geht es um Problemlösung. Manchmal reicht es aus, wenn man in Verhandlungen einfach Informationen austauscht, die Situation klärt oder Überzeugungen und Werte zum Ausdruck bringt. Doch normalerweise gehört zum Verhandeln der Versuch, eine Einigung über eine Frage oder ein Problem zu erzielen. In dem Grad, in dem eine Verhandlung integrativ ist, wird der Prozeß unter dem Aspekt einer gemeinsamen Problemlösung stehen. Wenn die Verhandelnden anfangen, ihre Aufgabe darin zu sehen, eine gemeinsame Lösung für ein gemeinsames Problem zu finden, gehen sie automatisch auf eher integrative Weise vor.

Integratives Verhandeln ist ein Prozeß mit Grundsätzen. In dreierlei Hinsicht muß eine integrative Verhandlung von Grundsätzen geleitet sein, deren Fehlen die Bemühung um gemeinsame Vorteile leicht untergraben kann. Erstens ist es wichtig, daß die Verhandlung auf eine Weise geführt wird, die die grundlegenden Verhaltensnormen der verschiedenen Beteiligten respektiert. Auch wenn manche Menschen vielleicht der Ansicht sind, daß man in Verhandlungen lügen, den anderen in die Irre führen oder einschüchtern darf, sind diese Verhaltensweisen für eine gemeinsame Problemlösung, für eine erfolgreiche Kommunikation oder eine gute Beziehung wenig förderlich.

Zweitens zeichnen sich integrative Verhandlungen häufig durch Grundsatzvereinbarungen aus, in denen die von beiden Parteien angestrebten Vorteile festgelegt werden. Dadurch kann man die distributiven Elemente, die in fast allen Verhandlungen vorhanden sind, in Angriff nehmen, ohne den allgemeinen integrativen Ansatz zu gefährden. Wenn Eltern sich im Prinzip darauf einigen, daß ihre Kinder das Recht haben sollten, beide Eltern so oft wie möglich zu sehen, so bedeutet dies, daß jeder Elternteil mindestens 40 Prozent der Zeit ungehinderten Kontakt zu den Kindern hat und daß beide Anspruch darauf haben, an den grundsätzlichen Entscheidungen über schulische Ausbildung, religiöse Erziehung und Wohnort beteiligt zu werden. Wenn diese grundsätzliche Einigung erzielt ist, verringert sich die Gefahr, daß die distributive Diskussion über Ferien, bestimmte Zeitpläne und Übergangsregelungen die übergreifende integrative Bemühung zunichte macht.

Drittens versuchen die Beteiligten beim integrativen Verhandeln, zwischen ihren fundamentalen Grundsätzen oder Werten und der Art, wie diese Prinzipien umgesetzt werden, zu unterscheiden. Sie halten vielleicht eisern an ihren grundlegenden Interessen und Werten fest und bestehen darauf, daß diese Bedürfnisse erfüllt werden, sind aber offen dafür, daß dies auf sehr unterschiedliche Weise geschehen kann.

Integratives Verhandeln ist ein interessenorientierter Prozeß. Eine interessenorientierte Verhandlung ist nicht gleichbedeutend mit einer integrativen Verhandlung (wie ich später in diesem Kapitel noch ausführlicher darlegen werde). Man kann auch eine distributive Verhandlung führen und dabei die Interessen aller Parteien einer sorgfältigen Betrachtung unterziehen. Doch für eine erfolgreiche integrative Verhandlung ist es normalerweise unabdingbar, daß die Verhandelnden eine klare Vorstellung sowohl von ihren eigenen Interessen als auch von denen der anderen Beteiligten haben. Außerdem geht es bei einem integrativen Ansatz nicht nur um die inhaltlichen Anliegen der Beteiligten, sondern auch um ihre prozeduralen und psychologischen Anliegen. Für gewöhnlich liegt der unmittelbare Fokus von integrativen Verhandlungen auf der Ebene der Interessen, aber manchmal ist es notwendig, grundlegendere Fragen in Angriff zu nehmen, die mit der Identität oder sogar mit dem Überleben zusammenhängen. Zu einer erfolgreichen integrativen Verhandlung gehört, daß man die optimale Ebene findet, auf der man bedeutungsvolle beiderseitige Vorteile anstreben kann.

Beim integrativen Verhandeln nimmt die Kreativität eine zentrale Rolle bei der Problemlösung ein. Die Entwicklung von nützlichen Optionen für beide Seiten erfordert ein hohes Maß an Kreativität. Wie sich die eigenen Bedürfnisse durch Zugeständnisse der anderen Seite erfüllen lassen, erkennen die Verhandlungspartner normalerweise relativ schnell, während sie sich mit der Entwicklung von Alternativen für gemeinsame Vorteile etwas schwerer tun. Die Herausforderung bei integrativen Verhandlungen besteht darin, eine Atmosphäre zu schaffen, die diese Kreativität begünstigt. Die Förderung einer Verhandlungskultur, in der alle Beteiligten gefahrlos und zum eigenen Vorteil kreativ sein können, ist einer der Hauptgründe für die Schaffung guter Beziehungen, den Abbau von Spannungen und den Aufbau von Vertrauen. Häufig orientieren sich Verhandlungsteilnehmer an Normen, die ihre Kreativität ersticken. So erweist sich zum Beispiel ein Brainstorming oft als schwierig, wenn die Beteiligten überzeugt sind, daß sie eine Option nur dann zur Diskussion stellen können, wenn sie selbst bereit sind, sich auf diese Option festzulegen. Einfluß auf die Kreativität hat auch, inwieweit der Verhandlungsprozeß öffentlich oder nicht öffentlich ist. Ist der Prozeß zu stark abgeschottet, fließen wahrscheinlich nur wenige Beiträge ein, die die Kreativität fördern. Ist der Prozeß dagegen zu öffentlich, haben die Beteiligten häufig zu große Angst, etwas Falsches zu sagen.

Zum integrativen Verhandeln gehört eine echte Partnerschaft zwischen den Teilnehmern. Wenn die Beteiligten sich nicht partnerschaftlich um die Suche nach Lösungen und die Umsetzung von Ergebnissen bemühen, die für beide Seiten von Vorteil sind, ist eine integrative Verhandlung unwahrscheinlich. Partnerschaft bedeutet nicht, daß man nur freundschaftlich miteinander umgeht oder Konflikte leugnet. Es bedeutet vielmehr folgendes: Die Beteiligten müssen lernen, zusammenzuarbeiten, um die anstehenden Fragen und Probleme zu klären; sie müssen geeignete Verhandlungsmethoden entwickeln, sich gegenseitig aufklären, eine konstruktive Verhandlungskultur schaffen und wichtige Informationen austauschen; sie müssen Optionen entwickeln und diese Optionen bewerten, modifizieren, überarbeiten und auswählen; und sie müssen getroffene Vereinbarungen umsetzen und überwachen. Praktisch gesprochen bedeutet es, daß der Großteil dieser Arbeit gemeinsam und nur ein kleinerer Teil getrennt geleistet wird.

Integratives Verhandeln ist kein Allheilmittel, und es ist auch nicht bei allen Verhandlungen erstrebenswert. Dennoch ist es häufig der Schlüssel zur Lösung von hartnäckigen Konflikten, die sich anderen Lösungen verschließen. Alle Verhandlungen haben sowohl distributive als auch integrative Elemente. So wichtig es ist, Menschen, die in einem distributiven Prozeß feststecken, dabei zu helfen, das integrative Potential zu erkennen, so ist es doch auch von wesentlicher Bedeutung, daß integrativ Verhandelnde nicht davor zurückschrecken, sich mit den distributiven Elementen eines Problems auseinanderzusetzen.

Häufig stellt sich die Frage, was geschieht, wenn ein Verhandlungspartner auf distributive und der andere auf integrative Weise vorgeht. Doch schon die Frage verrät, daß man den interaktiven Charakter von Verhandlungen mißversteht. Es mag sein, daß eine Seite aggressiver, antagonistischer oder feindseliger ist als die andere, doch inwieweit sich eine Verhandlung in die distributive oder integrative Richtung bewegt, ist das Ergebnis der Interaktion zwischen den Teilnehmern, nicht des individuellen Verhaltens einzelner Unterhändler. Menschen verhalten sich auf integrative oder distributive Weise, weil die Situation es verlangt oder weil es in irgendeiner Form ihre Bedürfnisse befriedigt. Die Wechselwirkung ihrer Ansätze, die selbst wieder eine Art von Verhandlung ist, bestimmt das Wesen des Gesamtprozesses.

Professionelle Konfliktmittler müssen dafür sorgen, daß das integrative Potential maximiert wird, daß die Beteiligten sich, ohne daß es zu einer Eskalation des Konflikts kommt, mit den distributiven Elementen auseinandersetzen, und daß eine Verhandlungskultur gefördert wird, die den Beteiligten ermöglicht, sowohl als erfolgreiche Anwälte für ihre eigenen Belange einzutreten als auch erfolgreich als Partner zusammenzuarbeiten. Auf diese Weise können wir dazu beitragen, das »Dilemma des Verhandelnden« zu lösen.

Positions- und interessenorientierte Verhandlungen

Seit der Veröffentlichung des *Harvard-Konzepts* (Fisher und Ury, 1984) sind die Konzepte des positions- und interessenorientierten Verhandelns für viele professionelle Konfliktmittler von wesentlicher Bedeutung für ihre Vorstellungen vom Verhandlungsprozeß und von geeigneten Interventionsmethoden geworden. Außerdem besteht die Neigung, positionsbezogene Verhandlungen mit einem distributiven Ansatz und interessenorientierte Verhandlungen mit einem integrativen Ansatz gleichzusetzen. Doch die Konzepte sind nicht identisch, und wir mißverstehen die grundlegende Dynamik von Verhandlungen, wenn wir die beiden verwechseln. Die distributiven und integrativen Dimensionen einer Verhandlung sind davon abhängig, wieviel Gewicht beim Verhandlungsprozeß auf die Aufteilung von Vorteilen zwischen den Parteien im Gegensatz zur Maximierung der Vorteile für alle Beteiligten gelegt wird. Positions- und interessenorientierte Verhandlungen unterscheiden sich durch das Ausmaß, in dem der Prozeß auf eine vorgeschlagene Lösung oder auf eine Analyse von Interessen und Bedürfnissen ausgerichtet ist. Bei positionsbezogenen Verhandlungen konzentrieren die Beteiligten sich auf eine Reihe von vorgeschlagenen

Lösungen (Positionen), die sie je nach den gegebenen Umständen verteidigen oder abwandeln. Bei interessenorientierten Verhandlungen erörtern die Beteiligten ihre Bedürfnisse und Anliegen und suchen nach Möglichkeiten, wie sie diesen Bedürfnissen gerecht werden können. Bei dem einen Konzept geht es um die grundlegende Struktur der Verhandlung – wie Menschen ihre Absicht definieren und wie sie sie grundsätzlich erreichen wollen – und bei dem anderen um Taktiken und Einstellungen.

Außerdem wird der Unterschied zwischen positions- und interessenorientierten Verhandlungen häufig überbetont, was sich als irreführend erweisen kann. Eine einseitige Konzentration auf Positionen kann zum Beispiel schnell zu antagonistischen und polarisierten Interaktionen führen. Von daher kann es eine effiziente Taktik sein, die Aufmerksamkeit auf eine Betrachtung der Interessen im Gegensatz zu einer Debatte über vorgeschlagene Lösungen zu lenken. Als Trainer für Konfliktlösungsverfahren habe ich die Erfahrung gemacht, daß die Positions- und Interessenkonzepte nützlich für Menschen sind, die lernen möchten, auf neue Weise an Konflikte heranzugehen. Sie bieten eine konkrete Methode, um zwischen kooperativen und antagonistischen Ansätzen zu unterscheiden, und eröffnen einige nützliche Taktiken. Doch es ist in mehrfacher Hinsicht problematisch, diese Konzepte in den Mittelpunkt eines kooperativen Verhandlungsansatzes zu stellen.

Alle Verhandlungen umfassen einen Fokus sowohl auf Interessen als auch auf Positionen. Auch ein äußerst antagonistischer Verhandlungsführer wird häufig seine Interessen zum Ausdruck bringen und die Interessen der anderen Parteien erforschen. Und auch ein äußerst interessenorientierter Verhandlungsführer kann und sollte nicht vermeiden, mehrmals im Laufe einer Verhandlung bestimmte Lösungsvorschläge zu präsentieren. Es wäre naiv, zu denken, daß man einfach durch die Fokussierung auf Interessen die grundlegende Natur der meisten Verhandlungen ändern könnte oder daß ein Austausch von Statements über Positionen immer eine kontraproduktive Aktivität sei. Häufig ist ein solcher Austausch ein nützlicher und notwendiger Schritt, wenn man das Wesen des Konflikts und die Bedürfnisse der Parteien in geordneter und produktiver Form betrachten will. Häufig erweist es sich als wirksamer, wenn man die Gründe erforscht, die sich hinter vorgeschlagenen Lösungen verbergen, als wenn man theoretische Überlegungen zu Interessen anstellt, wie etwa im folgenden Fall:

Eine Gemeinde plante den Bau einer neuen Straße und verhandelte darüber, wo sie entlangführen sollte. Der anfängliche Versuch, offen über die Interessen aller Betroffenen zu reden, löste allgemeine und irgendwie nichtssagende Statements über Lärm, Zugänglichkeit, Ästhetik und ähnliches mehr aus. Das Gespräch ergab keine neuen Informationen, und einige Beteiligte hatten den Eindruck, sie nähmen an einer theoretischen Übung teil. Doch als konkrete Vorschläge (oder Positionen) zum Verlauf der Straße vorgetragen wurden, geschahen zwei Dinge. Das Engagement und die Kreativität der Beteiligten nahmen zu, und es folgte ein wesentlich fruchtbareres Gespräch über die Interessen, als die Leute zu verstehen suchten, welche Gründe sich hinter den verschiedenen Vorschlägen verbargen.

Obwohl eine Fokussierung auf Interessen zu einem erfolgreicheren Kommunikationsstil führen kann, ist das Entscheidende die Veränderung in der Art, wie die Menschen kommunizieren, unabhängig davon, wie es zu dieser Veränderung kommt. Wie in früheren Kapiteln erörtert, ist es für eine gelingende Verhandlung normalerweise notwendig, daß die Beteiligten lernen, erfolgreich zu kommunizieren. Wenn die Leute einander wirklich zuhören und zu verstehen versuchen, was für alle Beteiligten bei einer Verhandlung auf dem Spiel steht, werden sie sich automatisch auf ihre gegenseitigen Bedürfnisse konzentrieren.

Auch die grundsätzliche Haltung der Beteiligten bezüglich ihrer angestrebten Ziele ist wichtiger als die Frage, ob sie sich auf Positionen oder Interessen konzentrieren. Wollen sie gewinnen oder ein Problem lösen? Betrachten sie die anderen Verhandlungsteilnehmer als Feinde, Gegner, Rivalen, Partner oder Kollegen? Halten sie die Verhandlung für einen Wettkampf oder für einen Dialog? Die unterschiedlichen Haltungen der Beteiligten können darin zum Ausdruck kommen, wie positions- oder interessenorientiert ihr Verhandlungsstil ist, aber die treibende Kraft sind für gewöhnlich die Haltungen an sich.

Außerdem sind Positionen und Interessen als solche nicht so unterschiedlich, wie es auf den ersten Blick scheinen mag. Der Unterschied zwischen Positionen und Interessen ist für gewöhnlich ein Unterschied in der Tiefe der Analyse und im Präsentationsstil. Wenn ich das Sorgerecht für meine Kinder fordere, ist das eine Position. Wenn ich dagegen sage, mir sei es wichtig, der hauptverantwortliche Elternteil mit alleiniger Entscheidungsgewalt zu sein, dann habe ich meine Interessen dargestellt. Doch diese Interessen lassen sich auch als neue Position darstellen. Ich kann fordern, der hauptverantwortliche Elternteil mit alleiniger Entscheidungsgewalt zu sein. Die Interessen, die dieser neuen Position zugrunde liegen, können sein, daß ich nicht gezwungen sein will, regelmäßig mit meinem Ex-Partner zu kommunizieren, oder daß ich möchte, daß meine Kinder eine Schule in meiner Wohngegend besuchen. Doch auch diese Interessen lassen sich wieder als Positionen darstellen.

Entscheidend ist, ob die Verhandlungsparteien auf der richtigen Bedeutungsebene ansetzen, um die Bedürfnisse der anderen Seite zu verstehen. Wenn die Beteiligten bei der Erkundung ihrer gegenseitigen Bedürfnisse nicht genügend in die Tiefe gehen, verhandeln sie, ohne eine klare Vorstellung von den wahren Beweggründen ihres Gegenübers zu haben. Wenn sie andererseits zu sehr in die Tiefe gehen, versuchen sie Probleme zu lösen, die möglicherweise unlösbar sind oder zumindest über das hinausgehen, was momentan auf dem Spiel steht. Das Problem beim positionsbezogenen Verhandeln ist nicht so sehr, daß es sich tatsächlich auf Positionen im Gegensatz zu Interessen konzentriert, sondern daß es zu einer antagonistischen Form der Meinungsäußerung führt, daß die gegenseitigen Bedürfnisse zu oberflächlich erforscht werden und daß keine erfolgreiche Kommunikation zwischen den Beteiligten zustande kommt.

Wie man Verhandlungen zum Abschluß bringt

Der Prozeß, durch den Menschen sich auf Verhandlungsergebnisse einigen, ist häufig sehr komplex. Mehrere sich wechselseitig beeinflussende Prozesse spielen dabei für gewöhnlich eine Rolle.

Die Versperrung des Rückwegs

Einem alten Quäkerspruch zufolge »kommt es zu Fortschritten, wenn der Rückweg versperrt ist«. Wenn im Laufe einer konstruktiven Verhandlung immer mehr Informationen fließen und sich erfolgreiche Kommunikationsmuster herausbilden, erkennen die Beteiligten allmählich verschiedene Optionen und eine wachsende Zahl möglicher Lösungswege. Doch genauso wichtig ist, daß die Auswahl der möglichen Lösungsansätze sich wieder verengt. Ohne diese Verengung ist ein Abschluß der Verhandlungen sehr schwierig. Die Beteiligten einigen sich häufig darauf, bestimmte Optionen auszuschließen, weil sie nicht praktikabel oder für mindestens einen der Beteiligten nicht annehmbar sind. Manchmal wird auch durch neue Informationen klar, daß bestimmte Ansätze nicht funktionieren können, während andere durchaus erfolgversprechend wirken. Bei vielen Verhandlungen kommt man an den Punkt, daß die Parameter innerhalb derer eine verhandelte Einigung möglich ist, sich deutlich abzeichnen. An diesem Punkt stehen die Teilnehmer dann vor der Entscheidung, ob eine Einigung innerhalb dieser Parameter besser ist als gar keine Einigung.

Der Schnittpunkt integrativen und distributiven Verhandelns

Bei den meisten Verhandlungen stößt das integrative Potential eines Lösungsprozesses irgendwann an seine Grenzen, und das gleiche gilt für distributive Vereinbarungen. Als optimaler Abschluß einer Verhandlung erscheint mitunter der Punkt, an dem keine Seite irgendwelche weiteren Vorteile mehr erreichen könnte, außer auf Kosten der anderen Seite. Mit anderen Worten, man hat das integrative Potential der Situation voll ausgeschöpft. Sozialwissenschaftler bezeichnen dieses Ergebnis mitunter als *Pareto-Optimum*, weil es von dem italienischen Theoretiker Vilfredo Pareto beschrieben wurde (Lax und Sebenius, 1986).

Je näher die Verhandlungsparteien diesem Punkt in einem Problemlösungsprozeß kommen, desto schwieriger wird es, Möglichkeiten für weitere gemeinsame Vorteile zu entdecken. Wenn das geschieht, fangen beide Seiten automatisch an, in eine mehr distributive Richtung zu denken und zu überlegen, wie sie ein größeres Stück des Kuchens für sich selbst herausschlagen können. Deshalb kommt es sogar in den kooperativsten Verhandlungen gegen Ende häufig zu einem ausgedehnten Pferdehandel und zunehmender Anspannung. Umgekehrt erreichen Verhandlungen, die in erster Linie distributiv verlaufen, irgendwann einen Punkt, an dem kaum noch etwas auf dem Tisch liegt, das man verteilen könnte. An diesem Punkt richtet sich die Aufmerksamkeit der Beteiligten dann möglicherweise auf die Frage, ob es eine Methode gibt, den Kuchen zu vergrößern. In diesem Sinne nähern sich integrative und distributive Verhandlungen einander an. Wie die Beteiligten zwischen diesen Dimensionen hin- und herspringen, erinnert mitunter an einen komplizierten Tanz:

Die Firma Brenner, ein kleinerer Hersteller von Sportgeräten, hatte Räume in einem Gebäude gemietet, das der Familie Warren gehörte. Der Mietvertrag von Brenner lief noch über weitere drei Jahre, aber die Warrens wollten das Mietverhältnis früher beenden, um ein lukratives Kaufangebot der XYZ-Supermarktkette wahrzunehmen. Das Angebot umfaßte einen beträchtlichen Bonus, falls die Immobilie mieterfrei wäre und die Supermarktkette sofort mit dem Bau ihres Großmarkts beginnen könnte. Brenner war bereit, einen früheren Auszug in Erwägung zu ziehen, vor allem, da das Unternehmen eine Geschäftserweiterung plante, für die es größere Räumlichkeiten benötigte.

Oberflächlich betrachtet schien eine Einigung nicht schwierig zu sein. Doch beide Parteien, Brenner und die Warrens, wollten so viel wie möglich für sich dabei herausschlagen. Brenner verlangte eine beträchtliche Entschädigung für einen früheren Auszug, und die Warrens waren zu keinerlei Zugeständnissen bereit. Laut Brenner wollten die Warrens einfach in Ruhe einen warmen Geldregen abwarten, während es für Brenner mit großen Unannehmlichkeiten verbunden wäre, den Firmensitz früher als geplant zu verlegen. Die Familie Warren argumentierte, daß Brenner einen Riesenvorteil davon hätte, früher aus dem Mietvertrag herauszukommen, und daß, wenn überhaupt, Brenner eine Entschädigungsleistung zahlen sollte. Die folgenden rekonstruierten Gespräche zeigen einige der Ansätze, die die Repräsentanten jeder Gruppe in diesen Verhandlungen verfolgten:

Brenner: Wir sind bereit, früher auszuziehen, wenn das vorteilhaft für Sie ist, aber für uns ist das mit vielen Unannehmlichkeiten verbunden. Uns entstehen erhebliche zusätzliche Kosten, für die wir eine Entschädigung erwarten. Wenn wir keine faire Entschädigung erhalten, werden wir mit Freuden in dem Gebäude bleiben.

Warren: Sie sind vor einigen Monaten an uns herangetreten, um uns um eine frühere Beendigung des Mietverhältnisses zu bitten, also tun Sie doch nicht so, als würden Sie jetzt ein großes Opfer bringen. Wir sind bereit, einen vernünftigen Deal auszuhandeln, aber wenn nicht, können Sie gern bis zum Ende des vereinbarten Mietverhältnisses bleiben.

Strategie-Anmerkung: Beide Seiten spielen das Alternativen-Spiel – die Firma Brenner erklärt, sie werde mit Freuden bleiben. Die Familie Warren weist Brenners Einwände als unbegründet zurück und erklärt, sie würden das Mietverhältnis ihrerseits mit Freuden aufrechterhalten. Beide behaupten, sehr gut mit der Alternative zu einer ausgehandelten Einigung leben zu können.

Warren: Sie waren im letzten Jahr zweimal mit der Miete im Rückstand und haben mit ihren parkenden Fahrzeugen gegen die Bestimmungen des Mietvertrags verstoßen. Wir haben stichhaltige Gründe, um den Mietvertrag zu kündigen. Wir würden eine gütliche Einigung vorziehen und wären bereit, Ihnen eine kleine Summe als Anreiz dafür zu zahlen, daß Sie sich innerhalb von drei Monaten etwas Neues suchen.
Brenner: Sie haben den Parkplatz nicht in dem Zustand gehalten, der im Mietvertrag vereinbart ist, und über die verspäteten Mietzahlungen haben wir bereits gesprochen. Sie haben keinen Kündigungsgrund. Wir sind bereit, früher auszuziehen, wenn wir eine angemessene Entschädigung für die uns entstehenden Unannehmlichkeiten erhalten. Bei einem Umzug werden wir wahrscheinlich die Produktion drosseln müssen, was erhebliche finanzielle Einbußen für uns bedeuten wird. Wir sind sicher, daß jedes Gericht dies anerkennen würde. Wir könnten allerfrühestens in sechs Monaten ausziehen.

Strategie-Anmerkung: Beide Seiten spielen weiterhin das Alternativen-Spiel – diesmal, indem beide argumentieren, daß sie die andere Seite zum Einlenken zwingen könnten. Noch wichtiger ist jedoch, daß beide Parteien ihre Verhandlungsbereitschaft signalisieren und anfangen, ihre Interessen offenzulegen, die mit dem Timing, der Höhe der Entschädigung und der Unterbrechung der Produktion zusammenhängen. Außerdem verweisen sie auf Grundsätze, die man bei einer Lösung berücksichtigen könnte.

Warren: Deshalb haben wir beschlossen, daß wir Ihnen eine Entschädigung zubilligen, die vier Monatsmieten entspricht, wenn Sie innerhalb von sechs Monaten ausziehen, oder eine Entschädigung, die sechs Monatsmieten entspricht, wenn Sie innerhalb von vier Monaten ausziehen, vorausgesetzt unser Deal mit XYZ kommt zustande.
Brenner: Wir möchten, daß Sie sich außerdem an unseren Umzugskosten beteiligen, und wir brauchen die sichere Zusage, daß dieser Deal in zwei Wochen unter Dach und Fach ist, weil wir sonst nicht in der Lage sind, die notwendige Planung für unser Geschäft vorzunehmen.
Warren: Wir können XYZ nicht zu einem Abschluß drängen, dann könnte der ganze Deal platzen, was weder in Ihrem noch in unserem Interesse läge. Außerdem können wir uns auf keinen Fall an den Umzugskosten beteiligen. Die würden in jedem Fall für Sie anfallen, wenn nicht jetzt, dann später.

Strategie-Anmerkung: Die Parteien arbeiten einen Deal aus, der im wesentlichen integrativ ist, auch wenn das Gespräch eher nach einer ausgesprochen distributiven und positionsbezogenen Verhandlung klingt. Je weiter sie sich der Maximierung des integrativen Potentials annähern, desto stärker bemühen sie sich, weitere distributive Vorteile zu erringen. Als sie auf dem distributiven Weg in eine Sackgasse geraten, suchen sie automatisch nach weiteren integrativen Optionen.
Und so ging die Geschichte weiter: Während Brenner und die Warrens verhandelten, setzten die Warrens ihre Gespräche mit XYZ fort und versuchten, zusätzliche Unterstützung zu erhalten, um Warren auszuzahlen. Am Ende, als der Termin für den Abschluß eines Deals heranrückte, arbeiteten Brenner und die Warrens eine Vereinbarung aus, die einen kleinen Zuschuß für die Umzugskosten sowie eine Entschädigung in Höhe von sechs Monatsmieten umfaßte und einen zweiphasigen Umzug festlegte, demzufolge Brenner seinen Herstellungsbetrieb innerhalb von vier Monaten und sein Lagerhaus innerhalb von sechs Monaten verlegen würde.

Aufspaltung in kleinere Teilstücke

Eine weitere Methode, mit der Verhandlungsparteien zu einer Einigung kommen können, besteht darin, den Konflikt in kleinere Teilstücke zu zerlegen. Diese Aufspaltung kann die Verhandlung überschaubarer machen und Möglichkeiten für kleinere Teilerfolge eröffnen. So können die Beteiligten ihren größeren Konflikt in kleineren Schritten bewältigen und sich für die Bewahrung der bereits erzielten Vereinbarungen einsetzen. Die Zerlegung des Konflikts in kleinere Bruchstücke eröffnet Möglichkeiten des Austauschs, die andernfalls nicht bestehen würden, und erlaubt den Beteiligten, einige Probleme zu lösen, während sie andere auf einen späteren, günstigeren Zeitpunkt verschieben können.

Diese Aufspaltung ist allerdings auch mit gewissen Risiken verbunden. Wenn man die Probleme auf unangemessene Weise aufteilt und eng zusammenhängende Fragen als getrennte Themen behandelt, kann eine Lösung schwieriger werden. Manchmal wird es besonders schwierig, die letzten verbleibenden Fragen zu klären, weil sich die Kompromiß-Möglichkeiten durch frühere Vereinbarungen verringert haben. Zudem kann ein Problem, das relativ klein und unbedeutend erscheint, zu einem großen Hindernis werden, wenn sich herausstellt, daß es für einen tiefer liegenden, grundlegenden Widerspruch steht, der nicht behandelt wurde. Die Kunst der Aufspaltung besteht darin, daß man einen Konflikt in handhabbare Teilstücke aufbricht, die weder zu groß noch zu klein sind, und daß man keine wichtigen Fragen abspaltet, die eine kreative Problemlösung erschweren.

Prinzipielle Einigungen

Die Kehrseite der Aufspaltung eines Konflikts ist, daß man ihn auf der allgemeinsten Ebene in Angriff nimmt. Nachdem man in allgemeinen Fragen eine prinzipielle Einigung erzielt hat, kann man diese Vereinbarung immer weiter ausfeilen und spezifizieren, bis die Parteien zu konkreten, umsetzbaren Vereinbarungen gelangen. Einerseits bietet dieser Ansatz den Vorteil, daß man die allgemeinen Dimensionen der notwendigen abschließenden Vereinbarung festlegt; er schafft ein Rahmenwerk, in dem einzelne Probleme gelöst werden können, und gibt den Beteiligten die Möglichkeit, sich in Vereinbarungen zu üben, bevor sie sich auf Einzelheiten festlegen müssen. Andererseits steckt der Teufel oft im Detail. Die Leute haben unter Umständen den Eindruck, sie hätten eine Einigung erzielt, und müssen dann feststellen, daß sie sich als nicht tragfähig erweist, wenn sie versuchen, die Einzelheiten auszuhandeln. Die Versuche, den Osloer Vertrag zwischen Israel und Palästina umzusetzen, zeigen die Vor- und Nachteile dieses Ansatzes. In der Regel erweist es sich jedoch als nützlich, wenn man zu Beginn einer Verhandlung auslotet, in welchen Fragen man sich prinzipiell einig ist, um dies dann als Ausgangsbasis für die folgenden Verhandlungen zu nutzen.

Die Aufspaltung-Im-Prinzip-Schleife

Wie bei anderen Ansätzen gilt auch hier, daß Verhandlungsparteien in der Praxis normalerweise nicht ausschließlich nach der einen oder der anderen Methode vorgehen. Die Beteiligten wechseln hin und her, zerlegen mal bestimmte Probleme in kleinere Bruchstücke und bemühen sich dann wieder um allgemeinere, umfassende Vereinbarungen. Häufig beginnen die Parteien mit dem einem Ansatz, verfolgen ihn bis sie keine weiteren Fortschritte mehr erzielen, wechseln dann zum anderen Ansatz, verfolgen ihn, bis sie in eine Sackgasse geraten und so weiter. Ich erlebe oft, daß Arbeitskollegen sich – manchmal fast zu schnell – auf allgemeine Statements über Respekt, Teamwork und offene Kommunikation einigen. Doch dann fahren sie sich fest, wenn sie versuchen, diese grundsätzliche Einigkeit in praktische Übereinkünfte umzusetzen und zu spezifizieren, wie die Arbeitsverteilung, Leistungsbeurteilung oder Entscheidungsfindung im einzelnen ablaufen soll. Zur Kunst des erfolgreichen Verhandlungsabschlusses gehört häufig, daß man kluge Entscheidungen darüber treffen muß, wann man sich auf konkrete, ins Detail gehende Abmachungen konzentrieren will, wann man an allgemeineren Prinzipien arbeiten will und wann man eine Zeitlang mit beidem aufhören sollte, um sich gründlicher mit den Bedürfnissen der Beteiligten auseinanderzusetzen.

Die Reifung eines Konflikts

Für den Abschluß von Verhandlungen spielt wie bei vielen anderen Schritten der Konfliktlösung das Timing eine entscheidende Rolle. Häufig haben die Beteiligten von Anfang an eine ziemlich gute Vorstellung von der Art der Einigung, die sie erzielen werden, doch bis ein Konflikt oder Problem gereift ist, ist es nicht möglich, die Verhandlungen zu einem Abschluß zu bringen. Die Firma Brenner und die Familie Warren hätten den Ausgang ihrer Verhandlungen vermutlich vorhersagen können, trotzdem konnten sie die dazwischen liegenden Schritte nicht einfach überspringen. Der Versuch, eine Verhandlung vorzeitig zu beenden, kann dazu führen, daß die Akteure stärkere Widerstände gegen eine Lösung entwickeln, für die sie zu einem späteren Zeitpunkt möglicherweise offen gewesen wären. Wenn man umgekehrt zu lange wartet, kann es passieren, daß eine potentielle Einigung sich auflöst oder ihre Wirksamkeit verliert.

Wann ist ein Konflikt reif für einen Abschluß? Wenn die Teilnehmer sich auf einen gegenseitigen Aufklärungsprozeß eingelassen haben; wenn der emotionale Aufruhr, der die Parteien an einer sorgfältigen Betrachtung ihrer Alternativen hindert, sich gelegt hat; wenn die Probleme in einem angemessenen Rahmen dargestellt wurden; wenn man alle wichtigen Informationen gesammelt und ausgetauscht hat; wenn man realistische Alternativen ermittelt und bewertet hat und wenn die Fortsetzung des Streits den Beteiligten nicht mehr sonderlich reizvoll erscheint, dann ist der Konflikt im wesentlichen reif für einen Abschluß. Das heißt, daß ein Konflikt *in jeder Hinsicht* reif für eine abschließende Regelung ist, ist sehr selten. Doch daß ein Konflikt noch unausgereift ist, bedeutet nicht, daß Lösungsbemühungen zum Scheitern verurteilt sind. Auch unausgereifte Konflikte können beigelegt werden, aber das Ziel, sie vollständig zu lösen, läßt sich nur selten realisieren.

Ins Zentrum des Konfliktrades vorstoßen

Da zur Konfliktlösung gehört, daß man sich mit den Gefühlen der beteiligten Personen ebenso beschäftigt wie mit den von ihnen angestrebten Ergebnissen, gehört zum Abschluß von Verhandlungen sowohl irgendeine Form von emotionaler Befreiung als auch eine Problemlösung. Häufig hält man das für aufeinander folgende Schritte, doch das kann sich als Trugschluß erweisen. In der Regel kann man nicht zunächst die Gefühle der Menschen abhandeln und dann später ihre Probleme lösen. Die beiden Prozesse sind die ganze Zeit über untrennbar miteinander verbunden. Wie in Kapitel 5 ausgeführt, entwickeln sich die kognitiven, emotionalen und verhaltensbezogenen Dimensionen der Konfliktlösung gemeinsam und verstärken sich gegenseitig. In der Abschlußphase kehren die Beteiligten häufig noch einmal zu den verschiedenen Elementen des Lösungsprozesses zurück. Sie müssen ihre frühere Wahrnehmung der anderen Beteiligten oder des Konflikts überprüfen, und sie müssen noch einmal einige der Gefühle durchleben, die mit früheren Phasen des Prozesses einhergingen. Wenn die Parteien sich dem Abschluß der Verhandlungen nähern, werden viele der früheren Ängste und Ressentiments noch einmal lebendig. Häufig setzen sich die Beteiligten mit den Auswirkungen einer Konfliktbeilegung, einschließlich der emotionalen Auswirkungen, erst ernsthaft auseinander, wenn sie eine mögliche Übereinkunft in Betracht ziehen.

Sukzessives Reframing

Das sukzessive Reframing ist eine verbreitete und natürliche Methode zur Formulierung umsetzbarer Vereinbarungen. Dabei verändern die Beteiligten immer wieder den Bezugsrahmen, in dem sie ein Problem darstellen, und durchlaufen einen Prozeß, in dem sie die zu lösenden Fragen deuten und umdeuten und immer weiter eingrenzen, bis sich die Problembeschreibung einer Lösung annähert (vgl. Abbildung 7.1). Dieser Prozeß umfaßt die folgenden Elemente:

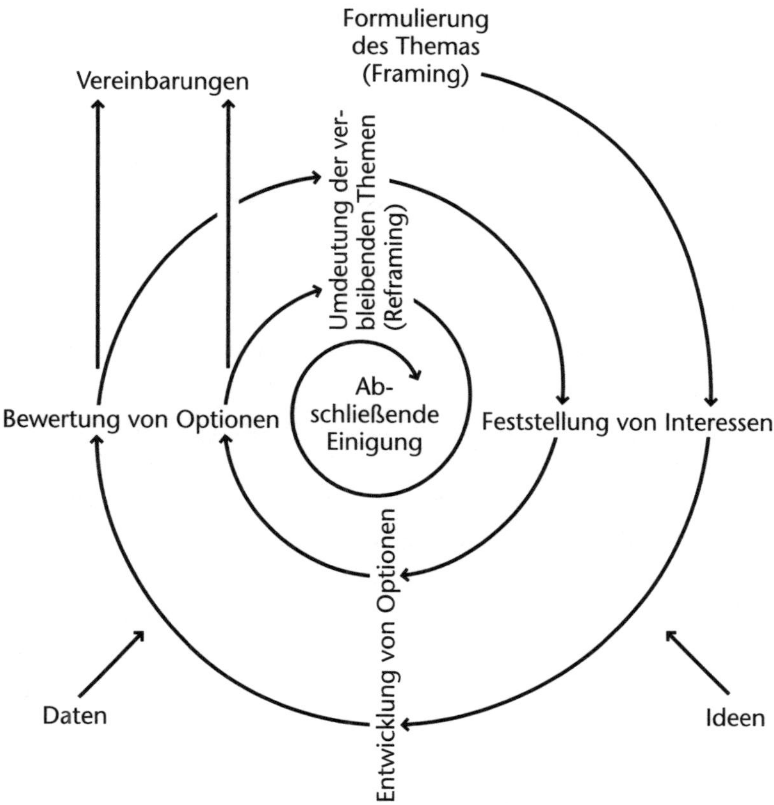

Abbildung 7.1 Sukzessives Reframing

Formulierung des Themas (Framing)

Ob kunstfertig oder unbeholfen, implizit oder explizit, irgendwie stellen die Beteiligten das Thema zunächst in einem bestimmten Rahmen dar, um darüber zu diskutieren.

FRAMING: Wer soll die Kinder wann bekommen?

FRAMING: Irgendwas muß gegen den Einfluß dieser Fabrik auf unsere Gemeinde unternommen werden.

Nachdem das Thema formuliert wurde, beginnt die Suche nach einer Lösung.

Feststellung von Interessen

Die Beteiligten durchlaufen irgendeine Form von Prozeß, in dem sie ihre gegenseitigen Interessen aufdecken. Auch wenn es ihnen häufig nicht bewußt ist, geht jede Partei fast immer von bestimmten Annahmen über die Absichten der anderen Konfliktparteien aus.

Erste Partei: Ich will, daß die Kinder einen Teil der Woche und des Wochenendes bei mir verbringen.

Zweite Partei: Ich will nicht, daß die Kinder aus dem Koffer leben.

Erste Partei: Dieses Gelände muß saniert werden, denn es verschandelt unsere Gemeinde und gefährdet unsere Gesundheit.

Zweite Partei: Wir sind nicht dafür zuständig, einen Fabrikstandort in ein Paradies für Hauseigentümer zu verwandeln.

Entwicklung von Optionen

Die Entwicklung von Optionen kann in einem gesonderten Schritt erfolgen, erstreckt sich manchmal aber auch über den gesamten Prozeß. Optionen können die Gestalt von Positionen, Anregungen, Forderungen, Möglichkeiten, Ideen oder Vorschlägen annehmen, aber auf irgendeine Weise werden die Verhandlungsteilnehmer Alternativen präsentieren, die mindestens ihren eigenen Bedürfnissen gerecht werden, aber auch die Bedürfnisse anderer berücksichtigen können.

Erste Partei: Vielleicht könnten die Kinder die Zeit von Sonntag bis Donnerstag bei mir verbringen und den Rest der Woche bei dir.

Zweite Partei: Wie wär's, wenn die Kinder alle 14 Tage übers Wochenende zu dir kommen und einmal die Woche bei dir übernachten?

Erste Partei: Wir könnten uns einfach darauf einigen, daß Sie alle gefährlichen Emissionen stoppen, den Lärm reduzieren, das Gelände von Verunreinigungen befreien und den Verkehr zur Fabrik künftig um die Gemeinde herumleiten.

Zweite Partei: Wir halten alle relevanten gesetzlichen Bestimmungen ein, und wir sind gern bereit, einem Gemeindebeirat entsprechende Beweise vorzulegen.

Bewertung von Optionen

Dann werden die Optionen in irgendeiner Form bewertet. Manchmal erfolgt diese Bewertung auf formale und zielgerichtete Weise. Manchmal auch fast unbewußt oder als Teil des allgemeinen Prozesses, in dem die Parteien ihre Interessen vertreten und ihre Argumente vortragen. Im Zuge dieser Bewertung werden vielleicht einige Optionen abgelehnt, andere akzeptiert und wieder andere zur weiteren Diskussion gestellt.

Erste Partei: Sonntag bis Donnerstag wäre ein zu langer Zeitraum, in dem ich keinen Kontakt zu den Kindern hätte. Außerdem will ich sie auch an einigen Sonntagen sehen.
Zweite Partei: Ich will, daß die Kinder mehrere zusammenhängende Tage mit mir verbringen und nicht nur alle 14 Tage am Wochenende hereinschneien.

Einigungen: Beide Elternteile sehen die Kinder an Schultagen und an Wochenenden.
Abgelehnte Optionen: Besuche alle vierzehn Tage
Zur weiteren Diskussion gestellt: Ein gütlich verhandelter Zeitplan, nach dem jeder Elternteil am Wochenende und an Wochentagen eine bestimmte Zeit mit den Kindern verbringt.

Erste Partei: »Alle gefährlichen Emissionen« ist ein extremer Standard. Alle Emissionen auf Null zu fahren, ist weder machbar noch notwendig.
Zweite Partei: Ihr Verständnis von der Einhaltung möglicher und notwendiger Standards unterscheidet sich erheblich von dem, was unserer Meinung nach gesetzlich vorgeschrieben und notwendig für unsere Gesundheit ist.

Einigungen: Eine gewisse Sanierung und eine Reduzierung von gefährlichen Emissionen
Abgelehnte Optionen: Null Emissionen, simples Lippenbekenntnis zur Einhaltung von Bestimmungen
Zur weiteren Diskussion gestellt: Grenzwerte für Emissionen und weitere Maßnahmen gegen Verunreinigungen

Umdeutung der verbleibenden Optionen und Themen (Reframing)

An diesem Punkt kommt es zu dem wichtigsten und kreativsten Schritt im Problemlösungsprozeß; häufig erfolgt er spontan, manchmal wird er auch gezielt herbeigeführt. Das Problem wird enger gefaßt, in einen anderen Rahmen gestellt, der den vollzogenen Bewertungsprozeß und die aufgedeckten Interessen zum Ausdruck bringt. Im Laufe des gesamten Prozesses sind neue Informationen in die Diskussion eingeflossen, zum Beispiel Daten über strittige Fragen, Optionen, einschränkende oder fördernde Bedingungen oder andere Entwicklungen. Das Reframing spiegelt diesen neuen Informationsstand wider.

REFRAMING: Laß uns einen Plan erstellen, der festlegt, daß jeder von uns etwa gleich viel Wochenendzeit mit den Kindern bekommt, einschließlich der Möglichkeit einiger freier Wochenenden, und daß jeder von uns auch unter der Woche einen erheblichen, wenn auch nicht unbedingt gleichen Zeitblock erhält.

REFRAMING: Wir müssen Emissionsgrenzen und Sanierungsstandards festlegen, die den gesetzlichen Bestimmungen entsprechen, realistisch sind und die Gesundheit der Anwohner schützen.

Das Reframing ist nicht immer so ausgewogen, klar, interessenorientiert oder freundlich wie in diesem Fall. Aber in irgendeiner Form wird das Problem weiter eingegrenzt und klarer definiert. Dieser gesamte Neurahmungsprozeß wird dann, häufig mehrmals, wiederholt. Die abschließende Rahmung des Problems ähnelt einer abschließenden Vereinbarung:

ABSCHLIESSENDES REFRAMING: Wenn die Kinder alle 14 Tage am Wochenende zu mir kommen und an zwei damit verbundenen Schultagen bei mir übernachten sollen, müssen wir uns einigen, ob sie in den beiden Nächten *vor* oder *nach* dem Wochenende bei mir bleiben sollen. Und wir müssen uns darauf einigen, an welchem einzelnen Wochentag sie in der dazwischenliegenden Woche bei mir übernachten sollen.

ABSCHLIESSENDES REFRAMING: Wie können wir überprüfen, ob Sie die Emissionen so weit reduziert haben, daß die Gesundheitsgefahren für unsere Gemeinde die vereinbarte Grenze nicht überschreiten?

Manchmal geht das sukzessive Reframing wie im dargestellten Beispiel in eine Vereinbarung über. Manchmal wird es durch auftretende Blockaden vorher unterbrochen; dann ist es unter Umständen notwendig, daß man weitere Informationen sammelt, den Problemen mehr Zeit zum Reifen läßt oder zunächst einen anderen Bereich bearbeitet. In anderen Situationen scheint sich der Prozeß beinahe umzukehren und wieder aufzulösen. Einzelne Vereinbarungen, die bereits getroffen wurden, gehen wieder in die Brüche, bereits berücksichtigte Interessen werden ignoriert und bereits abgelehnte Optionen werden erneut zur Diskussion gestellt. Das heißt im Grunde nur, daß nicht alle Verhandlungen erfolgreich verlaufen und daß auch erfolgreiche Verhandlungen nicht auf einem einfachen, geraden Weg zum Ziel führen. Doch trotz der Unwägbarkeiten und Variationen des Abschlußprozesses habe ich festgestellt, daß die Dynamik des sukzessiven Reframing bei vielen Verhandlungen entscheidend dazu beiträgt, daß die Beteiligten sich auf eine Vereinbarung konzentrieren und die Verhandlungen zum Abschluß führen.

Wir alle verhandeln Tag für Tag, und unser Erfolg im Privat- und Berufsleben hängt eng damit zusammen, wie erfolgreich wir bei diesen Verhandlungen sind. Jeder Versuch, die Dynamik einer Verhandlung oder jeder komplexen zwischenmenschlichen Interaktion zu analysieren, stößt unweigerlich auf die Tatsache, daß jeder Mensch, jede Situation und jedes System einen ganz eigenen Prozeß erzeugt. Außerdem vollziehen sich einige der wichtigsten Entwicklungen in Verhandlungen auf einer unbewußten, intuitiven und nicht rational gesteuerten Ebene. Menschen werden nicht zu besseren Verhandlungspartnern, wenn sie versuchen, alle Elemente der hier beschriebenen Dynamik die ganze Zeit im Sinn zu behalten. Doch je besser man die wesentlichen Elemente und Probleme eines Verhandlungsprozesses versteht, desto besser wird man die unterschiedlichsten Verhandlungsschwierigkeiten bewältigen können. Um sich diese Elemente und Probleme bewußt zu machen, muß man seine natürlichen Fähigkeiten, seine Spontaneität oder seine intuitiven Reaktionen nicht opfern. Doch genauso wie in der Musik, im Sport, in der Elternrolle oder in jedem anderen Bereich, der uns wichtig ist, müssen wir auch unsere Verhandlungsfähigkeiten stetig üben und erweitern.

KAPITEL 8

Der Weg zur Lösung: Wie man Blockaden überwindet

Viele Konflikte scheinen von einer Sackgasse in die nächste zu schlingern, und nur wenige Streitigkeiten steuern geradewegs auf eine Lösung zu. Sogar die erfahrensten Konfliktmittler wissen mitunter nicht mehr, welche Richtung sie einschlagen sollen, um einen Lösungsprozeß voranzubringen, weil die Situation völlig verfahren scheint. Mit keiner unserer Theorien oder Techniken können wir Menschen zwingen, sich vernünftig, flexibel oder klug zu verhalten. Kontrahenten wirken häufig verbohrt und engstirnig, und viele Konflikte ziehen sich endlos in die Länge, mit zerstörerischen Folgen für alle Beteiligten. Das wirft für Konfliktmittler die wichtige Frage auf, wie sie solche Blockaden deuten sollen und was sie dagegen tun können.

Das Wesen von Blockaden

Auftretende Blockaden sind ein notwendiger und häufig nützlicher Bestandteil des Konfliktprozesses. Wenn Kontrahenten in eine Sackgasse geraten, sind sie nicht bereit oder in der Lage, sich durch den Konflikt und zu einer Lösung zu bewegen oder zumindest nicht unter Verwendung ihres bisherigen Ansatzes. Eine Blockade kann, muß aber nicht notwendigerweise destruktiv wirken, und tritt auf, weil sie den Bedürfnissen von wenigstens einem der Beteiligten entspricht. Wir assoziieren Blockaden oder Sackgassen häufig damit, daß man sich *festgefahren hat*, doch das erweist sich mitunter als irreführende Metapher. Wenn man sagt, daß jemand sich festgefahren hat, ist damit oft gemeint, daß die Person gern vorankommen möchte oder daß es besser für sie wäre, sich voranzubewegen, wenn nur ihre eigenen Unzulänglichkeiten oder die äußeren Kräfte, die sie gefangenhielten, nicht so groß wären. Ich glaube nicht, daß diese Betrachtungsweise sinnvoll ist, auch wenn sie gelegentlich zutreffend sein mag. Häufig steuern Menschen aus guten Gründen in eine Sackgasse, und manchmal fühlen sie sich dort sogar ganz wohl. Der Schlüssel zum Verständnis einer Blockade liegt darin, sie unter dem Aspekt der Vorteile zu betrachten, die sie den Beteiligten bringt, und sich nicht allein auf den Problemcharakter zu konzentrieren.

Taktische und echte Blockaden

Eine Blockade kann taktisch oder echt sein. Zu taktischen Blockaden kommt es, wenn die Kontrahenten sich weigern, mit einer Lösungsbemühung fortzufahren, weil sie ihre Verhandlungsmacht vergrößern, die andere Seite zu Zugeständnissen zwingen oder ihre Verhandlungsposition in irgendeiner anderen Form stärken wollen. Mit anderen Worten, sie steuern die Verhandlung absichtlich in eine Sackgasse und benutzen sie als Mittel zur Förderung ihrer Ziele. Taktische Blockaden sind normalerweise das Ergebnis kurzfristiger Kosten-Nutzen-Überlegungen und werden normalerweise relativ schnell überwunden. Sie sind im allgemeinen ein Zeichen für einen distributiven Verhandlungsansatz. Die Anwendung dieser Taktik kann sich als äußerst riskante Strategie erweisen, weil sie leicht zur Eskalation des Konflikts führt. Ich habe einmal ein besonders dramatisches Beispiel für eine taktische Blockade erlebt, die sich zugleich als besonders erfolglose Strategie erwies. Rückblickend war es nicht überraschend, daß die Taktik in diesem Fall eingesetzt wurde. Immerhin ging es um die Zukunft eines Theaters.

Etwa vierzig feste Mitglieder eines Theaterensembles wollten Klage gegen den Vorstand eines gemeinnützigen Theaterzentrums einreichen, dem sie angegliedert waren. Die Schauspieler, Regisseure und Techniker hatten jahrelang niedrigere Gehälter akzeptiert und viel Zeit investiert, weil sie davon ausgegangen waren, daß man die eingesparten Gelder nutzte, um das Theater und eine angeschlossene Schauspielschule zu erhalten und zu erweitern. Dann wurde die zentrale Person dieser Organisation, eine bekannte Theaterregisseurin und die Geschäftsführerin des Zentrums, plötzlich entlassen, weil der Vorstand entdeckte, daß sie einen Großteil der Gelder für persönliche Zwecke veruntreut hatte und daß der Fonds für das Theater und die angeschlossene Schule praktisch überhaupt nicht existierte.
Die Mitglieder der Theatertruppe hatten diese Frau als ihre Lehrerin, Mentorin und Freundin betrachtet. Sie fühlten sich persönlich betrogen und verlangten eine Entschädigung für das Geld, das sie geopfert hatten. Der Vorstand hatte eingeräumt, daß eine Ausgleichszahlung angemessen sei, aber die Ansichten über die Höhe dieser Entschädigung gingen sehr weit auseinander. Sie baten einen Kollegen und mich, in diesem Streit zu vermitteln.
Nach mehreren schwierigen und äußerst gefühlsbetonten Gesprächen konnten wir uns auf eine potentielle Vergleichsformel einigen. Die Parteien stimmten in vielen grundsätzlichen Fragen überein und hatten wichtige Fortschritte in spezifischen Punkten erzielt, als der Anwalt der Kläger plötzlich verkündete, daß seine Seite die

Verhandlungen abbrechen und die Sache vor Gericht weiterverfolgen würde. Er erklärte, daß seine Mandanten so viele Zugeständnisse wie möglich gemacht hätten, daß der Vorstand seiner Meinung nach keine echte Verantwortung für das Geschehen übernehme und daß seine Mandanten vor Gericht ziehen würden, wenn der Vorstand nicht bereit sei, die Bedingungen des »allerletzten und endgültigen Angebots« der Kläger zu akzeptieren.

Mein Ko-Mediator und ich waren überrascht von dieser plötzlichen Wendung, weil wir den Eindruck hatten, daß es gerade zu großen Fortschritten in den Verhandlungen gekommen war. Wir hatten beide den Verdacht, daß dieses Verhalten in erster Linie eine Taktik war, um weitere Zugeständnisse vom Vorstand zu erzwingen, aber wir waren uns nicht sicher. Als wir uns allein mit der Kläger-Gruppe trafen, zeigte sich der Anwalt nach wie vor unnachgiebig, aber seine Mandanten schienen sich unwohl zu fühlen. Der Anwalt war eindeutig bemüht, uns zu überzeugen, daß seine Seite tatsächlich vor Gericht ziehen würde, aber inzwischen waren wir ziemlich sicher, daß es sich um ein taktisches Manöver handelte. Dennoch war es keine leere Drohung. Um sein Manöver überzeugend durchzuführen, mußte der Anwalt bereit sein, die Drohung wahr zu machen – auch wenn dies unserer Ansicht nach nicht im Interesse der Kläger lag.

Die Vorstandsmitglieder waren empört. Sie hatten das Gefühl, sich äußerst großzügig gezeigt zu haben. Außerdem waren sie der Ansicht, selbst gute Chancen vor Gericht zu haben, fürchteten allerdings, daß eine gerichtliche Auseinandersetzung sich nachteilig auf die Organisation auswirken könnte. Ihrer Meinung nach verhandelte die Gegenseite nicht aufrichtig und versuchte, sie arglistig zu täuschen. Sie wollten die Kläger zur Rede stellen und sie auffordern, Farbe zu bekennen – was vermutlich eine echte Blockade zur Folge gehabt hätte. Niemand wollte zwar zu diesem Zeitpunkt tatsächlich vor Gericht ziehen, aber es wäre schwierig gewesen, den nächsten logischen Schritt, die Einreichung einer offiziellen Klage, zu vermeiden. Das hätte mit hoher Wahrscheinlichkeit eine negative Presse für die Organisation zur Folge gehabt, mit möglicherweise gravierenden finanziellen Auswirkungen.

Mein Kollege und ich beschlossen zwei Dinge. Erstens hielten wir die prinzipielle Vereinbarung und die Bandbreite der Ergebnisse, die man diskutiert hatte, schriftlich fest, damit diese Erfolge nicht verlorengingen und die Beteiligten einen konkreten Beleg dafür hatten, wie weit sie in ihren Verhandlungen bereits gekommen waren. Zweitens stellten wir die Blockade in einem anderen Licht dar und beschrieben sie als wichtige Phase, in der beide Parteien noch einmal ihre Möglichkeiten überdenken und andere potentielle Lösungsansätze überprüfen konnten. Wir versuchten nicht, die eine oder die andere Seite zu weiteren Zugeständnissen zu bewegen.

Wie erwartet, wurde die Blockade relativ schnell überwunden. Ein einflußreiches

Mitglied des Vorstands führte einige inoffizielle Gespräche mit einem der Kläger, um weitere Optionen in Erwägung zu ziehen, und die beiden arbeiteten einen Plan aus, der für die Mehrheit der Kläger und der Vorstandsmitglieder akzeptabel war. Dazu gehörten einige kleinere Zugeständnisse an die Ensemblemitglieder, aber wichtiger war, daß dieser angebotene Plan nicht mehr in Form von Bedingungen abgefaßt war, die der anderen Seite praktisch die Pistole auf die Brust setzte, sondern völlig anders formuliert war. Am Ende wurde dieses Angebot zur Grundlage für eine gütliche Einigung. Auch wenn der Anwalt durch das taktische Manöver vermutlich einige zusätzliche (wenn auch sehr geringe) Vorteile errungen hatte, wurden sie doch um den Preis einer erheblich größeren Streßbelastung und Verärgerung erzielt, die den Parteien andernfalls wahrscheinlich erspart geblieben wären.

Zu echten Blockaden kommt es, wenn die Beteiligten das Gefühl haben, daß sie mit dem Lösungsprozeß nur unter großen Opfern vorankommen können. Wenn die Vorstandsmitglieder zum Beispiel den Eindruck gehabt hätten (den sie tatsächlich mitunter hatten), daß ihnen außer diesem Stillstand nur die Option geblieben wäre, Bedingungen zu akzeptieren, die den finanziellen Ruin des Theaterzentrums bedeutet hätten, dann hätten sie es mit einer echten Blockade zu tun gehabt. Normalerweise erleben Kontrahenten diese Art von Blockade als eine Situation, die sich ihrer Kontrolle entzieht und in der sie tatsächlich keine akzeptable Alternative haben, als an dem toten Punkt zu verharren. Natürlich versuchen Kontrahenten manchmal eine echte Blockade zu ihrem taktischen Vorteil zu nutzen, und manchmal kann sich eine taktische in eine echte Blokkade verwandeln. Die taktische Blockade der Theatergruppe hätte beinahe zu einer echten Blockade geführt, weil das, was aus Sicht der Theatertruppe ein taktisches Manöver war, aus Sicht des Vorstands eine echte Sackgasse war.

Die Blockadedimensionen

Die Konfliktdimensionen und das Konfliktrad bieten zwei Ansätze für ein besseres Verständnis von Blockaden. Blockaden können auf der emotionalen, kognitiven oder verhaltensspezifischen Ebene eines Konflikts auftreten. Oft kommen sie natürlich auch in mehr als einer Dimension zum Tragen.

Wenn die Beteiligten sich nicht auf eine Lösung zubewegen können, weil ihre Gefühle weitere Fortschritte behindern, dann erreichen sie eine emotionale Blockade. Scheidungskandidaten, die so in ihrer Wut gefangen sind, daß sie sich auf überhaupt nichts einigen können, obwohl eine Einigung ihre inhaltlichen Bedürfnisse befriedigen würde, stehen vor einer solchen emotionalen Blockade. Für manche Menschen ist eine Scheidungsvereinbarung gleichbedeutend mit dem emotionalen Verzicht auf eine Beziehung, und andere können sich nicht auf eine Lösung zubewegen, weil sie gefühlsmäßig noch nicht dazu bereit sind. Manchmal ist die Wut des einzelnen auch so groß, daß er den Akt der Einigung wie eine Art persönlicher Vergewaltigung empfindet. Immer wenn ein Konfliktbeteiligter einen eingeschlagenen Lösungsweg nicht weiterverfolgen kann, weil er auf derartige Hindernisse stößt, erlebt er die eine oder andere Form einer emotionalen Blockade.

Zu einer kognitiven Blockade kommt es, wenn die Beteiligten ihre Sichtweise des Konflikts oder der Gegenpartei nicht so verändern können, wie es der Lösungsprozeß verlangt. Ein wunderbares Beispiel für die Bemühung, eine kognitive Blockade zu überwinden, bot der dramatische Moment, in dem Itzak Rabin sich zu der Entscheidung durchrang, Jassir Arafat im Rosengarten des Weißen Hauses die Hand zu schütteln, als sie ihre historische Vereinbarung unterzeichneten. Fast sein ganzes Leben lang hatte Rabin in Arafat einen Terroristen gesehen. Diese Wahrnehmung zu verändern und ihn als einen Partner im Frieden zu betrachten war ein enormer kognitiver Veränderungsschritt. Arafat mußte ein ähnliches kognitives Hindernis überwinden. Daß sie diesen kognitiven Wandel vollziehen konnten, war vielleicht ihr größter persönlicher Beitrag zum Friedensprozeß. Er half vielen Israelis und Palästinensern, sich auf einen ähnlichen Prozeß einzulassen und diesen bis heute fortzusetzen. Der Versuch von Palästinensern und Israelis, ihre Sichtweise voneinander zu verändern und die Probleme ihres Konflikts neu zu definieren, könnte sich als der wichtigste Teil des Friedensprozesses in dieser Region erweisen. Kognitive Blockaden sind häufig besonders schwer zu überwinden.

Eine Verhaltensblockade tritt auf, wenn Menschen sich nicht mit einem bestimmten Verhalten oder Handeln identifizieren können oder sich nicht darüber einigen können und deshalb nicht in der Lage sind, den Lösungsprozeß voranzutreiben. Soll der Damm gebaut werden oder nicht? Auf welche Lohnerhöhungen oder anderen Leistungen einigen sich die Parteien bei der Tarifverhandlung? Welcher gesetzliche Grenzwert wird für bestimmte chemische Emissionen festgelegt? Das ist die Dimension, auf die sich die meisten Menschen konzentrieren, wenn sie in eine Sackgasse geraten, aber häufig geht es im Grunde um die anderen beiden Dimensionen. Wenn es sich um eine echte Blockade in der Verhaltensdimension handelt, haben die Betreffenden normalerweise den Eindruck, daß sie ihren Bedürfnissen im Moment besser gerecht werden, wenn sie an einem toten Punkt verharren oder irgendeinen anderen Weg zur Erreichung ihrer Ziele einschlagen, als wenn sie sich weiterhin auf eine Lösung zubewegen.

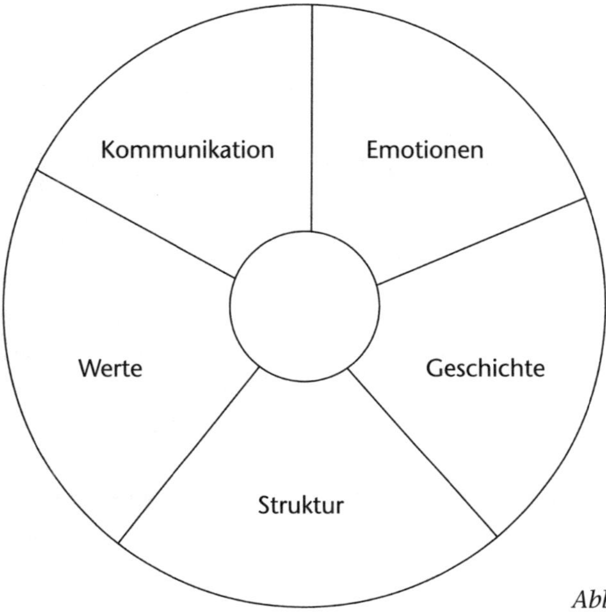

Abbildung 8.1 Das Konfliktrad

Die Ursachen von Blockaden

Das Konfliktrad bietet nützliche Anhaltspunkte, wenn man die grundlegende Ursache einer Blockade zu verstehen sucht. Blockaden treten immer auf, weil einer oder mehrere Kontrahenten bestimmte Bedürfnisse haben, die nach ihrer Auffassung oder nach ihrem Gefühl nicht angemessen befriedigt werden, wenn sie sich im Lösungsprozeß weiter voranbewegen. Manchmal ist dies eine ganz klare und bewußte Entscheidung; manchmal wird sie intuitiv oder unbewußt getroffen. Häufig gehört zu dieser Entscheidung, daß man zwischen widerstreitenden Bedürfnissen wählen muß. Wenn ich zum Beispiel nachdrücklich erklärt habe, daß ich einem bestimmten Punkt erst zustimmen werde, wenn bestimmte Bedingungen erfüllt sind, dann bin ich gezwungen, an dieser Position festzuhalten, um das Gesicht zu wahren, auch wenn ich durch einen Rückzieher vielleicht andere wichtige Bedürfnisse befriedigen könnte. Auf diese Weise hätte sich das taktische Manöver der Theatertruppe beinahe in eine echte Blockade verwandelt. Es passiert ständig, daß sich Kontrahenten selbst diese Grube graben. Häufig ist die Auflösung einer Blockade eine Frage des Zeitpunkts. Habe ich lange genug für meine gerechte Sache gestritten, um mich jetzt würdevoll mit weniger zufriedengeben zu können? Wenn man sich einer Konfliktlösung annähert, muß man häufig akzeptieren, daß eine perfekte Lösung nicht möglich ist, daß nicht alle Bedürfnisse aller Beteiligten vollständig befriedigt werden können. Das fällt Menschen häufig sehr schwer, und manchmal ist es leichter, bei einer Blockade zu verweilen, als sich diesen Wahlmöglichkeiten zu stellen.

Manchmal scheitern Lösungsbemühungen auch, weil sie auf einer bestimmten Bedürfnisebene ansetzen, die Ursache der Blockade jedoch auf einer anderen Ebene liegt. Wenn in einer Gemeinde zum Beispiel über den Standort für eine Mülldeponie verhandelt wird und man sich ausschließlich auf den Verkehr, die Ästhetik, auf Emissionen, Abgaben und Landnutzung konzentriert, aber nicht darauf eingeht, welche Auswirkungen die Mülldeponie auf das Image oder Selbstverständnis der Gemeinde hat, werden die Verhandlungen sehr wahrscheinlich in eine Sackgasse geraten. Eltern und ihre heranwachsenden Kinder schaffen es häufig nicht, ihre Konflikte aufzuarbeiten, weil sie zwar über Kleidung, Hausaufgaben, Zapfenstreich und Pflichten diskutieren können, aber nicht wissen, wie sie Themen wie Autonomie und Abhängigkeit ansprechen sollen.

Um eine Blockade zu verstehen und sie in Angriff zu nehmen, muß man die Aufmerksamkeit auf diejenigen Bedürfnisse richten, die tatsächlich im Spiel sind, und sie tief genug erforschen. Mitunter kann sich das als nahezu unmöglich erweisen, wie in Sheilas Situation, und dann kann es das beste sein, eine Blockade zu akzeptieren.

Die 55jährige Sheila arbeitete als Produktionsleiterin in einer Werbeagentur. Sie hatte die Planung für eine neue Reihe von Werbespots geleitet, als ihr Chef sie von dem Projekt abzog und sie für eine andere Aufgabe einteilte. Etwa sechs Monate zuvor hatte man sie bei einer Beförderung übergangen und den freien Posten an einen jungen Mann vergeben. Als Sheila auf energische und fordernde Weise nachfragte, weshalb man sie von dem Projekt abgezogen habe, wurde ihr mitgeteilt, daß die Qualität ihrer Arbeit nicht zufriedenstellend und das Projekt zu langsam vorangekommen sei. Um dem Ganzen die Krone aufzusetzen, wurde Roy, ein jüngerer männlicher Mitarbeiter, dessen Vorgesetzte sie gewesen war, zum neuen Leiter des Projekts ernannt. Sheila reichte eine Beschwerde wegen Alters- und Geschlechtsdiskriminierung ein.

Entsprechend der Firmenpolitik waren bei Beschwerdeverfahren beide Seiten verpflichtet, die Möglichkeit einer Mediation in Betracht zu ziehen. Das bedeutete, daß sie sich mit einem »Konfliktberater« treffen mußten, um die Vorteile einer Mediation zu besprechen, obwohl sie nicht verpflichtet waren, diese tatsächlich durchzuführen. Durch das Treffen mit einem Berater ließen sie sich natürlich in gewisser Weise auf einen Mediationsprozeß ein. Ich wurde gebeten, die Rolle dieses Beraters zu übernehmen. Normalerweise wäre diese Aufgabe von einem firmeninternen Vermittler übernommen worden, aber der Personalleiter war in eine frühere Beschwerde Sheilas verwickelt gewesen, und hielt es für ratsamer, einen Außenstehenden damit zu betrauen.

Jonathan, der Abteilungsleiter, war der Ansicht, daß Sheilas Leistungen seit langem unterdurchschnittlich waren und man sie nur deshalb noch nicht zurückgestuft hatte, weil sie als »prozeßsüchtig« galt. Seiner Meinung nach war er schon ein großes Risiko eingegangen, als er ihr dieses Projekt überhaupt übertragen hatte. Er habe es nur getan, erklärte er, weil sie so hart darum gekämpft habe, noch eine Chance zu erhalten, nachdem man sie bei der Beförderung übergangen habe. Aus seiner Sicht war Sheila total überfordert gewesen, und der einzige Grund, weshalb das Projekt nicht in großen Schwierigkeiten steckte, war, daß Roy sie gedeckt hatte. Jonathan meinte, er hätte das Unternehmen (und seinen eigenen Ruf) in Gefahr gebracht, wenn er nicht entschlossen gehandelt hätte.

Wie zu erwarten, sah Sheila die Sache anders. Sie hatte den Eindruck, daß man ihre Leistungen nie anerkannt hatte und daß die Agentur ein »eingeschworener Männerverein mit Glasdecke« war. Sie habe wiederholt die Kastanien für Jonathan aus dem Feuer geholt, erklärte sie, und er versuche seine eigene Inkompetenz zu vertuschen, indem er ihr die Schuld an Problemen gebe, für die sie nicht verantwortlich sei. Was mir wirklich interessant erschien, war, daß Sheila mit diesem Beschwerdeverfahren keinerlei konkrete Ergebnisse anstrebte, sondern nur das Ziel hatte, als Siegerin daraus hervorzugehen. Sie wollte die Leitung des Projekts nicht zurückhaben. Sie war nicht an einer Beförderung, Versetzung oder irgendeiner finanziellen Anerkennung interessiert. Auf dem Abschnitt des Beschwerdeformulars, auf dem sie eintragen sollte, welche Wiedergutmachung sie verlangte, hatte sie in ziemlich konfusen Worten geschrieben, daß sie eine »Rehabilitierung« wolle und »die Garantie, daß so etwas nie wieder geschieht«. Als die Firma Schulungsmaßnahmen zur Verbesserung ihrer Fähigkeiten und andere Unterstützungsmaßnahmen für künftige Projekte vorschlug, lehnte sie diese Vorschläge kurzerhand ab.

Sheila vertraute mir an, daß sich die Verhältnisse in der Firma ihrer Ansicht nach nur ändern würden, wenn die Firmenleitung durch ein Schlichtungsverfahren oder einen Gerichtsprozeß öffentlich gedemütigt würde. Sie war offenkundig sehr wütend über das, was geschehen war, und der Wut lag eine schwere Kränkung ihres Stolzes und ihrer Selbstachtung zugrunde. Sie machte unmißverständlich deutlich, daß sie lieber bei einem Streit verlieren als sich um eine gütliche Einigung bemühen wolle, auch wenn ihr klar sei, daß sie damit Gefahr laufe, ihren Arbeitsplatz zu verlieren.

Ich reichte einen Bericht ein, in dem ich die Probleme und Optionen so gut wie

möglich zusammenfaßte, und empfahl, daß die Parteien die Mediation nicht fortsetzen sollten. Der Fall ging vor ein Schiedsgericht. Sheila verlor und kündigte kurz darauf.
Ich habe mich häufig gefragt, was man noch hätte tun können, um diese Blockade zu überwinden. Hätte Sheila durch eine Mediation die Anerkennung oder Würdigung erhalten können, die sie brauchte, um sich auf die Erörterung einer realistischen Einigung einzulassen? Gab es eine Gefühls- oder Bedürfnisebene, die ich nicht wahrgenommen oder verstanden hatte? Wahrscheinlich. Andererseits bin ich auch überzeugt, daß Sheila in gewisser Weise genau das bekam, was sie wollte. Sie kämpfte um ihr Recht. Sie machte keine Kompromisse in einer Sache, die sie als Angriff auf ihre Würde empfand, und sie tat, was in ihrer Macht stand, um eine volle Rehabilitierung zu erlangen. Als dieser Versuch scheiterte, konnte sie vor sich selbst rechtfertigen, einen Arbeitsplatz aufzugeben, der einerseits gewisse Vorteile hatte, aber andererseits keine Aufstiegschancen bot und zur Beschädigung ihres Selbstbildes beitrug.

Wie in Kapitel 1 ausgeführt, bestehen Bedürfnisse nicht im luftleeren Raum, und es ist wichtig, bei der Untersuchung einer Blockade auch den äußeren Kreis des Konfliktrades zu berücksichtigen. Sind die Kontrahenten unfähig, erfolgreich zu kommunizieren, und wenn ja, warum? Sind sie von ihren Gefühlen überwältigt und nicht mehr in der Lage, klar zu denken und rational zu überlegen, wie sich ihre Bedürfnisse am besten erfüllen lassen? Verhindern historische Einflüsse einen Lösungsprozeß, und sind sie so stark, daß sie den Beteiligten unüberwindlich scheinen? Ist der unmittelbare Konflikt Teil einer größeren Streitigkeit, von der er sich nicht abtrennen läßt? Behindern strukturelle Faktoren weitere Fortschritte? Sind die Personen nicht in der Lage, sich voranzubewegen, weil ihre fundamentalen Wertvorstellungen unvereinbar sind oder weil es ihnen wichtiger ist, ihre Wertvorstellungen zu behaupten, als den Konflikt zu lösen?

Entscheidend für das Verständnis von Blockaden ist, daß man akzeptiert, daß sie aus einer bestimmten Perspektive einen Sinn ergeben. Häufig ist es schwer, diese Perspektive einzunehmen, aber wir müssen es versuchen, wenn wir verstehen wollen, was tatsächlich geschieht. Es gibt zwei verbreitete Abkürzungen, die wir oft nehmen, um sowohl Konflikte als auch Blockaden zu erklären. Wir schreiben Blockaden der Unmoral oder den bösen Absichten der Kontrahenten zu oder ihrem irrationalen oder verrückten Verhalten. Wie sonst, fragen wir uns, läßt sich das Verhalten von Saddam Hussein in Kuwait, von Milošević im Kosovo und Bosnien oder von Hitler erklären? Doch diese Erklärungen geben letztendlich keine Antwort auf die Frage, was wirklich geschieht.

Das Problem mit diesen Ansätzen ist, daß sie im Grunde gar nichts erklären und zu unangemessenen oder harten Reaktionen führen. Wenn ein Machthaber tatsächlich verrückt oder böse ist, dann scheint auf der Hand zu liegen, daß man sein Verhalten nur durch ein gewaltsames Eingreifen verändern kann. Doch sogar wenn die Ausübung von Zwangsgewalt notwendig sein mag, ist es wesentlich klüger, wenn diese Entscheidung darauf gründet, daß man die Bedürfnisse und Beweggründe der Gegenseite verstanden hat und nicht darauf, daß man sie wegen ihrer Moral oder mentalen Defizite verurteilt. Zweifellos können Verrücktheit und Bösartigkeit am Werke sein, doch sie erklären selten, weshalb ein bestimmter Konfliktansatz vorherrscht, vor allem wenn wir über interpersonelle Streitigkeiten hinausblicken. Wenn eine Blockade auf die Unzurechnungsfähigkeit oder Unmoral des Gegners zurückgeführt wird, ist dies häufig ein Vorwand – ein Mittel, mit dem man eine ernsthafte Betrachtung der entscheidenden Bedürfnisse und der wahren Ursachen eines Problems vermeidet.

Der Weg durch die Blockade

Wie bei vielen Aspekten einer erfolgreichen Konfliktlösung ist auch die erfolgreiche Bewältigung einer Blockade normalerweise eher eine Frage der Einstellung als eine Frage von Werkzeugen und Techniken. Eine schwerwiegende Blockade wird nur selten überwunden, indem man eine kluge Interventionsstrategie anwendet, es sei denn, die Strategie setzt bei der grundlegenden Ursache der Blockade oder bei den Bedürfnissen der Beteiligten an. Dritte Parteien und Kontrahenten werden eher erfolgreich mit Blockaden umgehen, wenn sie aufgrund bestimmter Einstellungen und Überzeugungen handeln. (Zu einem sehr praktischen Ansatz für den Umgang mit Blockaden vgl. Ury, 1991.)

Konstruktive Haltungen gegenüber Blockaden

Blockaden sind in Ordnung. Wenn Leute nicht bereit sind, sich auf eine Lösung zuzubewegen, denkt man leicht, daß etwas mit ihnen verkehrt sein müsse. Doch diese Haltung ist selten hilfreich. Sie führt dazu, daß man sich auf das Verhalten oder die Persönlichkeit der Kontrahenten konzentriert, anstatt zu versuchen, das Wesen des anstehenden Problems zu verstehen. Die Folge ist häufig, daß die Beteiligten sich zu einer Konfliktlösung gedrängt fühlen und auf eine Blockade reagieren, indem sie den Druck auf unproduktive Ebenen umlenken. Eine Blockade kann schwerwiegende Folgen haben, aber es ist wichtig, daß man nicht so vorgeht, als sei die Blockade das eigentliche Problem. Hilfreicher ist die

Einstellung, daß es in Ordnung ist, wenn man bei einem Streit in eine Sackgasse gerät.

Die Leute haben gute Gründe für Blockaden. Wer die Entscheidung trifft, sich nicht weiter auf eine Konfliktlösung zuzubewegen, tut dies, weil es aus seiner Warte gute Gründe dafür gibt. Manchmal haben die Beteiligten das Gefühl, keine andere Wahl zu haben, als an einem toten Punkt zu verharren.

Die Kontrahenten müssen selbst ihren Weg durch eine Blockade finden. Dritte Parteien können Hilfestellung leisten, aber wenn sie es sich zur Aufgabe machen, »einen Konflikt zu lösen«, »ein Problem aus der Welt zu schaffen« oder »einen toten Punkt zu überwinden«, liegt ein grundlegendes Mißverständnis vor. Dritte Parteien unterstützen die Kontrahenten, indem sie sich mit ihnen gemeinsam bemühen, die Ursache der Blockade aufzudecken oder eine kreative Lösung zu finden. Aber die Kontrahenten selbst müssen die Blockade überwinden, sobald sie dazu bereit sind. Wenn Mediatoren zu viel Verantwortung für die Bewältigung einer Blockade übernehmen, können sie die Situation tatsächlich verschlimmern, weil sie es zulassen, daß die Konfliktparteien ihrer individuellen und gemeinsamen Verantwortung aus dem Weg gehen und sich nicht offen und mutig mit ihrer eigenen Situation auseinandersetzen.

Angst und Anspannung sind nicht hilfreich. Sowohl für Kontrahenten als auch für Mediatoren ist die Angst häufig das größte Problem, vor dem sie im Fall einer Blockade stehen. Angst und Anspannung führen zu starren Haltungen und ersticken die Kommunikation und Kreativität. Deshalb sollte man normalerweise der Versuchung widerstehen, eine Blockade überwinden zu wollen, indem man die Angst und Anspannung der Beteiligten erhöht. Wenn die Situation tatsächlich gefährlich ist oder extrem viel auf dem Spiel steht, dann kann Angst eine natürliche Reaktion sein und vielleicht ein nützliches Warnsignal, aber in der Regel ist sie kein nützliches Mittel zur Bewältigung einer Blockade.

Blockaden sind ein natürlicher und häufig hilfreicher Bestandteil des Konfliktprozesses. Häufig fangen die Kontrahenten erst an einem toten Punkt ernsthaft an, sich auf realistische Weise mit ihren Möglichkeiten auseinanderzusetzen. Blokkaden helfen den Beteiligten, wesentliche von unwesentlichen Bedürfnissen zu unterscheiden, und können dazu anregen, sich intensiver mit der Sichtweise des anderen auseinanderzusetzen. Wenn die Angst nicht zu ausgeprägt oder die Wut nicht zu groß ist, können Blockaden auch ein Anreiz für Kreativität und Risikobereitschaft sein. Außerdem erkennen die Beteiligen manchmal erst dann, daß ein Konflikt existiert, wenn sie in irgendeine Art von Sackgasse geraten.

Auch wenn es nicht sofort möglich ist, eine Blockade zu überwinden, kann man normalerweise einen konstruktiven Schritt in die richtige Richtung machen. Häufig ist es hilfreicher, sich einen kleinen Schritt zu überlegen, den man sofort unternehmen könnte, als nach Wegen zu suchen, wie man die Blockade vollständig durchbrechen oder den toten Punkt gänzlich überwinden könnte. Manchmal gibt es keine sofortige Lösung für ein Problem oder die Beteiligten sind nicht bereit, sich über den toten Punkt hinauszubewegen. Manchmal ist es das beste, gar nichts zu tun. In manchen Situationen brauchen die Beteiligten die Erlaubnis, in einer Sackgasse zu bleiben. In anderen Situationen ist dagegen eine aktivere Intervention notwendig. Dennoch ist die Frage: »Was ist das Beste, das wir in diesem Moment tun können?«, häufig hilfreicher als die Frage: »Wie können wir diese Blockade überwinden?«

Bei einer Blockade ist langsamer für gewöhnlich schneller. Viele Menschen reagieren auf eine Blockade spontan, indem sie den Druck erhöhen und Fristen setzen. Das ist normalerweise nicht hilfreich. Natürlich besteht mitunter echter Zeitdruck, und manche Menschen entscheiden sich erst dann zwischen mehreren schlechten Alternativen, wenn es eng wird und sie zu einer Entscheidung gezwungen sind. Manchmal besteht tatsächlich die einmalige Gelegenheit, sich zu einigen, die man rechtzeitig beim Schopf packen muß, weil sie sonst verlorengeht. Doch normalerweise ist es besser, den Beteiligten eher mehr Zeit einzuräumen, als ihnen Fristen zu setzen. Wenn Menschen Zeit haben, über ihre Möglichkeiten nachzudenken, noch einmal ihre Bedenken zu überprüfen und zu ihren eigenen Schlüssen zu kommen, fördert das normalerweise ihre Flexibilität, ihren Einfallsreichtum und ihren Realitätssinn. Stehen die Kontrahenten unter dem Druck von Fristen, empfinden sie einen Kompromiß häufig als Niederlage. Läßt man ihnen dagegen genügend Zeit für Entscheidungen und setzt sie weniger unter Druck, werden sie einen Kompromiß eher als einen vernünftigen, versöhnlichen Schritt betrachten können. Von daher läßt sich der Gesamtprozeß häufig erheblich verkürzen, wenn man den Beteiligten an diesem entscheidenden Punkt mehr Zeit und Spielraum zubilligt.

Wenn Menschen vor einer echten Blockade und unter starkem Zeitdruck stehen, ist es schwer, nach diesen Grundsätzen zu handeln. Dennoch ist es häufig der aussichtsreichste Ansatz, damit die Kontrahenten aus einer Sackgasse herauskommen. Mir ist es zum Beispiel im folgenden Fall sehr schwergefallen, mich nicht von Pauls Panik anstecken zu lassen, aber es war von entscheidender Bedeutung:

Die Gläubiger saßen Paul und Sharon im Nacken; sie mußten sofort irgend etwas unternehmen, was bedeutete, daß es an der Zeit war, das Tempo zu drosseln. Paul und Sharon hatten sich nach fünfundzwanzigjähriger Ehe getrennt. Ihre Kinder waren erwachsen, und das Hauptproblem, über das sie verhandeln mußten, war der Verkauf ihrer Farm im westlichen Colorado. Paul war nach Denver gezogen, wo er als Verkäufer für landwirtschaftliche Geräte arbeitete. Sharon wohnte weiterhin in dem gemeinsamen Haus auf der Farm. Während der letzten Jahre war die Farm nicht bewirtschaftet worden. Ein Teil des Landes war verpachtet, aber die Einnahmen reichten nicht aus, um die Hypothek und andere ausstehende Kredite abzutragen.

Sharon wollte in dem Haus wohnen bleiben und hatte einige allgemeine Vorstellungen davon, wie sie die Farm betreiben könnte. Ihrer Meinung nach sollte Paul die Schulden übernehmen und sie die Farm. Paul wollte alles verkaufen, die Schulden bezahlen und das verbleibende Guthaben aufteilen. Er argumentierte, daß Sharons Vorschlag sie geradewegs in den Bankrott treiben würde und daß die Gläubiger sich nie damit einverstanden erklären würden, die Verantwortung für die Schulden von dem Eigentum an der Farm zu trennen. Sharon hatte kein Vertrauen in Pauls Fähigkeit, seinen Arbeitsplatz zu halten, und sah ihren Vorschlag als die einzige Möglichkeit, langfristig eine gewisse finanzielle Sicherheit für sich zu erreichen. In dieser Pattsituation befanden die beiden sich seit etwa neun Monaten, als die Mediation begann.

Paul machte sich große Sorgen wegen der Zeit, die es kosten würde, eine Vereinbarung auszuhandeln. Er meinte, daß sie mit jedem Tag, den sie warteten, Geld zum Fenster hinauswarfen und weiter auf den finanziellen Ruin zuschlitterten. Wenn sie die Farm und die Maschinen schnell verkauften, würden sie noch einen kleinen Gewinn herausschlagen können. Wenn sie zu lange warteten, würde nichts zum Verteilen übrigbleiben. Er bestand auf einer sofortigen Entscheidung. Sogar ein Aufschub bis zum nächsten Treffen in zwei Wochen sei zu lang, argumentierte er. Paul wollte in der Mediation zu einer Lösung gelangen, weil es wahrscheinlich mindestens noch mal neun Monate dauern würde, bis sie einen Gerichtstermin bekämen. Sharon reagierte auf diesen Druck, indem sie sich dem Mediationsprozeß entzog, Treffen absagte und Paul vorwarf, nicht mit Geld umgehen zu können. Sinngemäß sagte sie: »Das ist dein Problem, Paul, nicht meins«, worauf Paul erwiderte: »Wir verlieren täglich Geld, also ist es *unser* Problem.«

Zeit war eindeutig ein Faktor, der berücksichtigt werden mußte, aber der Versuch, die Blockade zu durchbrechen, indem man diese Art von Druck anwendete, erwies sich als kontraproduktiv. Schneller bedeutete in diesem Fall langsamer. Also entschied ich mich, das Tempo zu drosseln, anstatt es zu erhöhen. Ich erklärte, daß sie sich beide trotz des Zeitdrucks Gewißheit verschaffen müßten, ob sie die richtige Entscheidung trafen, und das bedeutete, daß sie finanziellen und rechtlichen Rat einholen und verschiedene Optionen abwägen mußten. Meiner Ansicht nach war es notwendig, daß sie sich mit ihren Kreditgebern trafen und ernsthaft überlegten, wie eine Umschuldung zu bewerkstelligen sei und ob es potentielle Käufer für die Farm gebe. (Wovon Paul felsenfest überzeugt war.)

Paul und ich führten ein sehr offenes Gespräch über die Probleme, die mit dieser Vorgehensweise verbunden waren. Ich erkannte seine prekäre finanzielle Situation zwar an, erklärte aber, daß es unter Umständen keine Möglichkeit gebe, einen Bankrott zu verhindern – und wenn doch, gehöre dazu, daß man sich die Zeit nehme, die Alternativen ohne Zeitdruck zu überprüfen. Ich sagte ihm, daß er Sharon nicht zwingen könne, »sich der Realität zu stellen«, wie er es formulierte, aber er könne ihr helfen, in Ruhe über die bestehenden Optionen nachzudenken.

Ich fragte Sharon, ob sie den Zeitdruck tatsächlich für so groß hielt, wie Paul ihn beschrieben hatte. Sie meinte, er übertreibe, räumte aber ein, daß die Schulden um so größer würden, je länger sie warteten. Was sollte ihrer Meinung nach geschehen? Sie wollte, daß Paul eine neue finanzielle Vereinbarung aushandelte, die sicherstellte, daß sie auf der Farm bleiben konnte. Sie wollte noch nicht einräumen, daß die Farm oder auch nur Teile davon verkauft werden mußten, obwohl ihr klar war, daß dies irgendwann notwendig werden könnte. »Woran würden Sie das erkennen?«, fragte ich. Die Frage brachte sie zum Nachdenken, aber sie fand keine Antwort. Ich riet ihr, sich die Zeit zu nehmen, die sie brauchte, um über die Probleme nachzudenken, und mich anzurufen, wenn sie sich bereit fühlte, das Gespräch fortzusetzen.

Nach etwa sechs Wochen rief Sharon mich an und sagte, sie wolle über die Aufteilung der Farm und einen Teilverkauf diskutieren. Am Ende arbeiten Sharon und Paul eine Vereinbarung aus, die festlegte, daß Sharon das Haus, etwas angrenzende Land und einige Maschinen behielt. Der Rest wurde verkauft. Die Schuldenlast wurde erheblich reduziert und der drohende Bankrott abgewendet. Wahrscheinlich wäre sechs oder acht Monate früher ein besseres finanzielles Ergebnis möglich gewesen. Und die sechs bis acht Wochen, in denen der Mediationsprozeß auf Eis lag, verursachten wahrscheinlich einige zusätzliche finanzielle Verluste. Aber das war der Preis, den sie zahlen mußten, um einen Weg aus der Sackgasse zu finden.

Allgemeine Fragen zur Herangehensweise an Blockaden

Wenn Konfliktmittler mit einer Blockade konfrontiert werden, können sie sich fünf einfache, aber hilfreiche Fragen stellen, um herauszufinden, wie sie mit der Situation umgehen sollten. Diese Fragen sind sowohl für dritte Parteien als auch für Kontrahenten relevant:

Atme ich (bildlich gesprochen)? Bei fast allen heftigen Interaktionen sollte man als erstes versuchen, so ausgeglichen, fokussiert und entspannt wie möglich zu sein. Wir alle können mit Blockaden und anderen Krisen besser umgehen, wenn wir unsere eigene Anspannung verringern und uns von der Anspannung anderer nicht anstecken lassen. Manchmal bedeutet das, daß man sich buchstäblich auf die eigene Atmung konzentriert. Normalerweise bedeutet es, sich die Zeit zu nehmen, die man braucht, um die Situation und die eigene Reaktion darauf zu überdenken. Wenn man mit angespannten und schwierigen Situationen konfrontiert ist, hat man häufig das Gefühl, sofort reagieren zu müssen, aber man hat fast immer einen Moment Zeit, um sich zu beruhigen und über die eigene Reaktion nachzudenken.

Diese Lektion habe ich früh in meiner beruflichen Laufbahn gelernt, als ich mit dem vielleicht schwierigsten Gespräch konfrontiert wurde, das ich als Mediator je geführt habe.

Ich arbeitete mit einer Familie an der Abänderung einer Sorgerechtsvereinbarung über den Hauptwohnsitz der Tochter. Das Mädchen war im Teenageralter und hatte hauptsächlich bei ihrem Vater und ihrer Stiefmutter gelebt, solange die Mutter an einer beruflichen Weiterbildungsmaßnahme teilnahm. Nachdem die Mutter die Ausbildung jetzt abgeschlossen hatte, wollten sowohl sie als auch die Tochter die Wohnsituation verändern. Der Vater stand einer Veränderung zwar aufgeschlossen gegenüber, machte sich aber Sorgen, daß die Mutter das Mädchen manipulieren könnte, und wünschte ein Treffen mit seiner Tochter, seiner jetzigen Ehefrau und mir, um herauszufinden, was das Mädchen wirklich wollte. Nachdem die Mutter ihr Einverständnis erklärt hatte, stimmte ich dem Treffen zu.

Mir wurde schnell klar, daß es noch einen anderen als den angegebenen Grund für dieses Treffen gab. Der Vater hatte es nicht geschafft, der Stiefmutter die Gründe für die Veränderung zu erklären, und suchte Hilfe, um ein Gespräch zwischen der Stiefmutter und seiner Tochter anzuregen. Die Stiefmutter war fürchterlich wütend auf die Mutter und nicht in der Lage, ihre Wut in Gegenwart der Tochter zu beherrschen. Sie fing an, die Mutter als »Schlampe« und »Hure« zu beschimpfen. Für mich kam dieser Ausbruch aus heiterem Himmel. Ich war völlig perplex und sprachlos. Das Mädchen weinte, der Vater benahm sich, als wäre alles völlig normal, und die Stiefmutter schien das Ganze regelrecht zu genießen. Irgend etwas mußte geschehen, aber was?

Ich zwang mich, einen Moment lang tief durchzuatmen, und entschied dann, daß ich schnell zwei Dinge tun mußte – dem Verhalten der Stiefmutter einen Riegel vorschieben und die Tochter aus dieser Situation befreien. Ich hatte keine Ahnung, wie ich das anstellen sollte, ohne meine Rolle als Mediator zu verletzen, aber ich wußte, daß ich es versuchen mußte. Also sagte ich, daß ich derartige Reden in dieser Sitzung nicht dulden würde. Dann befreite ich das Mädchen und schlug vor, daß sie einen Spaziergang machen solle. Als ich das Gespräch allein mit dem Vater und der Stiefmutter fortsetzte, drückte ich meine große Besorgnis über das Geschehen aus und fragte, was los sei. Offensichtlich hatte die Stiefmutter nur auf eine »passende« Gelegenheit gewartet, um dem Mädchen unverblümt mitzuteilen, wie sie den Charakter seiner Mutter einschätzte.

Wir führten ein intensives Gespräch über diese Sache, bei dem ich sehr klar zum Ausdruck brachte, was ich davon hielt, daß sie in Gegenwart der Tochter derartige Reden führte – vielleicht in erster Linie, weil es mir selbst ein Bedürfnis war. Als ich den Vater nach seiner Meinung fragte, erklärte er, ziemlich schüchtern, daß es ihm auch nicht recht sei, wenn seine Tochter diese Beschimpfungen höre und daß er mit ihr darüber sprechen wolle. Die Stiefmutter wetterte trotzdem noch eine Weile über die Mutter, versprach dann aber, nicht noch einmal in Gegenwart der Tochter zu explodieren.

Später sprach ich mit dem Mädchen, das sehr dankbar war, daß ich sie von dem Gespräch erlöst hatte. Sie erklärte, wie schwer es für sie sei, eine Beziehung zu ihrer Stiefmutter aufzubauen, obwohl sie einräumte, daß das Verhalten, das ich miterlebt hatte, extrem und ungewöhnlich gewesen sei. Ich versuchte, ihr einige Vorschläge für den Umgang mit der Situation zu machen, falls sie sich noch einmal wiederholen sollte, obwohl ich ihr auch kein Patentrezept anbieten konnte. Am Ende wurde eine ganz neue Sorgerechtsvereinbarung getroffen, die festlegte, daß die Tochter hauptsächlich bei der Mutter leben würde.

Wenn ich an die Situation zurückdenke, wünsche ich immer noch, ich hätte den Ausbruch von vornherein verhindern können oder wäre besser mit der Interaktion umgegangen. Vielleicht war mein wichtigster Beitrag, daß ich das Gespräch abbrach und allen Beteiligten, einschließlich meiner Person, mehr Zeit einräumte.

Welcher Art ist die Blockade? Manchmal hat man den Eindruck, Blockaden seien nichts anderes als simple Unnachgiebigkeit, Sturheit oder Böswilligkeit, aber sie haben fast immer komplexere Ursachen. Es lohnt sich, genauer zu erforschen, was die Beteiligten am Vorankommen hindert. Ob man das Konfliktrad oder einen anderen analytischen Ansatz benutzt, wenn man in Worte faßt, was man für die Ursache der Blockade hält, erweist sich das fast immer als hilfreich. Nützlich ist auch die Frage, wie die Blockade zum Ausdruck kommt. Weigern die Beteiligten sich zum Beispiel offen, miteinander zu kommunizieren, oder vermeiden sie einfach jede Interaktion? Treten Verhaltensweisen auf, die weitere

Fortschritte verhindern? Halten die Leute stur an einem völlig unrealistischen Vorschlag fest?

Was bringt es den Konfliktparteien und was riskieren sie, wenn sie an einer Blockade festhalten? Aus ihrer subjektiven Warte bringt die Blockade den Beteiligten bestimmte Vorteile. In gewisser Hinsicht erfüllen sie ihre Bedürfnisse, so gut es ihnen möglich ist. Für die Erarbeitung einer potentiellen Konfliktlösung kann es ungeheuer hilfreich sein, wenn man sich Klarheit über diese Bedürfnisse verschafft. Gleichzeitig gibt es fast immer Risiken oder Kosten, die mit dem Festhalten an einer Blockade verbunden sind. Die Beteiligten spüren häufig sowohl die Vorteile als auch die Kosten, ohne sie zu artikulieren. Offen darüber zu sprechen kann allen Parteien helfen, sich realistischer und kreativer mit ihren Wahlmöglichkeiten auseinanderzusetzen.

Können die Beteiligten ihre Bedürfnisse auch auf andere Weise erfüllen? Häufig sehen die Leute in einer Blockade die einzige Möglichkeit, bestimmte Bedürfnisse zu befriedigen. Doch oft gibt es auch noch andere Möglichkeiten, und es ist hilfreich, zumindest danach zu fragen und den Versuch zu machen, sie zu ermitteln.

Ist es besser für die Parteien, eine Blockade zu akzeptieren? Diese Überlegungen führen zur entscheidenden Frage, mit der sich Konfliktmittler normalerweise nur sehr ungern auseinandersetzen. Doch manchmal haben sie keine andere Wahl. Mitunter ist es besser für die Beteiligten, eine Blockade aufrechtzuerhalten. Normalerweise ist das eine Frage des Timings. Es gibt nur wenige Konflikte, bei denen eine langanhaltende Blockade die beste Alternative ist. Aber auf kurze Sicht kann es die beste Entscheidung für die Beteiligten sein, einen toten Punkt zu akzeptieren. Manchmal ist eine kreative Blockade das beste Ergebnis, das im Moment möglich ist, weil der Konflikt dadurch in einen anderen Bereich verlagert werden kann, der bessere Möglichkeiten eröffnet. Im folgenden Fall hatten die Parteien sehr feste Wertvorstellungen, die eine Einigung unwahrscheinlich machten.

Ich wurde gebeten, gemeinsam mit einem Kollegen einen öffentlichen Dialog zu leiten, in dem über die politischen Richtlinien zur Jagd auf Pelztiere und das Aufstellen von Fallen verhandelt werden sollte. Uns war klar, daß wir gefährliches Terrain betraten – insbesondere in Anbetracht des offenen Formats der Diskussion. Jeder war herzlich willkommen, und die Treffen wurden von den unterschiedlichsten Gruppen und Einzelpersonen, wie etwa Farmern, Fallenstellern, Biologen, Verwaltungsbeamten, Umwelt- und Tierschützern, besucht. In jeder Gruppe gab es ein breites Meinungsspektrum und eine bunte Mischung an Verhandlungsstilen. Viele Teilnehmer hatten in der Vergangenheit rechtliche und politische Auseinandersetzungen geführt.

Nach einem komplizierten und hitzigen Diskussionsprozeß gelangte die überwältigende Mehrheit der Teilnehmer zu einem allgemeinen Konsens über den grundsätzlichen Politikansatz, der nur von einigen besonders leidenschaftlichen Tierschützern und Trappern nicht geteilt wurde. Beide Gruppen hielten vehement an ihrer jeweiligen Position fest.

Obwohl dies frustrierend für viele Teilnehmer war, die sehr hart an einem für alle Seiten akzeptablen Kompromiß gearbeitet hatten, erkannten mein Kollege und ich sehr schnell, daß jede dieser Gruppen – aus ihrer Warte – genau das Richtige tat. Die Fallensteller waren überzeugt, daß sie jeden in diesem Verhandlungsprozeß erreichten Konsens kippen könnten, indem sie sich direkt an die bundesstaatliche Legislative wandten, und daß ihre Unnachgiebigkeit die beste Methode war, um sich weiterhin die Unterstützung ihrer Anhänger zu sichern, die alle strikt gegen jede staatliche Regulierung waren. Wenn sie irgendwelchen Beschränkungen ihrer Tätigkeit als Fallensteller zustimmten, würden sie als Verräter dastehen. Für sie war es besser, als Helden zu ihren Leuten zurückzukehren, als einem Kompromiß zuzustimmen.

Den Tierschützern erschien die Aussicht, ihre Ziele durch eine Abstimmungsinitiative zu erreichen, wesentlich vielversprechender, als den ausgehandelten Konsens zu akzeptieren. Vorschriften und Verfahrensweisen, die aufgrund von Abstimmungsinitiativen eingeführt werden, lassen sich durch künftige Verwaltungen oder Legislativen nicht einfach wieder aufheben. Außerdem hofften die Tierschützer, durch öffentliche Kampagnen mehr Unterstützung für einige ihrer allgemeineren Anliegen zu gewinnen. Sie waren überzeugt, daß sie mit einer gut formulierten Abstimmungsinitiative gewinnen konnten und wollten es versuchen. Eine ausgehandelte Vereinbarung würde die Erfolgsaussichten ihres Vorschlags bei den Wählern verringern.

Beide Gruppen behielten recht, was ihre Alternativen anbetraf. Obwohl ein breiter Konsens erzielt wurde und vieles davon von der zuständigen Verwaltungsbehörde übernommen wurde, griff die Legislative tatsächlich ein, um die vorgeschlagenen Restriktionen abzuschwächen, und rechtfertigte damit die Unnachgiebigkeit der Trapper. Eine dann vorgeschlagene Abstimmungsinitiative führte letztlich zur erfolgreichen Durchsetzung einer Regelung, mit der viele Elemente des in der Gruppe erzielten Konsenses kodifiziert wurden. Interessanterweise wird wahrscheinlich keine der beiden Gruppen letztlich ein wesentlich schlechteres Ergebnis erzielen, als sie durch eine Teilnahme am Konsensprozeß erreicht hätte, und in vielerlei Hinsicht wurde eine Blockade den Bedürfnissen dieser beiden Gruppen am besten gerecht.

Wir waren recht früh in dem Prozeß zu dem Schluß gekommen, daß es für einige Teilnehmer keinen stichhaltigen Grund gab, die Blockade zu überwinden. Deshalb ermutigten wir alle, die an dem Dialog teilnahmen, sich auf den allgemeinsten Konsens zu einigen, aber einzelnen Gruppen zu erlauben, ihre eigenen Gegenvorschläge zu entwickeln, wenn sie dies wünschten, um der zuständigen Behörde schließlich sowohl die Konsensvorschläge als auch die abweichenden Standpunkte zu unterbreiten. Auf diese Weise wurden die Sorgen aller Gruppen formuliert, aber auch ein breiter Konsens erzielt. Das war nicht so befriedigend wie ein vollständiger Konsens, aber eine realistische Reaktion auf die echten Bedürfnisse der unterschiedlichen Teilnehmer.

Spezifische Fragen für den Umgang mit Blockaden

Wenn der Konfliktmittler Kosten und Nutzen einer Blockade und ihrer Alternativen eingeschätzt hat, wird es leichter und produktiver, über spezifische Fragen nach möglichen Ansätzen nachzudenken, die den Kontrahenten bei der Annäherung an eine Lösung helfen könnten.

Wer muß involviert werden, damit man aus der Sackgasse herauskommt? Wenn man etwas an der Art und Weise ändern möchte, wie ein Konflikt zwischen Gruppen ausgetragen wird, muß man mitunter die Zusammensetzung der Teilnehmer ändern. Deshalb sollte man darüber nachdenken, ob die richtigen Leute an der Lösungsbemühung teilnehmen. Fehlen Personen, deren Beitrag notwendig ist? Sind Leute involviert, deren Teilnahme weder hilfreich noch notwendig ist? Versuchen die Beteiligten ein Problem zu lösen, obwohl sie gar nicht die Möglichkeiten dazu haben?

Welchen Zeitrahmen sollten die Parteien in Betracht ziehen? Durch die Erweiterung oder Einengung des in Frage stehenden Zeitrahmens lassen sich viele Blockaden entweder ganz vermeiden oder wenigstens aus einer konstruktiveren Perspektive betrachten. Eltern, die sich nicht auf eine langfristige Sorgerechtsregelung einigen können, können sich zum Beispiel manchmal darauf verständigen, wie sie während der nächsten sechs Monate vorgehen wollen.

Behandeln die Parteien die strittige Frage mit dem richtigen Grad an Verallgemeinerung oder Konkretisierung? Die Frage nach dem Zeitrahmen ist nur ein Beispiel für die größere Frage nach dem Grad des Allgemeinen und Spezifischen. Eine Möglichkeit, den Kontrahenten bei der Überwindung einer Blockade zu helfen, besteht darin, die Diskussion entweder zu verallgemeinern oder zu konkretisieren. Bei dem Politikdialog über die Pelztierjagd war es von entscheidender Bedeutung, den richtigen Verallgemeinerungsgrad zu finden. Die Parteien hätten leicht einen toten Punkt erreichen können, wenn sie sich auf eine philosophische Diskussion über das Leben oder die Natur im allgemeinen eingelassen hätten, doch auch eine zu starke Einengung des Gesprächs auf die spezifischen Funktionsweisen einzelner Fallen hätte leicht in eine Sackgasse führen können. Dagegen bot die Diskussion über politische Richtlinien die Möglichkeit, daß sich alle gemeinsam voranbewegen konnten.

Setzt die Erforschung der Bedürfnisse auf der richtigen Ebene an? Wenn man die Bedürfnisse und Interessen der Beteiligten gründlicher erforscht und zu einem tieferen Verständnis vorstößt, lassen sich häufig neue Lösungsansätze ermitteln. Doch gelegentlich kann es auch notwendig sein, daß man weniger in die Tiefe geht und zu einer einfacheren Betrachtungsweise der Bedürfnisse zurückkehrt, um weitere Fortschritte zu ermöglichen.

Gibt es Unsicherheiten bei den Parteien? Manchmal lassen sich nur Fortschritte erzielen, wenn die Leute gewisse Zweifel an ihrer Position oder ihren Optionen haben. Wo Zweifel bestehen, ist häufig Raum für Bewegung. Viele Leute zeigen nur ungern Unsicherheit, wenn sie unter Streß stehen, und beziehen scheinbar feste Positionen, um ihre Angst zu verringern oder ihre Macht zu vergrößern. Das macht es um so wichtiger, sorgfältig auf Zeichen von Unsicherheit zu achten.

Wie lassen sich Festlegungstaktiken (commitment tactics) vermeiden oder umgehen? Festlegungstaktiken gehören zu den Hauptursachen von starren Haltungen und Blockaden in einem Konflikt. Kontrahenten, die diese Taktiken einsetzen, versuchen die andere Seite zum Einlenken zu zwingen, indem sie sich auf starre Positionen oder Forderungen festlegen. Als die NATO gegenüber Milošević erklärte, daß man Serbien so lange bombardieren würde, bis er einer von der NATO angeführten Friedenstruppe im Kosovo zustimmen würde, und Milošević erklärte, er würde fremden Truppen im Kosovo niemals zustimmen, ließen sich beide auf Festlegungstaktiken ein, die zu einer schlimmen Blockade mit tragischen Folgen führte. Wenn Kontrahenten solche Festlegungstaktiken vermeiden können, nimmt ihre Flexibilität zu, aber sobald diese Taktiken einmal zum Einsatz gekommen sind, stellt sich die Frage, wie man den Parteien helfen kann, ihre Forderungen oder Positionen abzuschwächen oder zu umgehen, ohne daß sie ihr Gesicht verlieren. Manchmal ist dies durch einen Reframing-Prozeß möglich, manchmal durch eine andere Interpretation der Position oder Forderung und manchmal durch eine Ausweitung der Diskussion. Gelegentlich muß der Konfliktmittler gemeinsam mit den Beteiligten einen Weg finden, wie sie eine zuvor starr vertretene Position gänzlich aufgeben und trotzdem ihre Würde wahren können. Dazu kann gehören, daß man mit den anderen Parteien zusammenarbeitet, damit sie den Meinungswandel respektvoll und mit Takt aufnehmen.

Ist das integrative Potential angemessen berücksichtigt worden? Haben die Kontrahenten den ernsthaften Versuch unternommen, ihre Möglichkeiten für gemeinsame Vorteile auszuschöpfen? Häufig haben sie lediglich Lippenbekenntnisse zu diesem Konzept abgelegt. Auch wenn eine integrative Lösung wenig wahrscheinlich scheint, kann der Reflexionsprozeß manchmal zu einem produktiveren Verhandlungsverlauf führen.

Gibt es eine produktive Methode, wie man distributive Fragen erörtern kann? Oft erweist es sich als entscheidend für die Auflösung einer Blockade, daß man die distributiven Fragen in einem Konflikt anerkennt und eine praktische, nicht provokante Methode findet, die Parteien darüber diskutieren zu lassen. Ein möglicher Ansatz besteht darin, nach Prinzipien zu suchen, an denen sich eine vernünftige Verteilung der Vorteile orientieren könnte. Alternativ könnte man auch versuchen, die Parteien dazu anzuregen, sich über die Grenzen zu einigen, innerhalb derer eine distributive Entscheidung getroffen werden soll. Bei einer Verhandlung über einen Personenschaden erweist es sich zum Beispiel manchmal als nützlich, sich auf eine Ober- und Untergrenze der finanziellen Entschädigung zu verständigen, bevor man versucht, eine konkrete Übereinkunft auszuhandeln.

Haben die Beteiligten sich mit ihren realistischen Optionen auseinandergesetzt und die Verantwortung für eine Auswahl übernommen? Häufig brauchen Kontrahenten Hilfe, um zu akzeptieren, daß sie eine Entscheidung treffen müssen und daß die Notwendigkeit dieser Entscheidung nicht einfach verschwinden wird. Wenn man sie auffordert, sich dieser Tatsache zu stellen, ist es wichtig, sie gleichzeitig von dem Druck zu befreien, diese Entscheidung schnell oder in einer bestimmten Form treffen zu müssen. In dem an früherer Stelle beschriebenen Streit um die Familienfarm war dies im Grunde die Taktik, die ich angewendet habe. Ich habe darauf hingewiesen, daß eine Entscheidung getroffen werden muß, und beide Parteien dazu angeregt, sich über das Wesen dieser Entscheidung zu verständigen, mich aber gleichzeitig bemüht, die Ehefrau von dem Druck einer schnellen Entscheidung zu befreien.

Wird die richtige Frage gestellt? Hat man dem Problem einen angemessenen Rahmen gegeben oder wurde es auf eine Weise formuliert, die es den Beteiligten sehr schwermacht, damit umzugehen, und Fortschritte zu erzielen? Wenn man merkt, daß die Kontrahenten mit einem Problem kämpfen, um dessen Lösung sie aufrichtig bemüht sind, ist es häufig hilfreich zu fragen, ob eine andere Fragestellung oder Rahmung einen konstruktiveren Fokus ermöglichen würde.

Wie sieht der nächste Schritt aus, den die Parteien machen sollten? Häufig erweist es sich als nützlicher, einen kleinen, aber konstruktiven Schritt zu ermitteln, als einen Weg durch den gesamten Konflikt vorzuzeichnen. Nach meiner Erfahrung ist es häufig hilfreich, die Kontrahenten darauf hinzuweisen, daß es keine Garantie dafür gibt, daß irgendeine einzelne Aktion oder ein einzelnes Gespräch zu einer Lösung führen wird, daß der Konflikt jedoch mit ziemlicher Sicherheit fortbestehen wird, wenn man überhaupt nichts tut. Sobald die Kontrahenten und dritte Parteien sich einmal auf einen konstruktiven Folgeschritt konzentrieren, erscheinen Konflikte häufig nicht mehr ganz so überwältigend.

Konflikte innerhalb von Konflikten

Man könnte eine Blockade als Konflikt im Konflikt betrachten. Deshalb können dieselben Ansätze, die zum Verständnis des Gesamtkonflikts beitragen, den Beteiligten auch helfen, eine Blockade zu bewältigen. Wie der größere Konflikt hat auch die Blockade eine kognitive, emotionale und verhaltensbezogene Dimension. Man findet dieselbe Bandbreite an Bedürfnissen und die im Konfliktrad beschriebenen Elemente.

Häufig wird eine Blockade zum Symbol des Gesamtkonflikts. Diese Übertragung kann es schwieriger machen, die Blockade aufzulösen, weil man dann leicht den Blick für den größeren Zusammenhang verliert. Beim Konflikt zwischen Israel und den Palästinensern geht es nicht um die Siedlungen auf der Westbank, die angemessene Reaktion auf den Terrorismus oder den Status von Jerusalem, auch wenn jedes dieser Probleme wichtig für die Parteien ist. Doch der eigentliche Konflikt dreht sich um die Identität, Sicherheit und ökonomische Integrität der Israelis und Palästinenser. Der wahre Konflikt zwischen Eltern, die sich scheiden lassen, betrifft selten die Anzahl der Nächte, die das Kind bei jedem Elternteil verbringt, sondern eher die Art der Beziehung, die jeder Elternteil zu dem Kind haben wird, und die Frage, wie die Eltern selbst ab jetzt miteinander umgehen wollen. Wenn man in einem speziellen Streitpunkt in eine Sackgasse gerät und dies mit dem Gesamtkonflikt verwechselt, kann es leicht geschehen, daß man sich potentielle Zugänge zu einer Konfliktlösung verbaut.

Umgekehrt kann die Auflösung einer wichtigen Blockade zu einem Symbol für die Durcharbeitung des Gesamtkonflikts werden oder auf andere Weise zur Annäherung an eine Konfliktlösung beitragen. Wichtige Fortschritte in der Jerusalem-Frage werden wahrscheinlich erst erzielt, wenn Palästinenser und

Israelis bereit sind, sich auf die allgemeine Lösung ihrer Differenzen zuzubewegen, doch wenn es zu Fortschritten in der Jerusalem-Frage kommt, könnten sie zu einem Durchbruch beim größeren Konflikt führen. Kurz, es ist wichtig, eine Blockade sowohl als Risiko als auch als Chance zu sehen, aber es ist auch wichtig, sie nicht mit dem eigentlichen Konflikt zu verwechseln.

KAPITEL 9

Mediation

Für viele ist Mediation im Grunde gleichbedeutend mit Konfliktlösung. Die Mediation gilt als wichtigstes Werkzeug der Konfliktbehandlung und als deren wichtigste professionelle Ausdrucksform. So verständlich diese Sichtweise ist, wird sie doch weder dem Bereich der Konfliktlösung im allgemeinen noch den Mediatoren im besonderen gerecht. Die Mediation ist ein besonders sichtbarer Ausdruck der professionellen Konfliktlösung. Unter dem Banner der Mediation kann man leicht Kunden werben, Ausbildungsrichtlinien festlegen und Standards für die Praxis entwickeln. Auch wenn das Fachgebiet der Konfliktlösung die professionelle Grundlage der Mediation liefert, läßt sich die Praxis der Mediation auf wesentlich konkretere Weise in der Öffentlichkeit darstellen.

Diese Situation spiegelte sich zum Beispiel in drei kleinen Gesprächen wider, die anläßlich eines Klassentreffens stattfanden:

PERSON A: Hey, Bernie, was hast du denn so mit deinem Leben angefangen?
ICH: Ich arbeite auf dem Gebiet der Konfliktlösung. Ich lebe in Boulder, Colorado ...
PERSON A: Boulder soll ja eine großartige Stadt sein.

PERSON B: Bernie, was treibst du denn so?
ICH: Ich bin Partner in einem Unternehmen in Boulder, das im Bereich der Konfliktlösung tätig ist ...
PERSON B: Boulder soll ja wirklich wunderschön sein.

PERSON C: Bernie, erzähl mal von dir.
ICH: Ich habe eine Mediationspraxis und wohne in Boulder ...
PERSON C: Das ist bestimmt eine sehr interessante Arbeit, oder? Weißt du, ich hatte da diesen Konflikt mit ...

Die Tendenz, Mediation (und manchmal Schlichtung) mit Konfliktlösung gleichzusetzen, ist zwar normal, aber manchmal auch problematisch. Mediation ist eine Rolle, eine Fähigkeit, ein Ansatz und eine spezielle Arbeitspraktik. Ich halte es nicht für sinnvoll, sie als professionelle Disziplin zu betrachten. Die Fähigkeit zur Mediation ist wie die zum Verhandeln oder Kommunizieren eine

Fähigkeit des alltäglichen Lebens, die jeder hin und wieder anwenden muß. Sie ist ein wirkungsvolles Interventionsinstrument. Aber sie macht allein noch keinen Beruf aus. Das heißt nicht, daß man die Mediationsarbeit nicht beruflich ausüben könnte. Das kann man durchaus – unter der Ägide der professionellen Konfliktlösung.

Diejenigen von uns, die davon leben, daß sie ihre Dienste als Mediatoren anbieten, müssen ihre Tätigkeit auf eine umfassendere und weiter entwickelte professionelle und konzeptuelle Grundlage stützen. Wie die meisten neuen Praxisfelder ist die Mediation eine Ableitung aus bestehenden Disziplinen und sollte sich, soweit es hilfreich ist, an diese Disziplinen anlehnen. Doch wenn die Praxis der Mediation nicht fest in einer professionellen Disziplin verankert ist, die sich an speziellen und ganz eigenen Zielen, Werten und intellektuellen Anforderungen orientiert, wird ihr Wachstum begrenzt, ihre Unabhängigkeit beschränkt und ihr konzeptuelles Rahmenwerk zu simpel bleiben. Und dieses besondere Fachgebiet ist meiner Ansicht nach die Konfliktlösung. Dort liegt die künftige intellektuelle und professionelle Entwicklung der Mediation. Das ist auf lange Sicht auch die beste Antwort für andere Berufsstände (insbesondere Juristen und Psychologen), die sich um eine Einbindung der Mediation bemühen.

Das heißt nicht, daß jeder Mediator ein Diplom in Konfliktlösung braucht – ebenso wenig wie er ein Diplom in Mediation braucht. Es sollte immer die Möglichkeit geben, daß Menschen als Mediatoren wirken, ohne daß sie die Mediation zum Vollzeitjob machen. Doch wer sich als professioneller Mediator präsentiert, sollte mit den grundlegenden Konzepten der Konfliktlösung vertraut sein. Diese Konzepte sind natürlich auch für andere Mediatoren relevant. So wichtig es für Mediatoren ist, den Mediationsprozeß zu verstehen, so sollte dieses Wissen doch in einem umfassenden Verständnis der Dynamik von Konflikten und Konfliktlösungen verankert sein. Andernfalls werden sie dazu neigen, ihre Arbeit als Abfolge von Interventionsstrategien zu sehen und nicht als Anwendung weitreichender und stetig wachsender Erkenntnisse über die vielfältigen Formen, wie Menschen Konflikte austragen und nach Lösungen suchen.

Was Mediatoren einbringen

Mediation ist ein Ansatz der Konfliktlösung, bei dem eine dritte Partei den Kontrahenten hilft, zu einer Konfliktlösung zu gelangen. Ein Mediator trifft keine Entscheidung und zwingt den Parteien keine Lösung auf, sondern steht den Kontrahenten zur Seite, wenn sie versuchen, ihren eigenen Weg durch den

Konflikt zu finden. Mediation funktioniert. Unter den richtigen Bedingungen hat sie entscheidenden Einfluß darauf, wie gut Menschen mit Konflikten umgehen. Das scheinen viele Studien über Mediation zu belegen ebenso wie die wachsende Häufigkeit, mit der die Dienste von Mediatoren in Anspruch genommen werden (vgl. z.B. Kressel, Pruitt u.a., 1989; Pearson, 1982). Aber warum? In fast allen Gesellschaften hat es schon immer Mediatoren oder Mediationsstrukturen gegeben. Manchmal handelte es sich dabei um formelle, neutrale und prozeßorientierte Rollen oder Institutionen, doch es gab auch viele inoffizielle und durchaus parteiische Formen der Mediation. Religiöse und politische Führer, Älteste und einflußreiche Gemeinschaftsmitglieder haben alle häufig wichtige Vermittlungsrollen übernommen.

Doch mit wachsender sozialer und geographischer Mobilität und mit der zunehmenden Institutionalisierung des Gemeinschaftslebens sind diese in der Gemeinschaft gründenden informellen Mechanismen der Konfliktlösung seltener geworden. Deshalb ist der Bedarf an formellen Systemen gewachsen. Zu den besonders hochentwickelten formellen Systemen der Konfliktlösung gehören Gerichte und politische Institutionen wie Gemeinderäte und Planungsausschüsse. Sie sind allerdings in der Regel eher geeignet, Entscheidungen zu treffen, als Konsens zwischen potentiell widersprüchlichen Interessen zu schaffen. Von daher scheint es logisch, daß die Nachfrage nach formellen Mediationsprozessen und damit verbundenen Konfliktlösungssystemen wächst. Sie erfüllen ein Bedürfnis, das schon immer vorhanden war. Aber was genau hat es mit diesem Bedürfnis auf sich und wie wird es durch Mediatoren erfüllt?

Es besteht eine große Kluft zwischen den Erfahrungen, die Menschen machen, wenn sie einen Konflikt eigenständig lösen, und der Erfahrung, die sie machen, wenn sie diese Entscheidungsmacht gänzlich an andere abgeben. Wenn das die einzigen Wahlmöglichkeiten sind, die den Menschen offenstehen, wächst die Wahrscheinlichkeit, daß sie warten, bis ein Konflikt sich dramatisch zugespitzt hat, bevor sie sich an Dritte wenden oder deren Aufmerksamkeit auf sich lenken. Wenn Menschen bei Entscheidungen, die ihr Leben tiefgreifend beeinflussen, ein erhebliches Mitspracherecht haben, werden sie sich diese Entscheidungen eher zu eigen machen und sich dafür verantwortlich fühlen. Das macht es wahrscheinlicher, daß sie sich um eine erfolgreiche Umsetzung dieser Entscheidungen bemühen, sie nicht sabotieren und innerlich auf einigermaßen zufriedenstellende Weise mit der Erfahrung abschließen können. Mediation versucht, die Kluft zwischen der eigenständigen Lösung von Konflikten und der Abtretung dieser Entscheidungsmacht an andere zu überbrücken. Sie trägt dazu bei, daß Menschen die Macht über wichtige Lebensfragen behalten, während sie ihnen gleichzeitig den Weg durch einen schwierigen Konfliktprozeß erleichtert. Das Bedürfnis nach dieser Art von Unterstützung scheint fast universell zu sein.

Was tragen Mediatoren im wesentlichen zu einem Konflikt bei, um seine zerstörerische Kraft zu begrenzen und erfolgreiche Lösungsbemühungen zu fördern? Ich glaube, daß es vier Hauptbereiche gibt, in denen Mediatoren eine Konfliktdynamik beeinflussen.

Sie verändern die Struktur der Interaktion. Häufig verändert schon die bloße Anwesenheit einer dritten Partei den Verlauf eines Konflikts, unabhängig von der konkreten Form der Intervention. Die Kontrahenten müssen sich auf die Teilnahme einer Person einstellen, mit der sie sich nicht im Streit befinden, und verändern schon allein deshalb ihre Herangehensweise an den Konflikt. Sie verändern die Art, wie sie Probleme darstellen, wie sie kommunizieren und wie sie ihre Gefühle ausdrücken. Normalerweise bedeutet das, daß die Konfliktparteien ein besonders aggressives Verhalten abschwächen, wenn ein Mediator zugegen ist, aber manchmal kann auch das Gegenteil geschehen. Das heißt, manchmal bietet die Anwesenheit einer dritten Partei den Menschen die zusätzliche Sicherheit, die sie brauchen, um ihre besonders negativen Gefühle und Verhaltensweisen herauszulassen. Darüber hinaus führt der Mediator häufig neue Interaktionsstrukturen, neue Formen des Zusammentreffens, neue Zusammensetzungen der Verhandlungspartner und andere strukturelle Veränderungen des Interaktionsprozesses ein.

Sie bringen ihr persönliches Engagement, eine Vision und ihre eigene Persönlichkeit in die Interaktion ein. Mediatoren gehen mit bestimmten Überzeugungen von den Hilfsmöglichkeiten der Mediation in einen Konflikt hinein, mit der engagierten Absicht, zur Lösung des Konflikts beizutragen, und mit einer Vision von der angemessenen Vorgehensweise. Die Energie und der Optimismus des Mediators sind häufig die wichtigsten Beiträge, die er leistet. Darüber hinaus bringt der Mediator seine eigene Persönlichkeit in den Prozeß ein. Die Herzlichkeit, der Humor, das Engagement für die Kontrahenten und die Fähigkeit des Mediators, ein gutes Verhältnis zu ihnen aufzubauen, sind entscheidend für eine erfolgreiche Mediation.

Sie bringen bestimmte Kompetenzen und Verfahren ein. Mediatoren führen bestimmte Fertigkeiten und Verfahrensweisen in den Verhandlungsprozeß ein; neben Kommunikationsfähigkeiten gehören dazu unter anderem Kompetenzen in Bereichen wie Reframing und Konfliktanalyse, Problemlösung und Verhandlungsführung, Krisenmanagement, Bewahrung der Neutralität und Design von Konfliktlösungssystemen. Sie haben dieses Können durch eine formale Ausbildung oder durch Erfahrung erworben, einige sind vielleicht auch Naturtalente. Außerdem bringen Mediatoren bestimmte Verfahrensweisen ein. Normalerweise versuchen sie, die Teilnehmer durch eine bestimmte Abfolge von Phasen zu leiten, halten sich an bestimmte Grundregeln und einen bestimmten Ansatz zur Ermittlung von Problemen, Interessen, Optionen und relevanten Informationen. Häufig sind die konkreten Verfahren weniger wichtig als die Tatsache, daß der Mediator überhaupt ein Verfahren einführt. Die bloße Existenz eines klaren Ansatzes hat für viele Kontrahenten etwas Tröstliches und macht den Interaktionsprozeß in gewisser Weise vorhersagbarer und konkreter. Sie verstärkt zudem die Kontrolle des Mediators über die Interaktion.

Sie bringen bestimmte Wertvorstellungen und ein bestimmtes Ethos ein. Die vielleicht wichtigsten Beiträge, die Mediatoren zu einem Konflikt leisten, sind ihre Wertvorstellungen und ethischen Grundsätze. Diese bestimmen die wichtigsten Verpflichtungen des Mediators gegenüber seinen Klienten und haben weitreichenden Einfluß auf den Konfliktlösungsprozeß. Die Kontrahenten müssen diese Werte nicht unbedingt übernehmen, aber indem sie sich auf die Mediation einlassen, erkennen sie sie implizit an und müssen sich deshalb bis zu einem gewissen Grad daran halten. Beispielsweise fühlt sich ein Mediator im allgemeinen verpflichtet, den Parteien bei der Suche nach einem Ergebnis zu helfen, das die wichtigsten Anliegen aller Parteien angemessen berücksichtigt. Wenn die Kontrahenten sich auf die Mediation einlassen, gehen sie im Endeffekt ebenfalls die Verpflichtung ein, sich um ein solches Ergebnis zu bemühen. Diese ethischen Verpflichtungen bilden die Grundlage, die es den Beteiligten ermöglicht, Vertrauen und Respekt zu entwickeln und Trost im Mediationsverfahren zu finden.

Innerhalb dieser vier allgemeinen Einflußbereiche der Mediation bestehen erhebliche Variationen. Mediatoren beeinflussen die Interaktionsstruktur in sehr unterschiedlicher Weise. Sie zeichnen sich durch vielfältige Unterschiede im persönlichen Stil, in ihren Fähigkeiten und Vorgehensweisen aus, und zweifellos gibt es ein breites Spektrum an unterschiedlichen Wertvorstellungen und ethischen Grundsätzen. Konkrete Verfahrensweisen und Taktiken kann man leichter unterrichten und erwerben als persönliche Eigenschaften, aber in vielerlei Hinsicht sind die weniger greifbaren persönlichen Merkmale die wichtigeren Qualifikationen. Das Engagement des Mediators, seine Fähigkeit, eine *Verbindung* zu jedem Kontrahenten herzustellen, sein Optimismus, seine Integrität und Offenheit und der Grad, in dem er sich über seine Wertegrundlage im klaren ist, sind für gewöhnlich die wirkungsvollsten Beiträge, die er zum Prozeß leistet. (Zu einer Erörterung der verschiedenen Ansätze von Mediatoren vgl. Kolb, 1983; Kolb u.a., 1994.)

Was Mediatoren normalerweise nicht in den Prozeß einbringen (obwohl sie manchmal glauben, es zu tun), sind: eine optimale Lösung, die Macht, Menschen zur Vernunft zu bringen, und die Fähigkeit, die echten Alternativen der Beteiligten zu verändern oder zusätzliche Ressourcen zu schaffen. Wenn es sich bei dem Mediator um einen US-Senator handelt, der eine Vereinbarung in Nordirland aushandelt, oder um den amerikanischen Präsidenten, der zwischen Israelis und Palästinensern vermittelt, oder um einen Stadtdirektor, der zwischen zwei städtischen Abteilungen vermittelt, dann verfügt dieser Mediator natürlich über ein erhebliches Maß an Macht und Ressourcen. Doch das sind keine reinen Mediationsprozesse, und die Macht des Mediators führt zu ganz eigenen Beschränkungen seiner Vermittlerrolle.

Bei der Mehrheit der Mediatoren ergibt sich gerade aus ihren begrenzten Einflußmöglichkeiten ihre größte Stärke. Daß Mediatoren im allgemeinen keine zusätzlichen Ressourcen bereitstellen oder den grundsätzlichen Ansatz oder das Verhalten der einzelnen Kontrahenten ändern können, erleichtert es den Beteiligten, sich offen und vertrauensvoll an sie zu wenden. Das Vertrauen ihrer Klienten können Mediatoren eher gewinnen, wenn sie relativ wenig Einfluß auf die inhaltlichen Ergebnisse haben. Wenn Mediatoren relativ große Macht über diese Ergebnisse haben (zum Beispiel bei einer Mediations-Schlichtung oder in einer beratenden Mediation), werden die Kontrahenten den Mediator automatisch eher als Entscheidungsträger sehen und ihm mit größerer Vorsicht begegnen.

Die Erwartungen der Kontrahenten an einen Mediator

Zwischen dem, was Mediatoren von einer Mediation erwarten, und dem, was ihre Klienten erwarten, liegen häufig Welten. Die Kontrahenten möchten im Grunde, daß ein Mediator ihnen bei der Erfüllung ihrer Bedürfnisse hilft. Zu dieser Erwartung gehört zwar normalerweise, daß ein Mediator dazu beitragen sollte, den Klienten eine geschützte Atmosphäre, eine respektvolle Behandlung und ausreichend Gehör zu verschaffen, doch wichtiger als alles andere ist den Kontrahenten wahrscheinlich, daß der Mediator ihnen hilft, ein gutes Ergebnis für sich zu erzielen. Wie sie sich diese Hilfe vorstellen und wie Mediatoren ihre Rolle auffassen, kann im Widerspruch stehen. Kontrahenten erwarten häufig, daß der Mediator sich eine Lösung ausdenkt, die Parteien unter Druck setzt, damit sie einen Kompromiß akzeptieren, und eine Vereinbarung für sie »zurechtzimmert«.

Häufig werden Mediatoren genau das tun, aber meiner Ansicht nach ist dies selten der Kernpunkt des echten Beitrags, den Mediatoren zur Beilegung von schwerwiegenden Konflikten leisten. Nicht das Fehlen einer wirksamen Lösung führt bei ernsthaften Konflikten zum Fortbestehen des Streits, sondern das Fehlen eines wirksamen Interaktionsprozesses oder einer wirksamen Interaktionsstruktur. Wenn Mediatoren diese Situation nicht in irgendeiner Weise verändern können, wird ihre Fähigkeit, eine echte Verbesserung zu bewirken, begrenzt bleiben. Die Folge ist häufig eine Spannung zwischen dem, was Mediatoren für ihre Rolle halten, und den konkreten Forderungen der Klienten. Das zeigte sich zum Beispiel in den Ausführungen eines Rechtsanwalts, der schon viele Mandanten in Mediationsprozessen vertreten hatte und der mir folgendes schrieb:

Die meisten Anwälte bevorzugen einen aktiven, steuernden Mediator, der das Ziel hat, zu einer Übereinkunft zu gelangen, der die Parteien zum Einlenken drängt – der schmeichelt, fleht, überredet. Wir schicken unsere Mandanten zur Mediation, weil wir eine Übereinkunft erreichen wollen. Wenn ein Mediator den ganzen Tag nichts anderes tut, als lang und breit über die verschiedenen Positionen zu kommunizieren und dann am Ende verkündet: »Meine Güte, ihr Typen seid aber weit auseinander«, dann haben wir das Gefühl, unser Geld verschwendet zu haben. Anwälte sind klug genug, selbst lang und breit über ihre gegenseitigen Positionen zu sprechen. Wir suchen nach einem aktiven Vermittler, der uns mehr geben kann, als wir ohnehin schon haben.

Natürlich möchte niemand seine Zeit mit einem Verfahren vergeuden, das zu nichts führt, aber das Interessante an diesem Statement ist die Beschreibung der Art von Hilfe, die viele Anwälte von Mediatoren erwarten. Die hier beschriebenen Alternativen sind »schmeicheln, flehen, überreden« im Gegensatz zu »lang und breit über Positionen kommunizieren«. Dieser Auffassung nach sollten Mediatoren ergebnisorientiert sein und sich dafür einsetzen, eine Regelung zu finden. Mediatoren, die das nicht tun, werden als unfähig, abgehoben oder naiv betrachtet. Die Vorstellung, daß Mediatoren den Parteien helfen, tiefer in die Materie einzudringen und den Konflikt gründlicher zu untersuchen, wird zum Beispiel als »Humbug« oder nicht zur Sache gehörig abgetan. Doch je tiefer der Konflikt ist, desto notwendiger ist dieser »Humbug«.

Einfach ausgedrückt möchten Kontrahenten häufig, daß der Mediator sich ihren Standpunkt anhört und dann alle Beteiligten überzeugt, daß sie recht haben und ihren Willen bekommen sollten. Erfahrenere Klienten sind sich darüber im klaren, daß irgendeine Form von Kompromiß notwendig ist und daß die Betrachtung neuer Problemansätze zum Verhandeln gehört, möchten aber trotzdem, daß der Mediator ihnen hilft, ihre Interessen zu vertreten.

Damit Mediatoren erfolgreich sein können, müssen sie daher den Parteien dabei helfen, genau das zu tun. Sie müssen allen Akteuren aufmerksam zuhören und jedem Gelegenheit geben, seine stichhaltigsten Argumente auf wirkungsvolle Weise vorzutragen. Das ist der Punkt, an dem sich das wahre Können und die Kunst des Mediators zeigen und an dem der Ansatz des Mediators und die Wünsche der Parteien sich treffen können. Wenn der Mediator sich nicht aufs Schmeicheln, Flehen und Überreden verlegt, sondern bemüht ist, jedem Kontrahenten zu helfen, seine Ansichten überzeugend darzulegen, und wenn er dafür zu sorgen versucht, daß die Vorstellungen und Bedürfnisse aller Beteiligten ernst genommen werden, dann kommt es zu einer echten Zusammenarbeit von Mediator und Kontrahenten. Wenn der Mediator zudem jedem Beteiligten im Laufe des Prozesses wiederholt hilft, seine Wahlmöglichkeiten sorgfältig und realistisch zu überdenken, dann werden wahrscheinlich alle Beteiligten an sich ergänzenden Zielsetzungen arbeiten. Der Mediator muß die Klienten dort abholen, wo sie stehen, und dann die Reise gemeinsam mit ihnen antreten.

Die Absichten von Mediatoren decken sich nicht zwangsläufig mit jenen ihrer Klienten, aber Mediator und Klient sollten auch nicht an sich widersprechenden Zielen arbeiten. Der Mediator tut gut daran, seinen Klienten zuzuhören, nicht nur wenn sie ihre in der Mediation angestrebten Ziele beschreiben, sondern auch wenn sie ihre Vorstellungen von der Rolle des Mediators erklären. Hinter diesen Vorstellungen verbergen sich wichtige Anliegen, die der Mediator aufgreifen muß. Das heißt nicht, daß er ein Schmeichler oder Überredungskünstler sein muß oder daß er sich ausschließlich auf die Suche nach einer Lösung konzentrieren sollte. Aber es bedeutet, daß er sehr feinfühlig auf die Herausforderung reagieren muß, vor die er durch die Unterschiede zwischen seiner Vorstellung von dem Sinn und Verlauf einer Mediation und den diesbezüglichen Erwartungen seiner Klienten gestellt wird. Bei erfolgreichen Prozessen nehmen Mediatoren und Konfliktparteien immer wieder Neubewertungen vor und handeln immer wieder neu aus, was genau sie durch die Mediation erreichen wollen und wie sie es erreichen wollen.

Natürlich sehen einige Mediatoren ihre Rolle genau so, wie von meinem Anwaltsfreund beschrieben. Sie sind überzeugt, daß es ihre Aufgabe ist, eine Vereinbarung auszuhandeln, und daß die beste Methode, dies zu erreichen, darin besteht, die Parteien mit den Schwächen ihrer Positionen, der Notwendigkeit eines Kompromisses und den Vorzügen der unterbreiteten Vorschläge zu konfrontieren. Dieser Ansatz ist nicht prinzipiell falsch, und in vielen Situationen läßt sich damit eher eine Vereinbarung erzielen als mit anderen Methoden. Doch es ist unwahrscheinlich, daß man dadurch die tieferen Ursachen eines Konflikts erreicht und eine wirklich umfassende Lösung bewirkt. Dieser Ansatz mag angemessen sein, wenn es darum geht, sich auf einen bestimmten Geldbetrag bei einem Personenschaden oder bei einem Verstoß gegen Patentrechte zu einigen. Doch wenn man Menschen helfen will, eine Arbeitsbeziehung wieder in Ordnung zu bringen, einen allgemein akzeptierten Konsens in einer Frage des öffentlichen Interesses zu erreichen oder sich erfolgreich das Sorgerecht für die Kinder zu teilen, ist dieser Ansatz nicht nur unwirksam, sondern schädlich.

Richtig interessant wird es für Mediatoren, wenn die Klienten selbst sehr unterschiedliche Vorstellungen über den Inhalt der Mediation haben.

Als eine Gruppe Akademiker mich bat, bei der Auflösung ihrer beruflichen Partnerschaft als Mediator zu fungieren, sah ich mich widersprüchlichen Erwartungen bezüglich der Mediation ausgesetzt: In gewisser Hinsicht ging es bei dieser Verhandlung um Geld und Auszahlungsbedingungen, aber es ging auch um verletzte Beziehungen, böses Blut und Schuldzuweisungen. Die Partner, die aus der Firma ausschieden, wollten nur über die Bedingungen der Auszahlung sprechen, während diejenigen, die blieben, über den Zusammenbruch der Beziehungen und ihre Wut auf die Abtrünnigen diskutieren wollten. Es bestand eine Art Huhn-oder-Ei-Problematik. Wenn wir nicht zunächst die finanziellen Fragen klärten, würde es der Personengruppe, die aus der Partnerschaft ausscheiden wollte, sehr schwerfallen, über die Beziehung zu sprechen oder darauf einzugehen, daß die verbleibenden Partner sich um die künftige Kommunikation sorgten. Wenn wir andererseits nicht einen Teil der Wut und der verletzten Gefühle besprachen, die auf Seiten der verbleibenden Gruppe bestanden, wäre es sehr schwierig für sie, sich mit den eher materiellen Fragen zu beschäftigen.
Ich legte beiden Seiten dieses Dilemma dar und schlug vor, daß wir an beiden Themen gleichzeitig arbeiteten, aber der Vorschlag kam nicht gut an. Die Gruppe, die gehen wollte, hatte der Mediation nur zugestimmt, weil sie die finanziellen Fragen klären wollte, und betrachtete dies als Versuch, ihr Anliegen unter den Teppich zu kehren. Sie seien nicht da, erklärten sie mir, »um sich küßchengebend zu versöhnen«. Also versuchte ich einen zweigeteilten Ansatz. Ich richtete die Aufmerksamkeit aller Beteiligten auf die finanziellen Fragen, wies aber darauf hin, daß es unwahr-

scheinlich sei, daß wir diese Fragen abschließend klären könnten, wenn wir uns nicht mit den weniger greifbaren Aspekten des Konflikts auseinandersetzten. Dann versuchte ich in getrennten Treffen mit den beiden Gruppen, die Probleme gründlicher zu erforschen. Die Partner, die blieben, brachten ihren großen Ärger darüber zum Ausdruck, wie die Trennung abgelaufen war, und empfanden es als ungerecht, daß sie den Abtrünnigen überhaupt irgend etwas zahlen sollten. Aber sie wußten auch, daß ein gewisser Betrag notwendig und unvermeidlich war. Sie sahen auch ein, daß die bei allen bestehende Wut und Verletztheit vielleicht etwas abklingen würde, wenn sie sich im Prinzip bereit erklärten, die scheidenden Partner auszuzahlen.

Ich fragte die Partner, die gehen wollten, warum es ihnen so wichtig war, eine Auszahlungsvereinbarung auszuhandeln, bevor sie über Beziehungsfragen sprechen wollten. Sie nannten zwei Gründe. Der eine war Geld. Sie fürchteten, daß sie die Startkosten für ihr neues Unternehmen nicht decken könnten, wenn sie nicht schnell eine verbindliche Zusage über verfügbares Kapital erhielten. Der andere Grund war ihr Wunsch nach Anerkennung: Sie wollten, daß die bleibenden Partner ihnen bestätigten, daß sie Anspruch auf ihren Anteil am Firmenvermögen und das Recht hatten, aus der Partnerschaft auszuscheiden, wenn sie es wollten. Nach einer längeren Diskussion dieser Anliegen wies ich darauf hin, daß die anderen sich möglicherweise zu einer schnelleren und großzügigeren Auszahlung bereit erklären würden, wenn sie sich ihrerseits bereit erklärten, über die Beziehungsprobleme zu sprechen, die dem Zusammenbruch ihrer beruflichen Partnerschaft zugrunde lagen.

Indem wir also die eher greifbaren, konkreteren Fragen zum Ausgangspunkt machten (»die Klienten dort abholen, wo sie stehen«), konnten die beiden Gruppen schließlich zu einer tieferen Gesprächsebene vorstoßen, um über sowohl finanzielle als auch Beziehungsfragen zu diskutieren. Ich hatte während dieser Mediation die ganze Zeit das Gefühl, in einer heiklen Verhandlung mit den Teilnehmern zu stekken, in der es um meine Rolle und den Fokus des Mediationsprozesses ging.

Voraussetzungen der Mediation

Unabhängig von dem Ansatz einzelner Mediatoren gibt es gewisse implizite Voraussetzungen, die über den Verlauf eines Mediationsprozesses bestimmen. Diese Prämissen ergeben sich aus der Struktur der Mediation und legen einige ihrer größten Stärken und Schwächen fest.

Die Kontrahenten brauchen Hilfe (und können davon profitieren). Ein Konflikt kommt zur Mediation, weil die Parteien den Eindruck haben, daß sie Hilfe brauchen, um ein befriedigendes Ergebnis zu erzielen. Sie sind vielleicht bei ihren eigenständigen Versuchen, eine Lösung zu finden, gescheitert oder haben erkannt, daß der Konflikt ohne Mediation wahrscheinlich eskalieren oder lange anhalten wird. Manchmal ist die Mediation ein fester Bestandteil eines vertraglichen oder rechtlichen Verfahrens, wie zum Beispiel bei Beschwerden oder Scheidungsfällen, aber für gewöhnlich gibt es viele Gelegenheiten, einen Streit eigenständig zu lösen, bevor dieser Schritt notwendig wird. Einerseits ist die Einsicht der Beteiligten, daß sie Hilfe brauchen, die größte Machtquelle für den Mediator. Andererseits gestehen Menschen sich nur äußerst ungern ein, daß sie Hilfe brauchen, und das hält viele von vornherein davon ab, eine Mediation in Betracht zu ziehen.

Es hat Vorteile, wenn Kontrahenten sich freiwillig einigen. Warum läßt man nicht einfach eine dritte Partei eine Entscheidung treffen, was doch zumindest ein gewisses inhaltliches Ergebnis garantieren würde? Dagegen sprechen einige taktische Gründe – zum Beispiel die Unsicherheit über das Ergebnis oder über den Zeit- und Kostenaufwand der Unternehmung, wenn man einen Schlichter oder ein Gericht anruft. Doch dagegen spricht vor allem der Gedanke, daß Menschen wahrscheinlich bessere, fundiertere und dauerhaftere Ergebnisse erzielen, wenn sie diese Lösungen selbst entwickeln. Deshalb lohnt sich der Versuch, mit Hilfe einer dritten Partei eine freiwillige Vereinbarung anzustreben, bevor man die Entscheidung an einen externen Entscheidungsträger abgibt. Die Überzeugung, daß die besten Vereinbarungen diejenigen sind, die von den Kontrahenten selbst ausgehandelt werden, ist ein Kernpunkt der Wertvorstellungen und Ansätze der meisten Mediatoren.

Ein Mediator kann Menschen helfen, zu einer Einigung zu gelangen, indem er in einen unproduktiven Verhandlungs- oder Problemlösungsprozeß eingreift, auch wenn er nicht die Macht hat, den Beteiligten ein Ergebnis aufzuzwingen. Die Teilnahme an einer Mediation impliziert normalerweise, daß zumindest die Möglichkeit besteht, daß eine dritte Partei, die keine Macht über das Ergebnis hat, eine Veränderung bewirken kann. Mehr noch – die fehlende Macht des Mediators ist eine der Voraussetzungen, die es den Teilnehmern möglich macht, sich auf den Prozeß einzulassen. Der Handel, den die Kontrahenten mit einem Mediator abschließen, folgt im Grunde dem Motto: »Ich gebe dir die Macht, die Interaktion (bis zu einem gewissen Grad) zu leiten, gebe dir Informationen und höre mir deine Vorstellungen über die weitere Vorgehensweise an, aber ich bin derjenige, der am Ende die Entscheidung trifft.«

Der Prozeß ist von zentraler Bedeutung. Die Teilnahme an einer Mediation beinhaltet in den meisten Fällen, daß es nicht nur um die Suche nach der fehlenden, schwer greifbaren Lösung eines Konflikts geht, sondern daß auch am Interaktionsprozeß gearbeitet werden muß. Wie eine Konfliktlösung durchgeführt wird, wie die Verhandlungen voranschreiten und wie die Kommunikation abläuft, ist von großer Wichtigkeit. Mediatoren werden zur Hilfe gerufen, um den Prozeß zu verändern.

Eine dritte Partei kann potentiell widersprüchliche Interessen berücksichtigen. Man muß nicht notwendigerweise glauben, daß sich ein Mediator neutral, unparteiisch oder auch nur fair verhält. Doch wenn man sich auf eine Mediation einläßt, akzeptiert man die Möglichkeit, daß eine dritte Partei konkurrierende Bedürfnisse und Ansichten zumindest verstehen kann und in der Lage ist, den Prozeß so zu leiten, daß nicht ausschließlich eine Konfliktpartei und deren Position unterstützt wird.

Diese Prämissen bestehen unabhängig von dem Ansatz des Mediators. Es gibt noch einige weitere Prämissen, die sich nicht automatisch aus der grundlegenden Struktur des Mediationsprozesses ergeben, sondern stark von dem Ansatz des speziellen Mediators oder von der ausgehandelten Vereinbarung zwischen dem Mediator und den Parteien abhängen und von dem kulturellen Umfeld der Mediation bestimmt werden. Aus der Mediationsstruktur folgt zum Beispiel nicht automatisch, daß eine direkte Kommunikation zwischen den Parteien von Vorteil ist, und Mediatoren haben sehr unterschiedliche Ansichten darüber, wie man diese Form der Kommunikation handhaben sollte. Viele glauben, daß eine direkte Kommunikation entscheidend für einen erfolgreichen Lösungsprozeß ist, auch wenn sie nicht immer möglich ist. Doch ich habe auch schon gehört, daß Mediatoren, normalerweise solche, die im Wirtschaftsbereich arbeiten, den Standpunkt vertreten, daß sie zwei Konfliktparteien erst zusammenbringen, wenn eine Einigung erzielt wurde. Auch ein Großteil der internationalen Mediation erfolgt über eine sogenannte *Shuttle*-Diplomatie, bei der die Parteien hauptsächlich über eine dritte Partei miteinander kommunizieren.

Sehr unterschiedlich gehen Mediatoren auch mit der Frage der Vertraulichkeit um. In den meisten Teilen der USA steht die Vertraulichkeit der Mediation unter umfangreichem gesetzlichem Schutz, und die meisten Mediatoren halten Diskretion für ein wichtiges Instrument, wenn man die Dynamik einer Verhandlung verändern will. Doch nicht jede Mediation ist vertraulich – insbesondere die Mediation bei Fragen des öffentlichen Interesses, zum Beispiel bei Aushandlungsprozessen zwischen Behörden und Bürgern, muß häufig öffentlich stattfinden. Mediatoren unterscheiden sich darin, wie sie mit der Vertraulichkeit privater Mitteilungen umgehen, ob sie Inhalte der Mediation offenbaren, wenn die Parteien ihnen die Erlaubnis dazu erteilen, oder welchen Vertraulichkeitsbedingungen die Klienten zustimmen müssen, wenn sie sich auf eine Mediation einlassen. Vertraulichkeit ist eine strategische Überlegung, aber keine, die notwendigerweise in der Struktur der Mediation selbst liegt. Für die Glaubwürdigkeit des Prozesses ist es fast immer erforderlich, daß die wichtigsten Vertraulichkeitsgrundsätze, die für eine Mediation gelten sollen, von Anfang an klar sind.

Unparteilichkeit (daß man nicht einseitig eine der Parteien oder deren Anliegen begünstigt) und Neutralität (daß man keine engere Beziehung zu einer der Parteien oder eigene Interessen am Ergebnis hat) ergeben sich nicht automatisch aus der Struktur der Mediation. Ich will hier nicht erörtern, ob es so etwas wie Unparteilichkeit überhaupt gibt, aber die meisten Mediatoren werden sicherlich von sich selbst sagen, daß sie keine eigenen Interessen am Ergebnis haben, in keiner engeren Beziehung zu einer der Parteien stehen und nicht die Absicht haben, Partei für die eine oder andere Seite zu ergreifen. So gesehen implizieren sie, daß sie neutral und unparteiisch sind, und stellen dies als Teil des Beitrags dar, den sie zum Prozeß leisten.

Doch Mediation verlangt nicht zwingend Neutralität oder Unparteilichkeit. In vielen Situationen ist der Mediator nicht neutral und hat vielleicht sogar eine besondere Verbindung zu einer der Parteien. Innerbetriebliche Mediatoren in Unternehmen, Dorfälteste in Vermittlerrollen oder Familienmitglieder, die Differenzen zwischen anderen Familienmitgliedern beilegen wollen, sind nicht zwangsläufig neutral oder unparteiisch. Entscheidend ist, daß der Mediator versucht, den Parteien zu helfen, besser miteinander umzugehen oder eine Vereinbarung auszuhandeln, die alle akzeptieren können.

Wie man Glaubwürdigkeit herstellt, unterscheidet sich je nach den Wertvorstellungen und Bedürfnissen der beteiligten Personen. In den mittelständischen Berufskreisen, in denen die meisten von uns tätig sind, ist das Versprechen der Unparteilichkeit, Neutralität und Vertraulichkeit für gewöhnlich notwendig, damit den Beteiligten die Mediation glaubwürdig und sicher erscheint. Doch unter anderen Bedingungen können die Stellung in der Gemeinschaft oder das persönliche Ansehen des Mediators eine weit wichtigere Rolle spielen.

Was Mediatoren tun

Was tun Mediatoren konkret, um einen Konflikt zu beeinflussen? Mediatoren führen ihre Tätigkeit auf vielfältige Weise aus, und jeder Mediator verfügt über eine bestimmte Auswahl an Methoden. Dennoch zeichnet sich das Handeln von Mediatoren durch einige gemeinsame Merkmale aus, unabhängig vom individuellen Ansatz. (Die ausführlichste Erörterung von verschiedenen Mediationsverfahren und Interventionen findet sich bei Moore, 1986; 1996. Für weitere Darstellungen vgl. Folberg und Tylor, 1984; Haynes, 1981, 1994; Rubin, 1981; Saposnek, 1983; Williams, 1998.) Die folgende Liste gibt einige der wichtigsten Aktivitäten wieder, mit denen Mediatoren den Konfliktparteien auf ihrem Weg durch den Lösungsprozeß zu helfen versuchen:

Am Anfang:

- einschätzen, ob und wie man in einen Konflikt eingreift;
- ein Kommunikations- und Verhandlungsforum schaffen oder umgestalten;
- die Konfliktparteien zur Teilnahme bewegen;
- das Ziel, die Struktur und die Richtlinien der Mediation mit den Parteien aushandeln.

Im gesamten Prozeß:

- darauf hinwirken, daß jede Konfliktpartei sich gehört fühlt und anderen aufmerksam zuhört;
- die Hauptfragen ermitteln, mit denen sich die Parteien auseinandersetzen müssen;
- Probleme, Vorschläge und Sorgen formulieren und umdeuten (Framing und Reframing);
- eine Atmosphäre fördern, in der die Beteiligten sich sicher fühlen;
- beim Umgang mit Emotionen helfen und die Kommunikation anleiten;
- die angemessene Tiefendimension für eine Erforschung der Bedürfnisse ausloten;
- mit unproduktiver Machtdynamik umgehen;
- den Beteiligten helfen, kulturelle, soziale, geschlechtsspezifische und andere Unterschiede zu überwinden;
- kleine Schritte in wechselseitiger Risikobereitschaft fördern;
- einen wirksamen Verhandlungsprozeß anleiten;
- mit Blockaden umgehen.

Während der Problemlösungsphase:

- zur Kreativität ermutigen;
- die Parteien anregen, gemeinsam Optionen zu entwickeln und darüber zu diskutieren;
- den Beteiligten helfen, ihre Wahlmöglichkeiten zu durchdenken;
- potentielle Übereinkünfte formulieren und ausbauen;
- angemessene Form von Druck ausüben;
- Umsetzung diskutieren.

Das ist keineswegs eine erschöpfende Liste der Tätigkeiten von Mediatoren. Zu weiteren Aktivitäten, die ich nicht besprochen habe, gehören zum Beispiel: der Entwurf von Vereinbarungen; das Design laufender Konfliktlösungssysteme; der Umgang mit innerparteilichen Konflikten; die Kommunikation mit Rechtsanwälten, Richtern, Sachverständigen u.ä.; das Follow-Up nach Vereinbarungen oder die Unterweisung in Kommunikations- oder Konfliktlösungsfertigkeiten. Doch die hier aufgeführten Interventionen umreißen meiner Ansicht nach den Kern dessen, was Mediatoren bei den meisten Streitigkeiten leisten müssen.

Die meisten Mediatoren werden an irgendeinem Punkt fast alle genannten Interventionen anwenden. Die erfolgreichsten Mediatoren sind in der Lage, jede dieser Interventionen strategisch zu nutzen. Das heißt, sie beherrschen eine Vielzahl von Methoden, um jede dieser Aufgaben in Angriff zu nehmen, und können je nach ihrer Einschätzung der konkreten Situation zwischen diesen Ansätzen wählen. Das heißt nicht, daß sie sich dessen immer bewußt sind. Wie alle anderen erfahrenen Praktiker treffen die besten Mediatoren viele ihrer Entscheidungen, ohne bewußt darüber nachzudenken. Doch ich glaube, daß erfolgreiche Mediatoren, wenn man sie fragen würde, dennoch die Überlegungen, die ihren Entscheidungen zugrunde liegen, erklären könnten. Um besser verständlich zu machen, wie Mediatoren den Verhandlungsprozeß fördern, will ich im folgenden Abschnitt einige der genannten Interventionen genauer erörtern.

Mediatoren schätzen ein, ob und wie man in einen Konflikt eingreift

Daß jemand um eine Mediation bittet, bedeutet noch nicht, daß sie angemessen ist und sogar wenn, gibt es viele verschiedene Vorgehensweisen. Der erste Schritt bei jeder Intervention sollte darin bestehen, daß man die Angemessenheit der Mediation bewertet. Häufig läßt sich diese Einschätzung schnell vornehmen, doch manchmal erfordert sie auch viel Zeit und Mühe. Die Entscheidung, keine Mediation durchzuführen oder eine andere Form der Intervention vorzuschlagen, ist selbst ein wichtiger Beitrag zum Konfliktlösungsprozeß. Es gibt kaum etwas Schlimmeres für einen Mediator, als sich mitten in einem Streit wiederzufinden, der für eine Mediation ungeeignet ist, aber von Personen ausgetragen wird, die wild entschlossen sind, an einer Mediation teilzunehmen. Ein Kollege und ich gerieten vor einigen Jahren in einen solchen Streit, bei dem wir uns fühlten, als hielten wir einen Tiger am Schwanz.

Zwei Lehrer einer Privatschule hatten Beschwerde gegen den geschäftsführenden Schulleiter und seinen Stellvertreter eingereicht, denen sie Einschüchterung und feindseliges Verhalten am Arbeitsplatz vorwarfen. Der Schulleiter erklärte, daß die Lehrer sich weigerten, die rechtmäßigen Entscheidungen der lokalen Schulbehörde und der Schulleitung zu akzeptieren, und »Chaos und Anarchie« schürten, und er drohte mit drastischen disziplinarischen Maßnahmen. Diese Pattsituation hatte ihren Weg bis auf die Titelseite der Lokalzeitung gefunden. Nach dem Erscheinen des Artikels unterzeichnete eine große Zahl von Lehrern und Eltern einen Brief, in dem gefordert wurde, daß ein Mediator zu Rate gezogen werden sollte. Die Schulverwaltung stimmte der Bitte bereitwillig zu und nahm Kontakt zu meinem Kollegen und mir auf.
Wir reisten für ein zweitägiges Treffen an die Schule. Während des ersten Tages führten wir Einzelgespräche mit allen Hauptbeteiligten und mit anderen, die Einblick in die Situation hatten. Am zweiten Tag wollten wir ein gemeinsames Gespräch mit den Kontrahenten führen. Doch nach einigen Gesprächen am ersten Tag, einschließlich mehrerer Unterredungen mit dem Schulleiter, hatten mein Kollege und ich beide den Eindruck, daß mehr hinter diesem Streit steckte, als man uns erzählt hatte – wesentlich mehr. Der Schulleiter fühlte sich äußerst unbehaglich, wenn wir ihn fragten, was geschehen müsse, damit die Arbeitsbeziehungen sich wieder verbesserten, war aber ganz begierig darauf, uns zu berichten, wie »durchgeknallt« die Lehrer seien. Besonders verräterisch war seine Reaktion auf unsere Frage, was er sich von der Mediation erhoffe. Das einzige, was ihm dazu einfiel, war sein Wunsch, dem Lehrerkollegium und den Eltern zu zeigen, daß er ihrer Bitte entsprochen hatte.
Schließlich fragten wir ihn ganz offen, ob er bereits entschieden hätte, disziplinarische Maßnahmen gegen die Lehrer einzuleiten und ob dies Gegenstand der Diskussion sein würde. Nachdem er sich unsere Diskretion zugesichert hatte, erklärte er, daß die Schulbehörde, auf seine Empfehlung hin, bereits entschieden hätte, die beiden Lehrer zu entlassen und daß ein Entlassungsschreiben aufgesetzt und von der Schulbehörde und deren Anwalt abgesegnet worden sei. Sowohl er selbst als auch die Mitglieder der Schulbehörde hätten jedoch den Eindruck, daß sie die Me-

diation durchführen müßten, weil sie es den anderen Lehrern versprochen hätten. Er war sich sicher, daß die Mediation scheitern würde und daß man den Entlassungsbrief zustellen würde.
Dieser Brief überzeugte uns endgültig von der Hoffnungslosigkeit der Situation. Er war über 100 Seiten lang! Es mußte Stunden, wenn nicht Tage hingebungsvoller Anstrengung gekostet haben, ihn aufzusetzen. Es war offenkundig, daß sich der Schulleiter und sein Stellvertreter auf diese Vorgehensweise festgelegt hatten. Wir suchten nach irgendwelchen Zeichen von Flexibilität beim Schulleiter und bei einigen Mitgliedern der Schulbehörde, mit denen wir später am Nachmittag sprachen, aber wir konnten nichts entdecken. Also erklärten wir, daß wir eine Fortsetzung der Mediation für unangebracht hielten.
Aber es gab ein Problem. Wie konnten wir den Prozeß zu diesem Zeitpunkt abbrechen, wenn alle anderen Beteiligten eine gemeinsame Diskussion am nächsten Tag erwarteten und sich darauf vorbereiteten? Wir hatten dem Schulleiter Vertraulichkeit zugesichert und konnten unser Versprechen nicht brechen, aber wir konnten auch nicht mit einem unzulässigen Prozeß fortfahren. Wir trafen uns mit den verschiedenen Parteien vor dem angesetzten Gesprächstermin und erklärten, daß sich die Situation nach unserer Überzeugung zum derzeitigen Zeitpunkt nicht für eine Mediation eigne, aber wir konnten keine besonders stichhaltigen Gründe nennen. Wir sagten sowohl den beiden Schulleitern als auch den Behördenmitgliedern, daß die Entlassung der beiden Lehrer vermutlich viel Staub aufwirbeln würde und daß eine Mediation nötig sein könne, sobald sich der Wirbel etwas gelegt hätte. Sie schienen jedoch überzeugt, daß sich das Problem von allein erledigen würde, wenn sie einfach den nächsten Schritt durchzogen und in Ruhe abwarteten. Das erwies sich als Irrtum.
Der Brief wurde zugestellt, die Lehrer wurden entlassen. Sie reichten Klage ein. Schließlich wurden die Schulleiter entlassen, und man bot den Lehrern an, ihre Arbeit wieder aufzunehmen. Sie einigten sich statt dessen auf einen finanziellen Vergleich mit der Schulbehörde und suchten sich einen anderen Arbeitsplatz.
Mein Kollege und ich hatten die Absicht gehabt, den ersten Gesprächstag zu nutzen, um die Situation einzuschätzen und unsere Intervention zu planen. Rückblikkend wünschten wir beide, wir hätten uns bereits vor unserer Ankunft in der Schule gründlicher auf alle Eventualitäten vorbereitet.

Mediatoren schaffen ein Kommunikations- und Verhandlungsforum oder gestalten es um

Menschen im Konflikt haben häufig keine konstruktive Kommunikationsmethode. Sie kommunizieren über förmliche Briefe, juristische Schriftsätze, öffentliche Anhörungen, Voice Mail oder ungeeignete Dritte (zum Beispiel über ihre Kinder). Oder sie bemühen sich um eine direkte Kommunikation und scheitern. Mediatoren versuchen, entweder ein neues Kommunikations- und Verhandlungsforum zu schaffen oder das bestehende Forum zu verändern. Häufig ist dieses Forum die Mediationssitzung selbst, obwohl man bei vielen Formen der Mediation komplexere Mechanismen entwickeln muß. Wenn zum Beispiel Fragen von öffentlichem Interesse diskutiert oder Politikdialoge geführt werden sollen, ist die Planung eines angemessenen Verhandlungsforums ein wesentlicher Bestandteil der Mediationstätigkeit.

Mediatoren stehen häufig vor der Herausforderung, ein Interaktionssystem zwischen vielen Parteien zu koordinieren, was größtenteils außerhalb der Meditionssitzungen geschieht. Manchmal gehört dazu, daß man Unterausschüsse bildet, einzelne Personen zur Kommunikation ermutigt, dafür sorgt, daß Repräsentanten von Organisationen mit ihren Mitgliedern in Kontakt bleiben, Verbindungen zu Sachverständigen herstellt, Rechtsanwälte über das Geschehen auf dem Laufenden hält und ähnliches mehr.

Eine weitere Herausforderung besteht darin, eine Möglichkeit zu finden, wie man ein bestehendes Forum beeinflussen kann, das bereits in einen bestimmten Interaktionsrhythmus verfallen ist und bestimmte Normen und Vorgehensweisen entwickelt hat, die vielleicht nicht unbedingt produktiv sind. Vor dieser Herausforderung stand ich, als ich gebeten wurde, bei einem laufenden Dialog über eine regionale Bebauungspolitik zu helfen, bei dem alle Beteiligten sich anscheinend glücklich in einem absolut dysfunktionalen Prozeß eingerichtet hatten.

Die Gemeinschaftsaktivisten und die Bauunternehmer, die an dem Dialog teilnahmen, waren sehr gut darin, sich gegenseitig scherzhaft zu beschimpfen, aber hinter ihrem Witz verbarg sich ein Gutteil Animosität. Meine erste Begegnung mit der Gruppe fand statt, als ich in einen Raum kam, in dem gerade ein Unterausschuß einen Entwurf der Gesprächsziele diskutierte. Eine Gruppe von Bauunternehmern hatte gerade ihre Neufassung eines früheren Entwurfs unterbreitet, und der Vertreter einer Bürgerinitiative äußerte Bedenken dazu. Der folgende Austausch fand zwei Minuten nach meiner Ankunft statt:

Bauunternehmer: Ich schätze, ihr werdet eine Streikpostenkette am örtlichen Supermarkt organisieren, um gegen unsere Neufassung zu protestieren. [Bauunternehmer kichern]
Aktivist: Vielleicht. Aber ihr und eure Spezis werdet den Pöbel ja nicht zu Gesicht bekommen, weil ihr sowieso mit euren Polyester-Klamotten im Country Club rumhängt, wo sie solche wie uns gar nicht erst reinlassen.

So sehr ich Humor als Mittel schätze, das für eine entspannte Atmosphäre sorgt und uns alle an unsere menschlichen Schwächen erinnert, war diese Art von Humor eindeutig daneben. Die Gruppe hatte sich ein Interaktionsmuster angewöhnt, das genauso bequem wie destruktiv war. Da sie meinen Kollegen und mich nicht kannten, bestand die Gefahr, daß es diese ziemlich reizbare Gruppe befremden würde, wenn wir versuchten, derartige Gespräche zu unterbinden oder die echten Anliegen zu erforschen, die sich unter der Oberfläche verbargen. Dennoch mußten wir etwas tun. Wir beschlossen, die Arbeitsweise der Gesamtgruppe und ihrer Unterausschüsse neu zu strukturieren, indem wir einen strafferen Terminplan für die Zusammenkünfte erstellten und dem Mediator eine aktivere Rolle zuteilten. Außerdem versuchten wir, durch unser eigenes Verhalten ein Beispiel für einen sanfteren Humor zu geben (eher selbstironisch als aggressiv), und wir erklärten, welche Art von Atmosphäre sich als produktiv erweisen würde. Allmählich setzten sich die neuen Normen durch, und die Gruppe erzielte erhebliche Fortschritte. Die heitere Neckerei setzte sich fort, war aber weniger feindselig (und, wie ich finde, lustiger).

Mediatoren regen die Parteien zur Teilnahme an

Häufig haben nicht alle Konfliktparteien der Teilnahme an einer Mediation (oder auch nur einer Einschätzung der Situation) zugestimmt. Wie Mediatoren die Parteien zur Teilnahme bewegen, sagt sehr viel darüber aus, wie sie insgesamt an die Mediation herangehen. Einige setzen sehr stark auf Überredung, auf Schuldgefühle oder versuchen, die Vorteile der Mediation und die Folgen einer Nicht-Teilnahme sehr drastisch darzustellen. Ich glaube, daß diese Ansätze leicht kontraproduktiv wirken können, weil der Mediator dann in der Pflicht steht, den Wert des Prozesses zu beweisen. Wie Mediatoren die Konfliktparteien dazu bringen, einer Teilnahme zuzustimmen, muß mit der angestrebten Art der Teilnahme übereinstimmen.

Wirkungsvoller als ein reiner Überredungsversuch ist, wenn der Mediator die widerstrebenden Parteien dazu anzuregen versucht, die Vor- und Nachteile der Mediation für ihre spezielle Situation zu durchdenken. Eine der wichtigsten

Hilfen, die Mediatoren anbieten, ist nicht einfach, daß sie Leute zur Teilnahme bewegen, sondern daß sie dies auf eine Weise tun, die den Anstoß zu einem kooperativen Prozeß gibt. Nicht weniger wichtig ist, daß der Mediator den Parteien hilft, sich gegen eine Mediation zu entscheiden, wenn dies die beste Entscheidung für sie ist.

Mediatoren helfen beim Umgang mit Emotionen und leiten zur Kommunikation an

Dies ist das vielleicht wichtigste Werkzeug der Zunft. Mediatoren helfen Menschen, ihre Emotionen oder Gefühle auszudrücken, wenn es notwendig und angemessen ist, und sie leiten den Kommunikationsfluß. Das ist auch derjenige Bereich, in dem es die größten Unterschiede im Mediationsstil gibt. Manche Mediatoren legen großes Gewicht darauf, den Beteiligten beim Ausdruck ihrer Gefühle zu helfen, andere schrecken vor solchen, wie sie meinen, »Therapieansätzen« zurück, und konzentrieren sich darauf, den Beteiligten bei der Suche nach einer Einigung zu helfen. Einige Mediatoren gehen locker und entspannt damit um, wenn die Parteien von Anfang an direkt miteinander kommunizieren. Andere führen den Prozeß so, daß fast die gesamte Kommunikation über den Mediator läuft – was im Extremfall dazu führt, daß die Parteien sich überhaupt nicht treffen. Ich habe festgestellt, daß Mediatoren eine direkte Kommunikation um so weniger einschränken, je mehr Vertrauen sie in ihre Fähigkeit haben, mit Emotionen umzugehen und die Kommunikation anzuleiten.

Mediatoren loten die angemessene Tiefendimension für eine Erforschung der Bedürfnisse aus

Wie in Kapitel 7 ausgeführt, gehört zur Kunst der kreativen Problemlösung, daß man die richtige Ebene findet, auf der man die Bedürfnisse, Interessen, Hoffnungen und Ängste der Beteiligten erforschen sollte. Bedürfnisse sollten so tiefgehend erörtert werden, daß man sich mit den wahren Antriebskräften des Konflikts auseinandersetzen kann. Mediatoren helfen jedem Beteiligten, das Problem auf der für ihn relevanten Bedeutungsebene zu erforschen, und versuchen dann, auf eine Weise über die Bedürfnisse aller Beteiligten zu sprechen, die alle Bedeutungsebenen umfaßt.

Mediatoren fördern kleine Schritte in der wechselseitigen Risikobereitschaft

Die Suche nach einer Konfliktlösung erfordert Mut. Kontrahenten machen sich verwundbar, wenn sie einen Konflikt ansprechen, ihre Sorgen offenlegen, Informationen preisgeben, einer Verhandlung zustimmen, ihre Gefühle ausdrükken, Lösungen vorschlagen oder sich auf bestimmte Vereinbarungen festlegen. Wenn sie ein zu großes Risiko eingehen, können sie die Gegenseite ermutigen, einen wahrgenommenen Vorteil auszunutzen, und das kann letztendlich zur Eskalation des Konflikts führen. Vertrauen entsteht, indem die Parteien in kleinen Schritten abwechselnd Risiken eingehen. Wenn die Leute vorsichtige Zugeständnisse machen oder wichtige Informationen teilen und entsprechende Zugeständnisse und Informationen von der anderen Seite bekommen, wächst das Vertrauen und die Wahrscheinlichkeit einer Lösung. Damit dieser Prozeß funktioniert, muß das Risiko groß genug sein, um Bedeutung zu haben, aber nicht so groß, daß die Partei, die das Risiko eingeht, sich zu stark angreifbar macht.

Mediatoren müssen die Parteien häufig zu einer gewissen Risikobereitschaft anregen, ihnen helfen, über das richtige Ausmaß des einzugehenden Risikos nachzudenken, und sie dazu drängen, die Risikobereitschaft der anderen Seite zu erwidern. Menschen sind sich ihrer eigenen Zugeständnisse und Risiken normalerweise weit bewußter als der entsprechenden Schritte der Gegenseite, deshalb müssen Mediatoren den Kontrahenten helfen, die Zugeständnisse und Risiken der anderen Seite zu erkennen und zu würdigen. Wenn Mediatoren davon sprechen, daß sie Kompromisse oder Tauschgeschäfte zwischen Parteien in die Wege leiten, dann sorgen sie im Grunde für einen Austausch von Risiken.

Mediatoren regen zur Kreativität an

Bei einem heftigen Konflikt, bei dem die Gefühle hohe Wellen schlagen, kann die Kreativität leiden. Um dem entgegenzuwirken, versuchen Mediatoren unter anderem, eine angenehme, entspannte Atmosphäre zu fördern, in der die Beteiligten unterschiedliche Vorstellungen äußern und diskutieren können, ohne persönliche Angriffe fürchten zu müssen. Außerdem versuchen sie, den Beteiligten das Gefühl zu vermitteln, daß sie Ideen äußern können, ohne sich sofort darauf festlegen zu müssen. Mediatoren richten die Aufmerksamkeit der Parteien häufig auf die integrativen oder Win-Win-Möglichkeiten, die noch nicht angemessen erforscht wurden, und bemühen sich im allgemeinen, die Leute dazu zu bewegen, den Konflikt aus einem neuen Blickwinkel zu betrachten, der kreative Denkansätze erlaubt.

Ein weiterer Ansatz besteht darin, neue Informationen in den Prozeß einzubringen und dadurch zu neuen und möglichst kreativen Sichtweisen anzuregen. Dazu kann gehören, daß man Experten für inhaltliche Fragen oder Personen einführt, die leicht abweichende Ansichten oder Ansätze vertreten. Bei anderer Gelegenheit überweist man die Konfliktparteien vielleicht an externe Stellen oder zeigt ihnen, wie andere Kontrahenten ähnliche Probleme gelöst haben.

Ein Ansatz, der meiner Meinung nach häufig überstrapaziert wird, ist, daß der Mediator die fehlende Kreativität der Kontrahenten durch seine eigene Kreativität wettzumachen versucht. Mediatoren sind häufig überzeugt, daß sie aufgrund ihrer Erfahrung, ihrer Kommunikation mit den verschiedenen Beteiligten oder ihrer eigenen kreativen Fähigkeiten in der Lage sind, die Lösung für ein Problem zu finden. Auch wenn ich gelegentlich eine potentielle Lösung ermittelt habe, die niemand außer mir zu erkennen schien (normalerweise weil ich über vertrauliche Informationen von den verschiedenen Parteien verfügte), besteht die wirkliche Herausforderung immer darin, die Kontrahenten so weit zu bringen, daß sie das Potential eines neuen Lösungsansatzes selbst erkennen können.

Bei einigen seltenen Gelegenheiten habe ich festgestellt, daß ein einfacher Vorschlag, den ich machte, funktionierte. Doch sehr viel häufiger hatten die Kontrahenten eine Lösung, die ich für einen besonders genialen Einfall von mir hielt, längst als ungeeignet verworfen, weil Gründe dagegen sprachen, die mir nicht bekannt waren. Wenn ein Mediator eine Lösung vorschlägt und sich dann herausstellt, daß sie die Interessen einer einzelnen Streitpartei auf Kosten der anderen begünstigt, kann zudem die eigentliche Rolle des Mediators großen Schaden nehmen. Wenn ein Mediator die Kunst beherrscht, Ideen genau zum richtigen Zeitpunkt zu präsentieren und mit dem richtigen Maß an Vorsicht, kann er die Kreativität der Konfliktparteien anregen oder eine Option auf den Tisch bringen, die sofort verworfen würde, wenn sie von einem der Kontrahenten vorgetragen würde. Aber der Mediator sollte unbedingt vermeiden, sich persönlich für einen bestimmten Vorschlag stark zu machen, und sich insbesondere davor hüten, die Parteien von den Vorzügen dieses Vorschlags überzeugen zu wollen. Sehr häufig ist der wertvollste Beitrag des Mediators nicht, daß er sich eine kreative Lösung ausdenkt, sondern daß er eine offene, entspannte Atmosphäre und einen erfolgreichen Kommunikations- und Problemlösungsprozeß fördert, der die Kreativität aller Beteiligten wachruft. Außerdem sollten Mediatoren sich stets bewußt sein, daß kreative Lösungen von ganz unerwarteter Seite kommen können.

Charlie und David erteilten allen, die mit der Scheidung ihrer Eltern zu tun hatten, eine Lektion in Kreativität und Flexibilität. Die Eltern dieser beiden vorpubertären Jungen hatten durch die Mediation, in der sie Vereinbarungen über die elterliche Sorge erarbeiten wollten, bereits viele Animositäten überwunden. Die Mutter, die an einem beruflichen Ausbildungsprogramm teilnahm, stand kurz vor ihrem Abschluß und wollte einen größeren Anteil an der Erziehung übernehmen. Ihr Stundenplan hatte ihre Flexibilität eingeschränkt, aber jetzt hatte sie eine Stellung mit festen Arbeitszeiten. Der Vater war von Anfang an gegen dieses Ausbildungsprogramm gewesen und gab ihm die Schuld an der Scheidung. Er weigerte sich, irgend etwas an den bisherigen Abmachungen zu ändern, bevor nicht die Fragen der Entscheidungsfindung, religiösen Erziehung und schulischen Ausbildung geregelt waren.
Die Eltern fingen an, auf konstruktivere Weise miteinander zu arbeiten, aber die Planung der Montagabende erwies sich als Riesenproblem. Die Jungen waren Mitglieder in einer Pfadfindergruppe, die sich in der Nähe der väterlichen Wohnung traf. Nach dem vorläufigen Plan der Eltern waren die Jungen aber am Montag bei der Mutter und damit sechzig Kilometer von der Pfadfindergruppe entfernt. Die Strecke war zu weit, um sie an einem Schultag zurückzulegen. Wir diskutierten alle möglichen Ideen in unseren Sitzungen, aber nichts schien zu funktionieren.
Ich entschied, direkt mit Charlie und David zu sprechen, weil beide Eltern sich Sorgen machten, daß der jeweils andere Elternteil die Kinder bei einer gemeinsamen Diskussion über die Aufenthaltsregelung manipulieren würde. Die Jungen suchten mich zusammen auf, und als ich sie schließlich nach den Pfadfindern fragte, sagten beide, wie wichtig ihnen die Aktivität sei. Doch fast im selben Atemzug erwähnten sie eine »coole« Pfadfindergruppe, in der einige ihrer Freunde aktiv waren und die sich regelmäßig in der Nähe der mütterlichen Wohnung traf. Problem gelöst. Ich fragte mich wirklich, warum weder die Eltern noch ich an die Möglichkeit einer anderen Gruppe gedacht hatten, aber so war es. Wir brauchten den Beitrag der beiden Jungen, um eine kreative Lösung für den Streit der Eltern zu finden.

Mediatoren helfen den Beteiligten, ihre Wahlmöglichkeiten zu durchdenken

Manchmal muß der Mediator die Parteien auf einen Vorschlag festnageln, wenn sie bereit sind, sich darauf zu einigen. Bei anderer Gelegenheit muß er den Prozeß verlangsamen, um den Beteiligten das Gefühl zu geben, daß sie sich klar und bewußt zwischen mehreren nicht ganz optimalen Vorschlägen entscheiden können. Normalerweise muß der Mediator ein bißchen von beidem machen. Wenn eine Einigung möglich erscheint, wird der Mediator sie normalerweise formulieren, sie in einen ausgewogenen Rahmen stellen, die Beteiligten fragen, ob sie bereit sind, sich darauf festzulegen und wenn ja, die Vereinbarung schriftlich festhalten. Doch häufig tritt an diesem Punkt auch eine bedeutungsvolle Pause ein, in der die Beteiligten noch einmal ins Grübeln kommen, Zweifel entwickeln oder die dunkle Vorahnung haben, daß sie die Sache später bereuen könnten. Wenn diese Pause eintritt, möchten viele Mediatoren den Druck verstärken. Doch das Beste und Nützlichste, was man in dieser Situation tun kann, ist häufig genau das Gegenteil, nämlich den Druck abschwächen und den Leuten mehr Zeit oder emotionalen Spielraum lassen, um ihre Wahlmöglichkeiten zu überdenken.

Dies ist häufig ein schwieriger Punkt im Konflikt, an dem potentielle Vereinbarungen leicht wieder scheitern können. Doch ich habe nur selten erlebt, daß eine Mediation fehlgeschlagen ist, weil die Beteiligten in dieser Phase noch einmal in Ruhe über alles nachgedacht haben. Dagegen habe ich häufig erlebt, daß sich eine Einigung als nicht tragfähig erwies, weil die Parteien sich unbehaglich mit Verpflichtungen fühlten, die sie unter Druck eingegangen waren.

Mediatoren üben eine angemessene Form von Druck aus

Ganz gleich, wie unterstützend oder prozeßorientiert Mediatoren sind, in irgendeiner Form üben sie Druck auf die Parteien aus, um sie einer Lösung näherzubringen. Das bringt ihre Rolle mit sich, unabhängig davon, ob sie sich dieses Aspekts ihrer Arbeit bewußt sind oder sich damit wohlfühlen. Wenn der Mediator die Kontrahenten dazu ermutigt, ein Angebot zu machen, auf Zugeständnisse zu reagieren, ihre Bedenken zu äußern oder ihre realen Optionen zu durchdenken, ist damit immer ein bestimmtes Maß an Druck verbunden. Manchmal geben Mediatoren zudem einen zeitlichen Rahmen für den Prozeß vor, und auch das setzt die Parteien unter Druck.

Es ist jedoch etwas völlig anderes, ob man Druck auf die Parteien ausübt, damit sie einem bestimmten Ergebnis zustimmen, oder ob man sie ermutigt, einen Schritt zur Versöhnung zu tun. Wenn ein Mediator seine Aufgabe darin sieht, eine vernünftige Lösung zu ermitteln und die Parteien durch Schmeicheln, Flehen und Überreden zu diesem Ergebnis zu drängen, dann kann der Druck, den er ausübt, ziemlich holzhammermäßig werden. Wenn ein Mediator seine Aufgabe darin sieht, den Konfliktparteien zu helfen, sich auf einen kooperativen Prozeß einzulassen, damit ihre Bedürfnisse befriedigt werden, dann setzt er seine Macht wahrscheinlich eher ein, um die Parteien zu einer mehr integrativen Kommunikations- und Verhandlungsführung zu ermutigen.

Wann Mediation funktioniert und wann sie scheitert

Der Versuch, Harvey und Laura bei ihren Scheidungsverhandlungen zu helfen, führte zu der wohl erfolgreichsten Niederlage, die ich als Mediator erlebt habe. Die Mediation endete damit, daß sich Harvey und Laura hoffnungslos festgefahren hatten und eine gerichtliche Entscheidung herbeiführen wollten. In der Mediation hatten sie erbittert um alles gestritten, aber in den meisten Fragen ihrer komplizierten Scheidung eine vorläufige Einigung erzielt. Ich hatte eine umfassende Absichtserklärung entworfen, aber als wir die Punkte noch einmal durchgingen, gerieten die beiden sich über die Einzelheiten heftig in die Haare. Sie brachen die Mediation ab und erklärten, daß sie ihr Glück bei Gericht versuchen wollten.

Damals hielt ich diese Mediation für gescheitert. Doch etwa drei Jahre später rief mich einer der Anwälte von Harvey und Laura an, um mir mitzuteilen, daß sie einige neue Probleme hätten und die Mediation wieder aufnehmen wollten, um ihre »Vereinbarung zu aktualisieren«. »Welche Vereinbarung?« fragte ich und wies darauf hin, daß sie keine Einigung erzielt hatten. Der Anwalt teilte mir mit, das sei ein Irrtum. Vor Gericht hatten sie beide eine Kopie der Absichtserklärung vorgelegt. Obwohl sie einige kleinere zusätzliche Forderungen hatten, hatte sich der Richter bei seinem Beschluß im Grunde an den Vereinbarungsentwurf gehalten. Das Paar bezeichnete die Vereinbarung als »ihre Bibel«, und nach der Scheidung orientierten sie sich daran, wenn sie sich über finanzielle Fragen oder über die elterliche Sorge verständigen mußten. Als ich die beiden traf, hatten beide eine abgenützte Kopie des Vereinbarungsentwurfs bei sich, und man sah, daß viele Stellen markiert, unterstrichen und mit Anmerkungen versehen waren.

Wie sich herausstellte, waren die beiden in der Lage gewesen, die Mediation zu nutzen, um die Bedingungen einer Vereinbarung auszuhandeln, aber sie waren zu wütend aufeinander gewesen, um sie freiwillig zu akzeptieren. Sie brauchten eine externe Autorität, die ihnen die Vereinbarung aufzwang. Ich machte mir Sorgen, daß sie denken könnten, die Mediation hätte sie zu einem Ergebnis manipuliert, das sie nicht wirklich gewollt hatten, und daß der freiwillige Charakter des Prozesses untergraben worden war. Aber sie schienen vollkommen zufrieden mit der Art, wie die Mediation gelaufen war. Auch wenn die Vereinbarung einige Punkte enthielt, die jeder gern anders gehabt hätte, waren beide der Ansicht, daß es unter den gegebenen Umständen die beste Lösung war, die sie erreichen konnten. Sie brauchten nur jemanden, der die Sache für sie zum Abschluß brachte.

Dieser Fall machte mir sehr bewußt, daß sich oft nur schwer sagen oder definieren läßt, was durch die Mediation erreicht wird und ob sie gescheitert ist oder erfolgreich war. Ich glaube, daß am Ende einer erfolgreichen Mediation nicht zwangsläufig eine Vereinbarung steht, während dies bei einer fehlgeschlagenen Mediation manchmal durchaus der Fall sein kann. Menschen gehen zu Mediatoren, weil sie eine Einigung erzielen wollen und Hilfe dabei suchen. Wenn dieses Ziel nie erreicht wird, ist in dem Prozeß eindeutig etwas falsch gelaufen. Doch Erfolg damit gleichzusetzen, daß man eine Vereinbarung trifft, und Mißerfolg damit, daß man keine Einigung erzielt, ist eine sehr eingeschränkte Sichtweise, vor allem bei komplexen Streitigkeiten. Je länger, verwickelter und heftiger ein Konflikt ist, desto weniger nützlich ist es, eine Lösung mit einer Übereinkunft gleichzusetzen. Vereinbarungen sind oft nur einzelne Schritte auf einem langen Weg. Mediatoren können sich als besonders hilfreich bei der Bewältigung dieser Schritte erweisen, aber ihr größeres Ziel ist es, den Menschen dabei zu helfen, sich auf eine konstruktive Lösungsanstrengung einzulassen.

Eine Mediation ist erfolgreich verlaufen, wenn die Hinzuziehung einer dritten Partei den Menschen geholfen hat, in einem Lösungsprozeß voranzukommen, der ihrer speziellen Situation gerecht wird. Sie ist gescheitert, wenn das nicht gelungen ist. Manchmal läßt sich das damit gleichsetzen, ob eine Übereinkunft erzielt wurde oder nicht. Bei der Mehrzahl der Mediationen im Geschäfts- und Wirtschaftsbereich gehen Übereinkunft und Lösung Hand in Hand. Aber bei vielen Konflikten, die sich um Fragen des öffentlichen Interesses oder um private Differenzen drehen, kann es weit wichtiger sein, daß man den Menschen hilft, sich mit ihren Differenzen auseinanderzusetzen, ihre Überzeugungen zu formulieren und ihre Probleme auf klare und konstruktive Weise darzustellen, als einen Konsens zu erreichen, vor allem wenn dieser Konsens verfrüht oder zu allgemein ist.

Die Mediation ist eine wirkungsvolle Intervention. Gesellschaften brauchen Mediatoren, und in fast allen Kulturen gibt es Menschen, die eine vermittelnde Rolle übernehmen. Wir alle übernehmen diese Rolle irgendwann im Laufe unseres Lebens. Und wir alle sind auch gelegentlich auf die Unterstützung von jemandem angewiesen, der uns hilft, unsere Differenzen selbst beizulegen, anstatt uns diese Arbeit abzunehmen. Doch wie jede andere Herangehensweise an menschliche Interaktionen hat auch die Mediation ihre Grenzen und ist nicht immer angebracht (vgl. Kapitel 10).

Obwohl die Mediation eine grundlegende Rolle im menschlichen Miteinander spielt, ist sie wahrscheinlich in weiten Teilen der Welt ein unzureichend entwickeltes oder unzureichend institutionalisiertes Mittel. Historisch betrachtet hat ein Großteil der Mediation im Kontext von Gesellschaften stattgefunden, die weit weniger mobil und komplex waren als die unsere. In Gesellschaften mit starken Gemeinschaftsstrukturen, einflußreichen Großfamilien und stabilen sozialen Netzwerken gab es viele wirksame Formen einer informellen Mediation. Doch solche Strukturen findet man heute nur noch selten, und der Bedarf an formellen Mediationsangeboten ist gewachsen.

Wenn informelle Verfahren durch formelle Verfahren mit ausgebildeten Fachkräften ersetzt werden, ob wir über psychologische Beratung, Erziehung, medizinische Versorgung oder Konfliktlösung sprechen, wird immer etwas gewonnen und etwas verloren. Was Menschen vermissen, wenn sie den Verlust von Gemeinschaft beklagen, sind zum Teil auch die persönlicheren, vertrauteren und leichter zugänglichen Ansätze von besser überschaubaren, weniger stark institutionalisierten Verfahren. Darin steckt ein eingebauter Widerspruch, der eine der größten Herausforderungen für die Mediation darstellt. Der Mediator bietet eine formelle und professionelle Intervention an, durch die Menschen auf informellem Wege zu einer Lösung gelangen sollen, ohne ihre Macht an andere formelle und professionelle Verfahren abzugeben. Das Spannungsverhältnis, das durch diesen Widerspruch geschaffen wird, gibt der Mediation einen kreativen Impuls, erklärt aber auch, weshalb eine zu ausgedehnte Anwendung auf Widerstände stößt.

KAPITEL 10

Weitere Verfahren der Konfliktlösung

Die Mediation wird vielleicht am häufigsten mit der Konfliktlösung assoziiert, aber sie ist keineswegs der einzige Konfliktlösungsansatz. Da der Bereich der professionellen Konfliktlösung immer größer wird, erweitert sich auch die Art, wie Praktiker ihre Rolle verstehen und ihre Arbeit konzeptualisieren. Auch wenn die Mediation weiterhin ein wichtiger Arbeitsbereich von Konfliktmittlern bleibt, besteht Bedarf an einem wesentlich breiteren Angebot an Verfahren. Viele dieser anderen Aufgaben überschneiden sich mit der Mediation, auch wenn sie die Praxis der Konfliktlösung um neue Dimensionen erweitern. Die Zukunft der professionellen Konfliktlösung wird in starkem Maße davon abhängen, wie erfolgreich sie ein breites Angebot an wirkungsvollen Konflikthilfen entwickelt und integriert. Die wachsende Anwendung der Mediation und Schlichtung ist ein wichtiger Schritt in diese Richtung, aber eben nur ein Schritt. Das Berufsfeld steckt jetzt mitten im nächsten entscheidenden Entwicklungsschritt. Zu diesem Schritt gehört, daß Praktiker ihre Arbeit neu definieren und sich mit dem umfassenden Bereich der Konfliktlösung und nicht nur mit ihrem speziellen Dienstleistungsangebot identifizieren.

Konfliktlösung als Kontinuum von Unterstützungsangeboten

Je besser professionelle Konfliktmittler ihr Fachgebiet in seinem vollen Umfang wahrzunehmen vermögen, desto besser werden sie in der Lage sein, eine differenzierte Einschätzung jeder einzelnen Konfliktsituation vorzunehmen. Das heißt, die erste Frage, die Konfliktmittler sich stellen, lautet nicht, ob oder wie sie in einem Streit vermitteln, sondern welcher Ansatz in der gegebenen Situation notwendig ist und wie sie diesen Ansatz am besten zur Verfügung stellen können.

Die professionelle Konfliktlösung steht zur Zeit an einem Punkt, an dem sie die Entwicklung eines Kontinuums an Hilfsangeboten ernst nehmen und anfangen muß, die wesentlichen Bestandteile dieser Angebotspalette zu ermitteln. Im Moment werden neue Ansätze erarbeitet, wenn besondere Bedürfnisse entstehen, aber sie sind noch nicht erfolgreich zu einem zusammenhängenden

Kontinuum an Angeboten für Menschen in Konfliktsituationen integriert worden, obwohl es einige vielversprechende Schritte in diese Richtung gibt. Zur Zeit besteht das Expertenfeld aus Personen, die unter anderem Mediation, Schlichtung, Training, Facilitation und Schlichtungskonferenzen anbieten. Doch bislang fehlen schlüssige Konzepte zu den Fragen, wie diese Hilfsangebote zu verbinden sind, wie ein Kontinuum von Dienstleistungen oder Interventionen aussehen sollte und wie diese Angebotspalette in verschiedenen Konflikten zur Anwendung kommen könnte.

Um die Dimensionen dieses Kontinuums zu klären, sollte man überlegen, welche Arten von Unterstützung Menschen brauchen, die sich in einem Konflikt befinden. Im vorangehenden Kapitel habe ich die Beiträge besprochen, die Mediatoren zu einem Konfliktlösungsprozeß leisten. Doch es ist auch wichtig, die Grenzen der Mediation zu betrachten, und insbesondere zu klären, auf welche Bedürfnisse sie nicht eingehen kann. Dadurch lassen sich die Merkmale ermitteln, durch die sich ein Kontinuum an Hilfsangeboten auszeichnen sollte.

Die Grenzen der Mediation

So vielseitig und nützlich die Mediation ist, bei den Hilfestellungen, die sie Menschen in Konflikten zu bieten vermag, stößt sie doch auch an Grenzen. Gleichzeitig gehören gerade diese Grenzen zu den Hauptgründen, aus denen die Mediation Menschen bei der Bewältigung von Konflikten helfen kann, und sind daher von zentraler Bedeutung für das Wesen der Mediation. In gewisser Weise ist die Mediation wirksam, weil sie bestimmte Dinge *nicht* leistet. Einerseits bieten Mediatoren zum Beispiel normalerweise nicht an, die Qualität der verschiedenen Streitpositionen zu bewerten (ich beziehe mich hier natürlich auf eine prozeßorientierte Mediation und nicht auf eine evaluative Mediation oder Mediations-Schlichtung, auf die ich später in diesem Kapitel eingehen werde). Das ist einer der Gründe, weshalb Kontrahenten dem Mediator häufig vertrauliche Informationen geben. Andererseits kann sich die Bewertung durch eine dritte Partei manchmal auch als nützlich für die Kontrahenten erweisen.

Ich werde im folgenden die wichtigsten Beschränkungen der Mediation als Konfliktlösungsansatz beschreiben. Jede dieser Grenzen verweist gleichzeitig auf alternative Konfliktlösungsansätze, die leisten können, was die Mediation nicht zu leisten vermag, und die vielleicht Teil einer wirksamen Angebotspalette werden können.

Mediation dient hauptsächlich der Konfliktintervention, nicht der Konfliktvermei-

dung. Zweifellos kann man eine Mediation nutzen, um eine Vereinbarung auszuhandeln, bevor ein Konflikt ausgebrochen ist, aber das ist nicht ihr primäres Anwendungsgebiet. Meistens nutzen Menschen die Mediation, wenn ein Streit ausgebrochen ist und sie das Gefühl haben, daß sie Hilfe beim Umgang mit dem Konflikt oder bei seiner Lösung brauchen. Ansätze wie Partnering (also eine Zusammenführung aller an einem Großprojekt beteiligten Parteien, um durch ein Kennenlernen Konflikte schon im Vorfeld zu vermeiden), Teambildung und das Design von Konfliktlösungssystemen sind für die Konfliktprävention besser geeignet und darauf angelegt, die Notwendigkeit einer Konfliktintervention zu verhindern.

Mediation umfaßt per definitionem eine dritte Partei, die direkt am Kommunikations- oder Konfliktlösungsprozeß beteiligt ist. Auch wenn ein Mediator bestrebt ist, die Handlungs- und Entscheidungsspielräume der Kontrahenten zu erweitern, und ihnen die Hauptverantwortung für das Ergebnis überläßt, verändert seine Anwesenheit die Rolle der Kontrahenten. Viele Menschen schrecken schon davor zurück, dem Mediator auch nur prozedurale Macht zu überlassen oder ihre Situation oder ihre Sorgen gegenüber irgendeinem Außenstehenden zu offenbaren. So nützlich die Mediation sein kann, werden die meisten Streitigkeiten doch von den Beteiligten selbst, ohne direkte Unterstützung von außen, beigelegt. Deshalb brauchen wir Interventionen, die darauf angelegt sind, den Menschen bei der eigenständigen Lösung ihrer Konflikte zu helfen, ohne daß eine dritte Partei direkt beteiligt ist. Zu solchen Interventionen gehören Trainingsmaßnahmen ebenso wie Coaching, System-Design und moderierte Planungssitzungen. Daß man mit Gruppen zusammenarbeitet, um sie auf eine Verhandlung vorzubereiten, kann sich als wirkungsvolle Intervention erweisen, wie der folgende Fall zeigt:

Vor einigen Jahren reichte eine Interessengruppe eine Gruppenklage gegen eine Bundesbehörde und alle von ihr finanzierten Dienststellen des Verwaltungsbezirks ein, um sie zur Bereitstellung zusätzlicher Angebote für die Leistungsempfänger dieser Dienststellen zu zwingen. Die Interessengruppe stellte den Akt als »freundliche Klage« dar, mit der Begründung, daß sie nur versuche, die bundesstaatliche Legislative zu zwingen, mehr Geld für das Leistungsprogramm der Dienststellen zur Verfügung zu stellen. Doch die Dienststellen hatten den Eindruck, daß sie durch dieses Gerichtsverfahren leicht die Kontrolle über ihre Programme verlieren könnten und daß es zu einem drastischen Anstieg des »bürokratischen Zuständigkeitsgerangels« kommen würde. Ein Kollege und ich wurden gebeten, den Behördenvertretern zu helfen, sich auf die bevorstehenden Schlichtungsverhandlungen vorzubereiten.

Wir gingen bei dieser Arbeit auf dreierlei Weise vor. Wir begleiteten eine Reihe von Planungssitzungen, bei denen die Behördenvertreter ihre Ziele, ihre Strategie und die Zusammensetzung ihres Verhandlungsteams besprachen. Dazu gehörte, daß wir einen Plan für eine erfolgreiche Kommunikation und für die Entscheidungsfindung während der Verhandlungen entwickelten. Außerdem führten wir ein Trainingsprogramm in kooperativen Verhandlungsmethoden für das Team durch und standen ihm während der Verhandlungen beratend zur Seite.

Unsere Hoffnung war, daß wir beide Seiten dazu bewegen könnten, an einer moderierten Planungssitzung teilzunehmen, um über die Verhandlungsführung zu sprechen. Außerdem luden wir die Unterhändler der Interessengruppe ein, an den Trainingssitzungen teilzunehmen. Sie lehnten das Angebot höflich ab. Sie waren mit ihren Verhandlungsfähigkeiten zufrieden und wollten in Anbetracht der Wahrscheinlichkeit einer gerichtlichen Auseinandersetzung vermutlich eine gewisse persönliche Distanz wahren. Dennoch hatten wir den Eindruck, daß unser Angebot sehr wichtig war, um zu einer positiven und offenen Verhandlungsatmosphäre beizutragen. Außerdem erklärte die Gegenseite, sie freue sich darüber, daß die Behördenunterhändler dieses Training erhielten.

Wir nahmen nicht direkt an den Verhandlungen teil, die sich als sehr komplex und gelegentlich als schwierig erwiesen. Doch schließlich wurde eine Vereinbarung ausgehandelt, die vom Gouverneur, der Legislative und den Gerichten gebilligt wurde. Sie wurde zur Grundlage für einige weitreichende Veränderungen in dem Verfahren, durch das die Behörde ihre Leistungsangebote umsetzte. Trotz der harten Verhandlungen waren die Beziehungen zwischen den Hauptakteuren größtenteils konstruktiv gewesen.

Wieviel hat unsere Arbeit zu diesem Ergebnis beigetragen? Trotz der positiven Kommentare des behördlichen Verhandlungsteams läßt sich schwer sagen, welchen Einfluß unsere Bemühungen tatsächlich hatten. Doch was auch immer wir bewirkt haben, resultierte aus den Berater-, Trainer- und Coachrollen, die wir dem Team gegenüber eingenommen hatten. Unsere Fähigkeit, diesen Aufgaben gerecht zu werden, wäre ernsthaft eingeschränkt gewesen, wenn wir als Mediatoren aufgetreten wären. Das hätte ein Maß an Unparteilichkeit erfordert, das uns nicht erlaubt hätte, diese intensive Art von Beratung und Feedback zu geben. Ich bezweifle auch, daß die Teammitglieder genauso offen über ihre internen Differenzen und über die Schwächen ihrer Position gesprochen hätten, wenn wir mit beiden Seiten zusammengearbeitet hätten.

Mediation ist normalerweise darauf konzentriert, Menschen beim Verhandeln zu helfen – das heißt, ihnen zu helfen, ein für beide Seiten akzeptables Ergebnis oder eine Re-

gelung der strittigen Fragen zu erreichen. Natürlich kann eine Mediation auch auf Kommunikation, Versöhnung, öffentliche Partizipation und verwandte interpersonelle Prozesse konzentriert sein, aber in erster Linie ist sie auf die Hilfe bei Verhandlungen angelegt, und dies ist auch ihr häufigster Anwendungsbereich. Die meisten Verfahrensweisen, Richtlinien, Vertraulichkeitsgrundsätze, Trainings- und Werbemaßnahmen, die mit der Mediation verbunden sind, sind speziell auf die Verhandlungshilfe ausgerichtet. Es gibt einige Bestrebungen in der Mediationsgemeinschaft, eine Alternative zu einem ergebnisorientierten Ansatz zu entwickeln, aber in gewisser Hinsicht handelt es sich dabei um den Versuch, eine neue Form der Intervention zu erfinden.

Manchmal fangen Menschen eine Mediation an, weil sie glauben, daß sie Hilfe beim Verhandeln brauchen, und stellen dann fest, daß sie gar nichts zum Verhandeln haben. Was sie statt dessen brauchen, ist unter Umständen Hilfe bei der Versöhnung oder Heilung oder einfach bei der Kommunikation. Bis zu einem gewissen Grad können Mediatoren bei diesen Bedürfnissen helfen, aber Ansätze wie Versöhnung, psychologische Beratung, Kommunikationsunterstützung (Facilitation) und umfassende programmatische Interventionen sind dafür häufig besser geeignet.

Mediation führt nicht notwendigerweise zu einer Übereinkunft. Es ist eine Voraussetzung der Mediation, daß die Akteure das Recht haben, selbst zu entscheiden, ob sie irgendwelche vorläufigen Ergebnisse, die im Mediationsprozeß entwickelt wurden, annehmen wollen oder nicht. Deshalb führt eine Mediation nicht automatisch zu einer Vereinbarung. Bei integren Mediationsprozessen – das heißt, wenn sie im Einklang mit anerkannten Werten und Prinzipien durchgeführt werden – wird ein bestimmter Prozentsatz der Fälle nicht mit einer Einigung enden. Ich bin immer mißtrauisch, wenn Mediatoren behaupten, sie würden eine extrem hohe Rate an Übereinkünften erzielen. Eine zu hohe Erfolgsquote könnte auch ein Zeichen von zu starkem Druck (oder manipulierten Zahlen) sein. Eine zu niedrige Erfolgsquote ist natürlich auch problematisch.

Manchmal ist jedoch die Garantie eines bestimmten Ergebnisses wichtig, entweder weil die Situation es verlangt oder weil die Konfliktparteien es wünschen. Organisationen wollen zum Beispiel häufig eine Alternative zu einem Rechtsstreit, um Beschwerden zu regeln, für die in der Mediation keine Lösung gefunden wurde. Bindende und nicht-bindende Schlichtung, Mediations-Schlichtung und komplexere Konfliktlösungssysteme gehören zu den Verfahren, die eingesetzt werden, wenn Menschen ein garantiertes Ergebnis wünschen.

Mediation ist prozeßorientiert. Mediatoren werden normalerweise nicht wegen ihrer inhaltlichen Kenntnisse vom Verhandlungsgegenstand eingeschaltet, und wenn sie doch aus diesem Grund engagiert werden, kann sich das nachteilig auf ihre prozeßorientierte Rolle auswirken. Mediatoren müssen zwar im allgemeinen über gewisse Sachkenntnisse verfügen oder zumindest mit den Themen vertraut sein, die verhandelt werden sollen, aber dieses Wissen brauchen sie, um den Konflikt zu verstehen, den Parteien bei der Bewertung ihrer Alternativen zu helfen, wichtige unausgesprochene Fragen zu erkennen und die Folgen verschiedener Optionen zu beurteilen.

Häufig haben jedoch die Parteien selbst ein inhaltliches Informationsdefizit oder brauchen die Unterstützung von sachkundigen Experten. Mediatoren können gelegentlich kleinere Informationsmengen beisteuern, ohne ihre Rolle als unparteiische Prozeßbegleiter zu verletzen. Ein Mediator kann zum Beispiel die verschiedenen Stufen in einem Beschwerdeverfahren oder den Zeitrahmen für eine Umweltverträglichkeitsprüfung erläutern. Doch je mehr der Mediator die Bereitstellung wichtiger inhaltlicher Informationen oder die sachliche Beratung zum Kernstück seiner Arbeit macht, desto schwieriger wird es für ihn, sich auf die Förderung einer erfolgreichen Kommunikation, Verhandlung und Entscheidungsfindung zu konzentrieren.

Häufig erhalten die Kontrahenten alle wichtigen Informationen von Leuten, die höchst parteiisch sind, wie ihre Anwälte oder Fachleute, die eine bestimmte Richtung vertreten. Die Folge ist, daß verschiedene Parteien häufig auf der Grundlage unterschiedlicher, ungleicher und manchmal voreingenommener Informationen arbeiten. Bei vielen Umweltstreitigkeiten zum Beispiel stellt der Kampf der Sachverständigen ein ernsthaftes Hindernis für eine Lösung dar. In vielen Situationen sind alternative und weniger voreingenommene Informationen von wesentlicher Bedeutung für den Erfolg einer Konfliktlösungsbemühung. Das hat dazu geführt, daß man immer häufiger sogenannte Faktenfinder (Fact-Finder), neutrale Bewerter, evaluative Mediatoren, Expertenteams für Streitfälle (Dispute Panels) oder andere Möglichkeiten nutzt, um ausgewogene oder unparteiische Informationen zu beschaffen.

Mediation läuft automatisch auf der Ebene der Interessen ab. Obwohl Mediatoren manchmal tiefere Bedürfnisebenen erforschen, liegt ihr natürlicher Fokus auf den Interessen. Der Mediationsprozeß ist im allgemeinen so strukturiert, daß er die Beteiligten dazu bringt, sich über die Konzentration auf das, was sie wollen, hinauszubewegen und genauer zu überlegen, *warum* sie es wollen. Doch die Mediation ist im allgemeinen nicht darauf angelegt, die Leute zur Betrachtung ihrer Identitätsbedürfnisse zu bewegen. Um auf diese Ebene zu kommen, muß man normalerweise eine tiefere Beziehung aufbauen, mehr Zeit aufwenden und in größerer Distanz vom unmittelbaren Konflikt arbeiten, als es bei den meisten

Formen der Mediation möglich ist. Und auch wenn man Mediatoren schon eingesetzt hat, um angespannte Situationen zu entschärfen, in denen Menschenleben auf dem Spiel standen, sind die gängigeren Formen der Mediation nicht darauf angelegt, unmittelbare Überlebensfragen zu behandeln.

Eine Scheidungsmediation ist zum Beispiel selten der beste Ort für die Beschäftigung mit einer unmittelbaren Krise, bei der es um die Sicherheit und körperliche Unversehrtheit der Kinder geht. Die meisten Mediationsprozesse sind auch nicht besonders geeignet, wenn man die grundlegenden Verunsicherungen behandeln will, die Menschen bei einer Scheidung bewegen, zum Beispiel in bezug auf den Sinn ihres Lebens oder ihre Fähigkeit zur Bewahrung einer intimen Partnerschaft. Für solche Identitätsfragen gibt es andere, besser geeignete Konfliktlösungsverfahren. Für den Umgang mit Konflikten, die auf dieser Ebene angesiedelt sind, bieten sich eher Versöhnungsprozesse, psychologische Beratung, langfristige Dialoge und programmatischere Ansätze zum Aufbau von Beziehungen an. Überlebensfragen erfordern normalerweise eine Krisenintervention und irgendeine Form von konkreten Ressourcen.

Mediation ist eine kurzfristige Intervention. Mediation ist normalerweise als zeitlich begrenzte Intervention mit einem bestimmten Schwerpunkt angelegt, und dieser Schwerpunkt ist für gewöhnlich die Erreichung eines konkreten und unmittelbaren Ziels. Doch viele ernsthafte Konflikte erfordern langfristige, systemische und breitgefächerte Interventionen. Der Friedensprozeß in Nordirland oder im Nahen Osten zum Beispiel hat eine Vielzahl von Mediationen erfordert, aber auch viele andere Prozesse, wie Wirtschaftsförderung, friedensbildende Prozesse an der Basis, institutionalisierte Kommunikationsstrukturen und langjährige strategische Planungsprozesse.

Diese Einschränkungen bedeuten nicht, daß Mediatoren sich nicht an bestimmte Konflikte anpassen können, indem sie die Struktur ihrer Tätigkeit und ihre Rolle verändern. Mediatoren müssen flexibel, anpassungsfähig und kreativ sein. Viele kreative neue Strategien der Konfliktintervention sind entstanden, weil Mediatoren oder andere Konfliktmittler mit einer Situation konfrontiert wurden, die einen völlig neuen Ansatz verlangte. Viele neue Interventionen nehmen ihren Anfang auch als »Kreuzungen« aus verschiedenen Rollen, die man aufgrund der Anforderungen einer bestimmten Situation vermischen oder zusammenfügen muß.

Bei mehreren Gelegenheiten hatte ich das Gefühl, in völlig neue Rollen schlüpfen zu müssen, um sehr speziellen Forderungen von Klienten gerecht zu werden:

Ich hätte nie gedacht, daß es zu meinen Aufgaben gehören könnte, Geschwistern beim endgültigen Abbruch ihrer Beziehung zu helfen, aber genau das tat ich. Zwei erwachsene Brüder hatten mich aufgesucht, weil sie in Streit um eine Erbschaft geraten waren. Die Mutter hatte es in ihrem Testament zur Bedingung gemacht, daß die beiden sich mit einer »dritten Partei« beraten mußten, bevor sie gerichtliche Schritte einleiteten. Der ältere Bruder, der eine Reihe von geschäftlichen Fehlschlägen hinter sich hatte, hatte den weitaus größeren Anteil am Vermögen geerbt, und sein jüngerer Bruder fühlte sich ausgetrickst und betrogen. Er vertraute mir an, er habe nicht das Geld, die rechtlichen Anspruchsgrundlagen oder das Durchhaltevermögen, um vor Gericht zu ziehen. Aber er wolle die Gelegenheit erhalten, seinen Standpunkt so darzulegen, daß sein Bruder ihm zuhören müsse. Danach wolle er ihm mit meiner Hilfe »für immer Lebwohl sagen«. Wie vielleicht zu erwarten, spiegelte dieses Anliegen genau den Wunsch wider, den auch der andere Bruder äußerte. Er wollte seinem Bruder die Meinung sagen und »ihm dann alles Gute wünschen«.

Beide hatten das Gefühl, daß es nichts zu verhandeln gab. Ihre Beziehung war bereits schwer beschädigt, und jetzt wollten sie Hilfe, um mit der Sache abzuschließen – aber nicht in Form einer Therapie. Aus Sicht der Brüder implizierte eine Therapie den Wunsch, die Beziehung wieder in Ordnung zu bringen und zu einer besseren Kommunikation zurückzufinden.

Wahrscheinlich eher um meine eigenen Bedürfnisse zu befriedigen als die meiner Klienten, erforschte ich in getrennten Sitzungen mit beiden, ob irgendwelche Vereinbarungen zwischen ihnen möglich oder nützlich wären. Der jüngere Bruder hätte zwar eine gerechtere Aufteilung des Vermögens vorgezogen, aber er glaubte nicht, daß dies in der Mediation erreichbar sein würde, und seine Einschätzung war richtig. Das einzige Ergebnis, das beide wollten, war tatsächlich, daß ich ihnen half, einen endgültigen Schnitt zu vollziehen. In Einzelgesprächen brachten beide ihre bittersten Gefühle und ihren tiefen Groll auf den anderen zum Ausdruck, und ich erforschte mit ihnen, was sie sagen wollten und was sie gern vom anderen hören wollten. Wir besprachen, wie sie ihre jeweilige Sichtweise am besten vortragen sollten und wie sie mit Würde, Aufrichtigkeit und Feinfühligkeit auf die Ausführungen des anderen reagieren konnten.

Das gemeinsame Treffen war auf merkwürdige Weise zutiefst anrührend. Jeder Bruder brachte das Gefühl zum Ausdruck, daß der andere der »Liebling der Mutter« gewesen sei, und legte dar, wie viel er nach seinem Empfinden für den anderen geopfert hatte. Jeder beschrieb, wie der andere seiner Ansicht nach die Mutter manipuliert hatte. Das wichtigste war, daß beide ihr Bedürfnis formulierten, »die Beziehung zu beenden«. Sie konnten sich auch an bessere Zeiten erinnern, und obwohl sie skeptisch waren, schloß keiner die Möglichkeit aus, daß sie irgendwann wieder Kontakt aufnehmen würden. Dann bedankten sich beide bei mir und verabschiedeten sich mit Tränen in den Augen. Kurze Zeit später traf ich mich noch einmal einzeln mit den beiden Brüdern, und beide erklärten, daß das Treffen für sie zu dem gewünschten Ergebnis geführt habe.

War das eine Art umgekehrter Versöhnungsprozeß? Eine Art Anti-Mediation? Unabhängig davon, wie man es bezeichnet, hatte ich den Eindruck, daß diese Kreuzung aus Beratung, Mediation und Moderation einen wichtigen Zweck erfüllt hatte, der auf beiden Seiten eine Heilung möglich machte. Nach diesem Treffen schienen sie in der Lage, ihr Leben befreit von einer schweren Last wieder fortzuführen. Vielleicht werden sie eines Tages wieder Verbindung aufnehmen, und vielleicht wird es ihnen leichter fallen, weil sie diesen Prozeß durchlaufen haben, aber das ist reine Spekulation. Ich kann mir jedoch inzwischen mehrere Situationen vorstellen, in denen ein angeleiteter Abschied nützlich wäre – zum Beispiel wenn man Kinder zur Adoption freigibt, bei Scheidungen oder bei der Auflösung von langjährigen geschäftlichen Partnerschaften, um nur einige Beispiele zu nennen.

Viele weitere neue Ansätze haben sich aus den speziellen Bedingungen einzelner Fälle ergeben. Die sogenannte Mediations-Schlichtung entstand, als Klienten, die ihr Problem durch eine Mediation nicht lösen konnten, aber viel Zeit in den Prozeß investiert und ein gutes Verhältnis zum Mediator entwickelt hatten, den Wunsch äußerten, daß der Mediator eine Entscheidung treffen möge. Manchmal ziehen Personen (oder ihre Anwälte), die eine laufende, aber feindselige Beziehung haben (wie geschiedene Elternteile oder verfeindete, aber erfolgreiche Geschäftspartner), eine dritte Partei hinzu, die bei akut auftretenden Streitigkeiten sofortige Entscheidungen trifft, häufig per Telefon. Anwälte suchen manchmal nach ethischen Möglichkeiten, um Mandanten durch eine Mediation zu beraten, anstatt die Verantwortung für eine Mandant-Anwalt-Beziehung zu übernehmen. Das hat zum Konzept der »entbündelten Rechtshilfen« geführt (Mosten, 1997).

Es werden ständig neue Ansätze der Konfliktlösung entwickelt. Einige lassen sich als Varianten in der Art und Weise betrachten, wie eine bestimmte Hilfsleistung dargeboten wird, aber häufig entsteht dabei auch eine völlig neue Rolle. Natürlich muß man sehr sorgfältig klären, wodurch sich diese Rolle auszeichnet. Wenn eine Situation entsteht, in der Konfliktmittler und Kontrahenten eine unterschiedliche Auffassung vom Wesen des Prozesses oder der Rolle des Konfliktmittlers haben, so ist das so ziemlich die sicherste Methode, um Argwohn und Mißtrauen bei den Klienten zu wecken.

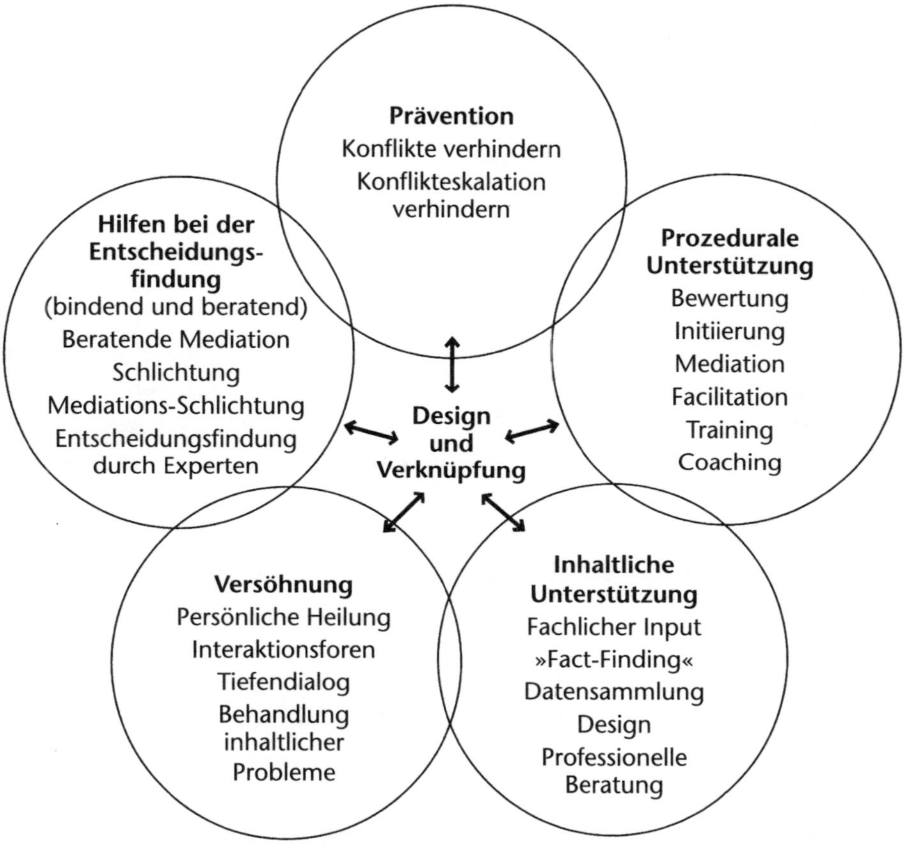

Abbildung 10.1 Elemente eines Konfliktlösungskontinuums

Die erfolgreiche Verbindung einzelner Interventionen zu einem zusammenhängenden Ganzen: Ein Kontinuum wirksamer Hilfsangebote

Neue Ansätze im Umgang mit Konflikten entwickeln sich, weil die Mediation oder andere etablierte Mittel der Konfliktlösung an Grenzen stoßen. Die Herausforderung für die professionelle Konfliktlösung besteht darin, ein Kontinuum an Hilfen anzubieten, anstatt sich primär mit ein oder zwei Interventionsformen zu identifizieren. Welche speziellen Interventionen man aus dieser Angebotspalette auswählt, wird sich dann je nach Art des Konflikts unterscheiden (CDR Associates, 1996). Konflikte über Umweltfragen, Familienkonflikte,

Organisationskonflikte oder geschäftliche Konflikte erfordern zum Beispiel alle einen leicht unterschiedlichen Ansatz. Alle wirksamen Konfliktlösungssysteme bieten jedoch im allgemeinen Präventionshilfen, prozedurale Unterstützung, inhaltliche Unterstützung, Versöhnungshilfen, Hilfen bei der Entscheidungsfindung sowie Mechanismen für das Design und die Verknüpfung der Interventionen (vgl. Abbildung 10.1).

Prävention

Es gibt zwei Seiten der Prävention. Man kann versuchen, einen Konflikt von vornherein zu verhindern, oder man kann versuchen, die Eskalation eines Konflikts zu verhindern. Und für beide Bereiche gibt es wiederum zwei Ansätze – inhaltliche und prozedurale Hilfen. Man kann die Probleme, die möglicherweise zu einem Konflikt oder zur Eskalation eines Konflikts führen, antizipieren, bevor sie auftreten, oder man kann sich auf Kommunikations- und Problemlösungsverfahren einigen, um Konflikten oder ihrer Eskalation vorzubeugen.

Konflikte verhindern

Man kann Konflikte vorhersehen und Vereinbarungen darüber treffen, wie zu verfahren ist, wenn die antizipierten Probleme später möglicherweise zu Konflikten führen. Ein Ehevertrag, eine Abfindungsregelung bei beruflichen Partnerschaften, eine Vereinbarung über die Folgen einer nicht termingerechten Vertragserfüllung oder die Entscheidung über eine Landnutzung, bevor Erschließungs- oder Bauzwänge auftreten, sind Beispiele für diesen inhaltlichen Präventionsansatz. Zum prozeduralen Ansatz, also zur Eröffnung von erfolgreichen Wegen der Kommunikation oder Entscheidungsfindung, kann gehören, daß man regelmäßige Treffen zwischen Auftragnehmern und ihren Kunden ansetzt, um die Fortschritte bei einem Projekt zu überprüfen, daß man Arbeitnehmer- oder Bürgerbeiräte gründet oder wirksame Partizipationsverfahren für die Öffentlichkeit einführt.

Die Eskalation eines Konflikts verhindern

Die Eskalation von Konflikten kann man verhindern, indem man Systeme einführt, die der Früherkennung von Konflikten und einer schnellen Reaktion dienen, und indem man Strukturen schafft, die für eine laufende Überwachung und Beilegung von entstehenden Konflikten sorgen. Bürgerbeiräte können sich zum Beispiel als wirksame Hilfe für Regierungsstellen und Industrieunternehmen erweisen, weil sie dazu beitragen, Konflikte mit den Gemeinschaften in einem frühen Stadium zu erkennen, und weil sie als Kommunikationsverbindung zwischen den beteiligten Parteien wirken, bevor konfliktträchtige Situationen eskalieren (Mayer, Ghais und McKay, 1999).

Präventive Prozesse sind häufig das Ergebnis von früheren Konfliktlösungsbemühungen. Vor allem schwierige Verhandlungen oder Interaktionen können zur Einführung von präventiven Maßnahmen für die Zukunft führen. Prävention sollte also nicht als etwas betrachtet werden, das einem Konflikt notwendigerweise vorausgeht. Sie ist vielmehr häufig ein Verbindungsglied, das auf den Lektionen und den Impulsen früherer Konflikte aufbaut und neu zu definieren versucht, wie künftige Interaktionen ablaufen sollen. Diese Institutionalisierung von Konfliktlösungsaktivitäten ist in sich wieder eine präventive Maßnahme.

Konfliktmittler übernehmen bei der Prävention mehrere unterschiedliche Rollen. Sie weisen auf die Notwendigkeit der Prävention hin, helfen den Parteien, sich auf präventive Maßnahmen zu einigen, beraten über das Design der Präventionssysteme und unterstützen oder organisieren deren Umsetzung. Außerdem bieten sie Training in Kommunikation, Teamwork, Konfliktmanagement und damit zusammenhängenden Themen an.

Zwischen Prävention und Intervention besteht häufig ein nahezu fließender Übergang. Oft beginnt der Versuch, präventive Maßnahmen einzuführen, indem man einen früheren Konflikt wieder aufgreift und sich mit dessen ungelösten Problemen auseinandersetzt. Auch beim Umgang mit eskalierten Konflikten wird nicht selten ein präventiver Ansatz gewählt. Ich bin häufig gebeten worden, Arbeitnehmer- und Arbeitgeberteams auf die nächste Verhandlungsrunde vorzubereiten. Diese scheinbar präventiven Aktivitäten fangen fast immer damit an, daß die Ereignisse der letzten Verhandlungsrunde intensiv diskutiert werden. Damit Menschen sich auf die Zukunft konzentrieren können, müssen sie zunächst zu ungelösten Gefühlen aus der Vergangenheit zurückkehren. Nachdem man einige dieser Probleme verarbeitet hat, kann man dazu übergehen, einige echte Präventionsmaßnahmen zu planen.

Prozedurale Unterstützung

Der Ausgangspunkt für den Aufbau von Konfliktlösungssystemen ist in der Regel irgendein prozeduraler Unterstützungsansatz, normalerweise eine Form der Mediation. In vielerlei Hinsicht ist der Prozeß das eigentliche Fachgebiet von Konfliktmittlern. Die wachsende Erkenntnis, daß qualifizierte dritte Parteien entscheidende Hilfestellung leisten können, wenn sich Menschen im Konflikt befinden, und das wachsende Verständnis für den Unterschied zwischen prozeduraler Unterstützung und Entscheidungsfindung haben großen Anteil an der zunehmenden Akzeptanz und Verbreitung der professionellen Konfliktlösung.

Die Mediation mag die bekannteste Form der Verfahrensunterstützung sein, aber sie ist nicht die einzige. Es werden ständig neue prozedurale Rollen und Aufgaben entwickelt und ausgeformt. Bei einigen davon handelt es sich um Elemente der Mediation (zum Beispiel Einschätzung der Situation), die sich zu eigenständigen Aufgaben entwickeln. Andere (zum Beispiel Training) gehören im allgemeinen nicht zum Mediationsprozeß. Zu den prozeßunterstützenden Aufgaben gehören neben der Mediation die folgenden:

Einschätzung

Wenn Organisationen oder öffentliche Stellen in komplexe Streitigkeiten verwickelt sind, ziehen sie gern gleich zu Anfang einen Konfliktmittler hinzu, damit er die Situation einschätzt und ihnen sagt, ob und wenn ja, welche Art von prozeduraler Hilfen oder anderen Lösungsansätzen er für empfehlenswert hält. Obwohl dieser Bewerter manchmal später als Mediator oder Moderator arbeitet, ist die Kombination dieser Rollen mit einem potentiellen Interessenkonflikt verbunden. Deshalb wird die Person, die die Einschätzung vornimmt, mitunter ausschließlich für diese Aufgabe eingestellt.

Initiierung

Der Initiator sorgt dafür, daß alle Beteiligten zusammenkommen, trägt dazu bei, einen Prozeß in Gang zu setzen, übernimmt aber nicht notwendigerweise Verantwortung für dessen Durchführung. Er ermittelt potentielle Teilnehmer, bespricht ihre Bedenken bezüglich einer Teilnahme, ermittelt eine allgemeine Liste der zu behandelnden Themen, entwickelt eine vorläufige Formulierung des Zwecks und Ablaufs des Prozesses und sorgt für ein angemessenes Diskussionsforum, auf dem die Parteien zu einem ersten Treffen zusammenkommen können. Anschließend führen die Teilnehmer den Prozeß dann selbst durch oder bringen unter Umständen eine andere dritte Person als Moderator oder Mediator ein. Manchmal übernimmt der Initiator eine laufende Rolle während des Prozesses, aber manchmal ist seine Aufgabe auch erfüllt, sobald der Dialog oder die Verhandlung beginnt. Häufig wird eine Person oder ein Team sowohl mit der Situationsbewertung als auch mit der Initiierung des Verhandlungsprozesses betraut.

Facilitation

Der Begriff Facilitator (Moderator, Kommunikationslotse) wird sehr unterschiedlich verwendet, doch normalerweise bezieht er sich auf eine Person, die irgendeine Art von Interaktion begleitet und bestrebt ist, den Interaktionsprozeß anzuleiten oder zu verbessern. Diese Kommunikationslotsen steuern in der Regel keine inhaltlichen Beiträge zum Prozeß bei, versuchen aber, der Gruppe dabei zu helfen, ihre Ziele oder Absichten zu erreichen. Mediation ist im Grunde eine Form von Facilitation, die darauf ausgerichtet ist, den Menschen bei der Lösung eines erkannten Konflikts zu helfen. Im allgemeinen wirkt ein Mediator als Facilitator eines Verhandlungsprozesses. Ein Facilitator wird oft eingesetzt, damit die Beteiligten zu einer Konsens-Entscheidung gelangen, zu einer Vereinbarung, die alle Teilnehmer akzeptieren können. Von daher besteht die Rolle des Facilitators im wesentlichen darin, einen Gruppenprozeß anzuleiten und, soweit es auch um eine Entscheidungsfindung geht, eine konsensbildende Intervention zu koordinieren. (Für eine ausführliche Erörterung des Konsens-Prozesses vgl. Susskind, McKearnan und Thamas-Larner, 1999.)

Das Konzept der Facilitation ist allerdings weitgefaßt und ein bißchen unklar, so daß viele unterschiedliche Aktivitäten unter dem Begriff subsumiert werden. Ein Mediator wird mitunter als Facilitator bezeichnet, ebenso wie Trainer, psychologische Berater, Teamleiter und Gruppentherapeuten. Ich bin gelegentlich als Facilitator eingestellt worden, weil die Klienten keinen Mediator wollten, und gelegentlich als Mediator, weil die Klienten keinen Facilitator wollten, und mußte in beiden Fällen im Grunde die gleiche Tätigkeit durchführen – das heißt, einer Gruppe dabei helfen, über einen Konflikt zu kommunizieren und eine Einigung darüber zu erzielen, wie sie verfahren wollte.

Für manche Leute klingt Facilitation weniger steuernd oder aufdringlich als Mediation, aber auch weniger wirksam. Ich betrachte Facilitation als breite Gruppe von Aktivitäten zur Anleitung eines Gruppenprozesses, und mir ist es gleich, ob die Leute es Mediation oder Facilitation nennen wollen. Facilitation kann bei vielen verschiedenen Interaktionselementen hilfreich sein, nicht nur bei der Entscheidungsfindung. Jedesmal wenn eine Person die Aufgabe hat, sich auf den Interaktionsprozeß im Gegensatz zu inhaltlichen Fragen zu konzentrieren, übernimmt sie die Rolle eines Facilitators. (Zu zwei unterschiedlichen Auffassungen von Facilitation vgl. Doyle und Strauss, 1976; Schwarz, 1994.)

Training

Training ist Training – es ist an sich keine Intervention zur Lösung eines bestimmten Konflikts, aber es kann entscheidend dazu beitragen, daß die Beteiligten in der Lage sind, einen erfolgreichen Prozeß durchzuführen. Die Grenze zwischen Training und Intervention verwischt sich allerdings, wenn Personen oder Gruppen, die potentiell in Opposition zueinander stehen, an einem gemeinsamen Konfliktlösungstraining teilnehmen. Ich habe die Erfahrung gemacht, daß Leute, die an solchen Trainingsmaßnahmen teilnehmen, ganz besonders wirkungsvolle Schritte zur Auflösung eines unproduktiven Interaktionsmusters vollziehen. Der Zweck solcher Trainingsmaßnahmen besteht darin, Konfliktlösungsfähigkeiten zu vermitteln, doch so wichtig dieses Ziel ist, kann es manchmal zweitrangig werden, wenn die Teilnehmer in dieser Trainingsarena ein gutes persönliches Verhältnis und Verständnis für ihre gegenseitigen Sichtweisen entwickeln.

Es ist nicht ungewöhnlich, daß eine Organisation um ein Konfliktlösungstraining bittet, obwohl sie eigentlich Bedarf an einer anderen Intervention hat. Das kann sehr frustrierend für die Teilnehmer sein, wenn die eigentlichen Probleme dann immer unausgesprochen im Raum stehen, kann sich aber auch als Chance erweisen, wenn sie anfangen, diese grundlegenden Konflikte in Angriff zu nehmen. Training ist oft von wesentlicher Bedeutung, damit andere Konfliktlösungsprozesse wie Beschwerdeverfahren oder Politikdialoge erfolgreich verlaufen können.

Coaching

Das Coaching oder die Beratung von Personen, die an Konfliktlösungsprozessen teilnehmen wollen, ist ein wichtiges Hilfsangebot, das oft vernachlässigt wird. Ich habe mit vielen Organisationen zusammengearbeitet, deren Beschwerdeverfahren ein direktes Treffen zwischen dem Beschwerdeführer und einem Manager als ersten oder zweiten Verfahrensschritt vorschreiben. Doch Unterstützung für einen produktiven Verlauf dieser direkten Gespräche, sei es durch Beratung, Coaching oder andere Hilfsangebote, wird leider nur selten bereitgestellt. Und wenn Unterstützung geboten wird, ist sie häufig antagonistisch oder auf den Verhandlungsinhalt und weniger auf den Verhandlungsprozeß ausgerichtet. Ein Coach kann den Parteien helfen, sowohl über ihre eigenen wichtigsten Anliegen und Ziele als auch über die der Gegenseite zu reflektieren. Er kann den Kontrahenten helfen, über ihre Alternativen nachzudenken, die Formulierung ihrer Anliegen und Vorschläge zu planen und zu überlegen, wie sie der anderen Seite zuhören und deren Position würdigen können, auch wenn sie nicht damit übereinstimmen. Ein Coach kann die Leute außerdem darauf vorbereiten, wie sie mit aggressivem Verhalten umgehen und wie sie sowohl Stärke als auch Versöhnlichkeit an den Tag legen können.

Inhaltliche Unterstützung

Häufig stehen Kontrahenten vor dem Problem, daß entweder keine Quelle für relevante inhaltliche Informationen existiert oder daß alle Quellen mit einer bestimmten Konfliktpartei verbunden sind. Häufig gibt es keine glaubwürdigen und neutralen Quellen für rechtliche, technische, finanzielle, wissenschaftliche oder andere Arten von Informationen. Ich habe mir oft gewünscht, daß es eine Möglichkeit gäbe, wie man Scheidungskandidaten dieselben juristische Meinungen vortragen könnte – und zwar beiden gleichzeitig und sehr früh in ihrem Entscheidungsfindungsprozeß. Einige Anwälte sind bereit, sich mit beiden Ehepartnern zusammenzusetzen und rechtliche Fragen zu besprechen, vor allem wenn kein Mandantenverhältnis besteht. Manche Mediatoren versuchen, diese Informationen bereitzustellen. Aber im großen und ganzen besteht nur während einer Schlichtungskonferenz mit einem Richter oder Schlichtungsbeamten die echte Möglichkeit, daß die Partner gleichzeitig eine unparteiische rechtliche Analyse hören.

Expertenbeiträge und Fact Finding

Die technischen Informationen und die fachliche Beratung in Umweltverhandlungen kommt normalerweise von einem Vertreter der Industrie, der Umweltgruppen oder von staatlichen Stellen.

Sachverständige neigen dazu, sich selbst für objektiv und unvoreingenommen zu halten, aber für gewöhnlich muß die Person, für die sie arbeiten oder von der sie bezahlt werden, mit dem allgemeinen Tenor ihrer Befunde zufrieden sein, wenn sie weiterhin für diese Person arbeiten wollen. Deshalb stehen sie auf lange Sicht unter dem Druck, Ergebnisse hervorzuheben, die zugunsten ihres Arbeitgebers sprechen. Es ist zum Beispiel kein Zufall, daß Studien über die Folgen des Rauchens, die von der Tabakindustrie vorgelegt werden, zu anderen Ergebnissen kommen als Studien, die von Gesundheitsschützern in Auftrag gegeben werden. Auch bei tatsächlich unvoreingenommenen und unabhängigen Informationen spielt die Wahrnehmung der Parteien eine große Rolle, da sie die Verläßlichkeit der Daten häufig sehr unterschiedlich einschätzen. Daher ist es bei vielen Konflikten sehr wichtig, daß man Methoden findet, um inhaltliche

Informationen oder die fachliche Beratung auf glaubwürdige und nachprüfbare Weise zu präsentieren.

Konfliktmittler haben auf verschiedenste Weise versucht, diesem Bedürfnis gerecht zu werden. Sie haben die Rolle von Faktenfindern übernommen, mit dem Ziel, eine objektive und unvoreingenommene Analyse eines Konflikts und seiner potentiellen Lösungen vorzulegen. Manchmal werden Fachberater hinzugezogen, die für die gesamte Dialoggruppe arbeiten oder die vom Verhandlungsinitiator oder Facilitator beauftragt werden anstatt von einer einzelnen Konfliktpartei. In Antizipation möglicher Konflikte – insbesondere bei großen Bauprojekten – stellen potentielle Kontrahenten manchmal einen technischen Beirat zusammen oder einigen sich auf einen Berater, der fachliche Empfehlungen gibt oder bei strittigen Sachfragen ein Machtwort spricht. Durch sogenannte Mini-Trials werden den Verhandlungspartnern bei weitreichenden Vertragsstreitigkeiten sowohl technische wie rechtliche Informationen bereitgestellt. Dabei handelt es sich um eine Art miniaturisiertes Als-ob-Gerichtsverfahren (allerdings ohne bindende Beschlüsse und ohne Einbindung eines formalen Richters), bei dem Anwälte den Hauptentscheidungsträgern alle relevanten inhaltlichen und materiell-rechtlichen Argumente vortragen, bevor echte Schlichtungsverhandlungen geführt werden.

Datensammlung

Konfliktmittler müssen häufig gemeinsam mit den verschiedenen Parteien erarbeiten, wie man am sinnvollsten vorgehen kann, damit alle Zugang zu wichtigen Informationen erhalten. Bei öffentlichen Aushandlungsprozessen zur Entwicklung oder Ausgestaltung von Gesetzen oder Verfahrensvorschriften oder bei anderen Arten von Politikdialogen spielen Fakten und Daten eine große Rolle. Für die Teilnehmer ist es oft von zentraler Bedeutung, daß sie an der Formulierung der Hauptfragen mitwirken, die beantwortet werden müssen, und daß sie die Methoden überprüfen können, mit denen Informationen von glaubwürdigen neutralen Quellen beschafft werden. Manchmal werden die Daten, die von einer einzelnen Streitpartei ermittelt werden, als glaubwürdig akzeptiert, wenn alle Beteiligten Gelegenheit hatten, die Methodik zu überprüfen, und wenn die Parteien das Gefühl haben, daß die Experten offen und ehrlich über ihre Ergebnisse sprechen. Bei anderer Gelegenheit wird der Beitrag von glaubwürdigen und unabhängigen Experten verworfen, weil es ihnen nicht gelingt, erfolgreich mit der Gruppe zusammenzuarbeiten, der sie ihre Ergebnisse vorlegen.

Häufig stehen Konfliktmittler vor dem Problem, daß ein ungleicher Zugang zu technischen Informationen besteht. Wenn eine Konfliktpartei, zum Beispiel ein Industrieunternehmen, Zugang zu Experten und umfangreichen technischen Daten hat, und eine andere Partei, wie etwa eine lokale Bürgerinitiative, diesen Zugang nicht hat, dann reicht es mitunter nicht aus, einen neutralen Experten hinzuziehen. Dann muß man unter Umständen dafür sorgen, daß die Bürgerinitiative Kontakt zu technischen oder anderen Sachverständigen erhält, die ihnen als vertrauliche Berater zur Seite stehen.

Professionelle Beratung

Die Experten, die ihre Fachkompetenz in einen Konfliktlösungsprozeß einbringen, werden häufig von den Konfliktmittlern bei der Erfüllung dieser für sie oft ungewohnten Aufgabe unterstützt. Die Konfliktmittler können ihnen Training und Beratung bieten, Präsentationsübungen durchführen und laufendes Feedback geben. Ein wachsender Pool von unabhängigen Einzelpersonen und Organisationen sammelt allmählich Erfahrung darin, wie man unparteiische, inhaltliche Beiträge zu Konfliktlösungsprozessen leistet. Ich habe wiederholt die Feststellung gemacht, daß die Rolle dieser Experten entscheidend für den Erfolg einer konsensbildenden Anstrengung sein kann, wie zum Beispiel bei diesem Politikdialog über verschiedene Verfahren der Müllbeseitigung:

Den Begriff »Gucci-Müll« hörte ich das erste Mal, als ich mit zwei benachbarten Kommunen zusammenarbeitete, die öffentliche Fördermittel erhalten hatten, um alternative Methoden der Müllbeseitigung zu untersuchen. Zu den Bedingungen, die mit der Gewährung der Fördermittel verbunden waren, gehörte, daß die Gemeindeverwaltungen einen Beirat bildeten, der sich aus Vertretern der Müllbeseitigungsindustrie, der Recycling-Organisationen, der beteiligten Gemeinden und der betroffenen Interessen- und Umweltschutzgruppen zusammensetzte. Ein Kollege und ich wurden gebeten, die Treffen dieser Gruppe zu moderieren. Außerdem beauftragte man mehrere Sachverständigenfirmen, die inhaltliche Informationen beisteuern sollten.

Obwohl die Teilnehmer viele unterschiedliche Meinungen vertraten, entwickelte sich in der Gruppe ein guter interner Kommunikations- und Entscheidungsfindungsprozeß. Aber die Gruppe stand vor sehr komplexen Problemen, zu denen abweichende Informationen vorlagen. Die erste Frage, die von den Kommunen festgelegt wurde, lautete: »Sollte man in dieser Region eine Anlage für Müllverbrennung und Energieerzeugung bauen?« Das warf alle möglichen Fragen über Folgen für Umwelt, Wirtschaft und Gesundheit auf. Die Gruppe formulierte die Frage um: »Mit welcher Strategie sollten wir an die Müllbewältigung in dieser Region herangehen, um negative Auswirkungen auf Umwelt, Wirtschaft und Gesundheit so gering wie möglich zu halten, und besteht im Rahmen dieser Strategie die Möglichkeit, daß eine energieerzeugende Müllverbrennungsanlage gebaut wird?«

Die Experten spielten eine wichtige Rolle in dieser Diskussion, aber die Gruppenmitglieder reagierten sehr unterschiedlich auf die Wirtschaftsexperten und den technischen Berater. Zum einen gelang es den Wirtschaftsexperten nicht, ein gutes persönliches Verhältnis zur Gruppe herzustellen. Trotz vieler Vorschläge von der Gruppe, den anderen Fachberatern und von meinem Kollegen und mir waren sie nicht in der Lage, eine Präsentation so aufzubauen, daß sie den Teilnehmern interessant und relevant erschien. Die Folge war, daß die Gruppenmitglieder große Zweifel an der Verläßlichkeit der wirtschaftlichen Daten hatten und daher auch davor zurückschreckten, sie zur Grundlage von weitreichenden Empfehlungen zu machen.

Im Gegensatz dazu war der technische Experte sehr beliebt, sympathisch und offen für die Gruppendynamik. Die Teilnehmer vertrauten den Informationen, die er vortrug, und hatten das Gefühl, daß er nicht versuchte, eine bestimmte Meinung zu forcieren. Eines Tages erschien er mit einem Sack voller typischer Abfälle und schüttete den Inhalt auf einem Tisch vor der Gruppe aus. Dann erzählte er eine Geschichte darüber, was unter verschiedenen Szenarien mit den einzelnen Abfallgegenständen geschehen würde. Es war aufschlußreich, lustig, unterhaltsam und sachdienlich (wenn auch etwas geruchsintensiv). Die Gruppe fand die Informationen, die er lieferte, sehr überzeugend und ließ sich bei ihren Überlegungen sehr stark davon leiten.

Die Empfehlungen der Gruppe spiegelten die unterschiedlichen Reaktionen auf die Experten wider. Aus ihrer Sicht bestanden die vorrangigen Aufgaben bei der Müllbeseitigung darin, eine regionale Müllbeseitigungsstrategie zu entwickeln, die Wiederverwendungs- und Recyclingprogramme zu maximieren und bestehende Anlagen effizienter zu machen. Die Gruppe sprach sich gegen den Erwerb einer großen energieerzeugenden Müllverbrennungsanlage aus, weil sie deren Notwendigkeit bezweifelte, von den Nachweisen ihrer Wirtschaftlichkeit nicht überzeugt war und sich Sorgen machte, daß sie Ressourcen von den Wiederverwertungs- und Recyclingbemühungen abziehen würde. Für geeignet hielt die Gruppe dagegen eine kleinere, stärker spezialisierte Anlage, zum Beispiel in Verbindung mit einem neuen Flughafen, die auf die Verarbeitung eines anspruchsvolleren Müllsortiments ausgerichtet war (deshalb sprach der technische Berater von »Gucci-Müll«). Die Empfehlungen der Gruppe wurden größtenteils übernommen. Der Charakter dieser Empfehlungen entsprach haargenau der Qualität der Beiträge der verschiedenen Experten und der Beziehungen, die die Gruppenmitglieder zu diesen Experten entwickelt hatten.

Versöhnung

Die tieferen und weitreichenderen Elemente einer Konfliktlösung, die manchmal als Konflikttransformation (Lederach, 1995), Friedensstiftung (Curle, 1971) oder Versöhnung bezeichnet werden, gehen über eine bloße Einigung hinaus. In Kapitel 5 habe ich die drei Dimensionen der Konfliktlösung besprochen – die emotionale, kognitive und verhaltensbezogene. Häufig sind Konfliktlösungsprozesse auf die Verhaltensdimension ausgerichtet und lassen die emotionalen oder kognitiven Dimensionen unberücksichtigt. Doch nur wenn es auch in diesen Dimensionen zu Fortschritten kommt, besteht die Wahrscheinlichkeit, daß grundlegende Veränderungen in der Beziehung zwischen den Kontrahenten auftreten. Obwohl die meisten Konfliktlösungsbemühungen zu einem umfassenden Lösungsansatz beitragen können, sind einzelne Bemühungen in ihrer Reichweite oft begrenzt.

Um tiefverwurzelte Konflikte aufzugreifen und eine echte Versöhnung zu bewirken, sind für gewöhnlich viele Bemühungen über einen langen Zeitraum erforderlich, die auf unterschiedlichsten Ebenen ansetzen. Das gilt sowohl für gewalttätige ethnische Konflikte, wie in Ruanda oder Zypern, als auch für erbitterte interpersonelle Konflikte, wie zwischen völlig zerstrittenen Eheleuten bei einer Scheidung. Doch die Möglichkeit, solche Konflikte auf nachhaltige Weise zu lösen, besteht durchaus, und so wie es unzählige Beispiele für jahrelang bestehende, scheinbar ausweglose Konflikte gibt, gibt es auch unzählige Beispiele für vormals erbitterte Feinde, die Frieden geschlossen haben. Wir erleben gerade einige erstaunliche Veränderungen in der Welt – zum Beispiel in Nordirland, im Nahen Osten und in Südafrika. Optimismus, gemischt mit Realismus, und Hoffnung, gemischt mit Vorsicht, sind ungemein wichtige Eigenschaften für alle professionellen Konfliktmittler.

Konfliktmittler spielen bei vielen Versöhnungsbemühungen eine zentrale Rolle, nicht zuletzt durch die mittlerweile etablierten Rollen des Mediators oder Facilitators. Die Bemühungen um einen Täter-Opfer-Ausgleich haben sich in bestimmten Fällen als wirksames Mittel erwiesen, um einen gewissen Grad an Versöhnung und ein tieferes Verständnis bei Tätern und Opfern herbeizuführen (Umbreit, 1994). Die Erfahrungen, die ich selbst in den achtziger Jahren mit der Mediation im Kinder- und Jugendschutz gemacht habe, haben mich davon überzeugt, daß die Mediation ein wichtiger Schritt sein kann, um Eltern und Sozialarbeitern die Möglichkeit zu eröffnen, eher als Verbündete denn als Gegner vorzugehen.

Doch eine Versöhnung erfordert häufig besondere Ansätze, die sich von den eher kurzfristig angelegten Bemühungen um eine schnelle Konfliktlösung unterscheiden. Vier grundsätzliche Ansätze sind in der Regel notwendig. Zum ersten Ansatz gehört, daß man den Beteiligten hilft, ihren eigenen individuellen Heilungsprozeß zu durchlaufen. Gruppen, die Gewaltopfern helfen, sich ihren Erfahrungen zu stellen und darüber zu sprechen, oder die dazu beitragen, daß Täter sich mit ihren eigenen Dämonen auseinandersetzen, können eine entscheidende Rolle bei Versöhnungsbemühungen spielen. Ein zweiter Ansatz besteht in der Entwicklung sicherer Kommunikations- und Interaktionsforen, die den Beteiligten die Möglichkeit bieten, sich persönlich näherzukommen. Friedenscamps, in denen Jugendliche aus verfeindeten Regionen zusammenkommen, oder Programme, die unterschiedliche ethnische Gruppen dazu anregen, an gemeinsamen Problemen zu arbeiten, sind Beispiele für diesen Ansatz. Häufig läßt sich dies am besten auf indirektem Weg erreichen, durch Projekte, bei denen die Beteiligten nicht einfach nur zusammengebracht werden, sondern die auch einige andere Interessen ansprechen:

Zu den eindrucksvollsten Versöhnungsanstrengungen, die ich erlebt habe, gehörte ein Gemeinschaftszentrum in Banja Luka, im Herzen der serbischen Region von Bosnien, wo es während des Bürgerkriegs zu einigen schrecklichen ethnischen Gewaltexzessen gekommen ist. In diesem Zentrum liefen zahlreiche Versöhnungsprogramme – ein Vielzahl von Kursen, Freizeitaktivitäten und Gesprächsgruppen. Doch das Interessanteste war ein Radiosender. Sein Einzugsgebiet umfaßte nur fünf Quadratkilometer, aber die Jugendlichen aller ethnischen Gruppen arbeiteten begeistert zusammen, um ihn zu betreiben. Die meisten hatten während der Kämpfe schrecklich gelitten, aber bei dem Radiosender arbeiteten sie Seite an Seite, hatten viel Spaß miteinander, lernten sich kennen und tauschten sich manchmal über ihre persönlichen Erfahrungen mit dem Krieg aus.

Ein dritter Ansatz bringt Menschen zu einem direkten, eingehenden Dialog über den Konflikt und die damit verbundenen Gefühle und Verletzungen zusammen. Manchmal ermutigt dieser Prozeß die Beteiligten, sowohl Verantwortung für ihre eigenen Taten zu übernehmen als auch anderen für deren Taten zu vergeben. Ein faszinierendes Beispiel für diese Art von Bemühung sind die Wahrheitskommissionen in Südafrika, und es gibt viele weitere Beispiele für den Versuch, Menschen zusammenzubringen – nicht damit sie verhandeln, sondern damit sie sich ihre Geschichten erzählen und ihre gegenseitigen Erfahrungen verstehen. Die vierte Strategie besteht darin, gravierende inhaltliche Probleme, die einer Versöhnung im Wege stehen (unzulänglicher Wohnraum,

Arbeitslosigkeit, Ängste um die persönliche Sicherheit und ähnliches mehr) direkt in Angriff zu nehmen. Wenn die akuten Streßursachen, die verhindern, daß Menschen sich sicher und geschützt fühlen, nicht bekämpft werden, sind Versöhnungsbemühungen zum Scheitern verurteilt. Mit anderen Worten, zum Versöhnungsprozeß gehört, daß man sich zuerst mit den Überlebens- und Sicherheitsbedürfnissen der Menschen auseinandersetzt.

Die Kunst der Versöhnung erfordert, daß man ständig einschätzt, ob ein praktischer und konkreter Problemlösungsversuch einen tiefergehenden Versöhnungsprozeß fördert oder behindert. Ob die Versöhnung als einzelnes, offizielles Programm unter diesem Namen läuft oder in andere Aktivitäten eingebunden ist – die Fähigkeit, Menschen den Weg zur Versöhnung und Heilung zu eröffnen, ist ein integraler Bestandteil der Konfliktlösung. (Zur Versöhnung zwischen Gruppen am Arbeitsplatz vgl. Blake und Mouton, 1984.)

Hilfe bei der Entscheidungsfindung

Manchmal sind konsensorientierte Entscheidungsprozesse entweder unangemessen oder unwirksam. Menschen sind gelegentlich nicht bereit oder fähig, eine Einigung zu erzielen. Manchmal ist eine Entscheidung notwendig, aber der Konflikt ist noch nicht so weit ausgereift, daß die Kontrahenten ein Interesse an einer Einigung entwickelt haben. Einige Entscheidungen sind so unwichtig, daß sie nicht den Zeit- und Kräfteaufwand lohnen, den es kosten würde, einen Konsens zu erreichen. Bei anderer Gelegenheit muß eine Entscheidung vielleicht so schnell getroffen werden, daß keine Zeit bleibt, um einen konsensorientierten Ansatz umzusetzen. Aus diesen und weiteren Gründen brauchen Menschen Alternativen zu einem freiwilligen – oder konsensorientierten – Ansatz.

Die häufigsten Alternativen im öffentlichen Bereich sind Gerichtsentscheidungen, Entscheidungen der Exekutive oder Legislative, oder – innerhalb einer Organisation – Entscheidungen durch die Führungshierarchie. Die Anrufung eines Gerichts ist normalerweise angemessen (wenn auch nicht immer erfolgreich), wenn die Entscheidungen grundsätzliche rechtliche Fragen, Bürgerrechtsrechtsfragen oder den Schutz der Allgemeinheit betreffen. Doch häufig sind diese Entscheidungsforen nicht effektiv, effizient oder zugänglich. Außerdem kann schon ihre Struktur zur Eskalation eines Konflikts führen. Deshalb müssen Konfliktlösungsstrukturen den Parteien Zugang zu erfolgversprechenden und effizienten Mitteln der Entscheidungsfindung eröffnen, wenn konsensorientierte Alternativen nicht angemessen oder praktikabel sind.

Dazu brauchen wir zwei grundlegende Arten von Entscheidungshilfen – bindende und beratende. Eine beratende, nicht-bindende Entscheidungshilfe hat gewisse Ähnlichkeiten mit der Bereitstellung inhaltlicher Informationen, aber es ist eine wichtige Option, weil sie den Menschen einen vergleichsweise preisgünstigen und schnellen Vorgeschmack auf das geben kann, was sie in einem kostspieligen, langwierigen und möglicherweise folgenschweren bindenden Verfahren erwartet. Beratende oder evaluative Mediation, nicht-bindende Schlichtung, frühzeitige neutrale Bewertung, beratende Dispute Panels und bestimmte Formen des Fact Finding sind allesamt Beispiele für diesen Ansatz.

Beratende Mediation

Die beratende Mediation kommt zum Beispiel häufig bei Arbeitskonflikten und damit verbundenen Beschwerdeverfahren zum Einsatz. Bei dieser Form der Mediation versucht der Mediator zunächst, die Parteien zu einer Einigung anzuregen, aber wenn dieser Versuch fehlschlägt, spricht er eine nicht-bindende Empfehlung aus und legt dar, wie er entscheiden würde, falls er den Fall schlichten sollte. In einer Studie, die sich mit dieser Thematik befaßte, wurde die Mehrzahl der untersuchten Streitfälle in der Mediationsphase beigelegt, und von den nicht beigelegten Fällen wurde wiederum die Mehrzahl beigelegt, nachdem der Mediator seine nicht bindende Meinung bekannt gegeben hatte, aber bevor der Fall vor eine Schlichtungsstelle kam (Ury, Brett und Goldberg, 1988).

Mediatoren in eher traditionellen Verfahren neigen häufig dazu, eine bewertende Rolle zu übernehmen, indem sie den Beteiligten erklären, was ihrer Meinung nach vor Gericht geschehen wird oder was sie selbst für das angemessenste Ergebnis halten. Außer bei inhaltlich und emotional völlig unproblematischen Konflikten (und vielleicht sogar bei diesen Fällen) kann eine solche Bewertung leicht dazu führen, daß die Parteien dem Mediator mißtrauen und sich von ihm distanzieren. Daher ist ein gesonderter beratender Entscheidungsprozeß häufig hilfreich. Gelegentlich bieten auch die Gerichte selbst diese Hilfsmaßnahme an, etwa durch die Dienste eines Schlichtungsrichters oder durch eine vorgerichtliche Besprechung.

Schlichtung

Bindende Alternativen zur gerichtlichen Entscheidungsfindung werden ebenfalls immer häufiger. Die Schlichtung wird in immer vielfältigeren Verträgen und Einrichtungen institutionalisiert und mittlerweile vielleicht sogar schon häufiger in Anspruch genommen als die Mediation. Schlichter gehen auf sehr unterschiedliche Weise an ihre Arbeit heran. Sie können zum Beispiel einen Ansatz wählen, der an Rechten oder an Interessen orientiert ist. Wählt der Schlichter einen Ansatz, der sich an den Rechten der Beteiligten orientiert, versucht er zu entscheiden, wie man einen Streit behandeln würde, wenn es ein Rechtsstreit wäre oder wie man bestimmte Rechtsprinzipien oder Vertragspflichten darauf anwenden würde, und berücksichtigt nur in zweiter Linie oder am Rande die Interessen der Parteien. Ein interessenorientierter Schlichter versucht, die Hauptanliegen der Parteien zu klären und zu entscheiden, wie man sie innerhalb rechtlicher Rahmenbedingungen behandeln könnte. Mit anderen Worten, Schlichter können einen Weg gehen, der sich an den Buchstaben des Gesetzes orientiert, oder ein salomonisches Urteil fällen. Natürlich ist es wichtig, daß der Schlichter den Klienten gegenüber klarmacht, auf welcher Basis er seine Entscheidungen treffen wird.

Mediations-Schlichtung
Viele andere Varianten der Entscheidungsfindung können in verschiedenen Situationen zum Tragen kommen. Mediations-Schlichtung (bei der dieselbe Person als Mediator und als Schlichter fungiert) oder Mediation und anschließende Schlichtung (bei der die Kontrahenten automatisch von einem Mediator an einen Schlichter überwiesen werden, wenn die Mediation unbefriedigend verläuft) sind zwei immer beliebter werdende Alternativen.

Entscheidungsfindung durch Experten
Manchmal beauftragen Personen, die in sehr konfliktreichen Beziehungen stekken, für einen bestimmten Zeitraum inhaltliche Experten, die schnelle und bindende Entscheidungen über strittige Fragen in ihrem Fachgebiet treffen. Geschiedene Eltern könnten zum Beispiel die Dienste eines Entwicklungspsychologen in Anspruch nehmen; Bauverträge können vorsehen, daß Entscheidungen von einem dafür ausgewählten Bauingenieur getroffen werden; und Geschäftspartner könnten die Dienste eines sachkundigen Finanzmanagers in Anspruch nehmen.

Diese verschiedenen Methoden einer bindenden Entscheidungsfindung scheinen sich durch einige gemeinsame Merkmale auszuzeichnen:

- Sie orientieren sich in der Regel weniger streng an den Buchstaben des Gesetzes und haben weniger Ähnlichkeiten mit einem Gerichtsverfahren als eine Schlichtung.
- Sie sind häufig mit anderen Konfliktlösungsmechanismen verbunden.
- Sie versuchen, die Tür für eine freiwillige Konfliktlösung offenzuhalten.

- Sie sind oft auf sehr spezifische Aspekte eines größeren Konflikts konzentriert.
- Die damit verbundenen Rollen und Aufgaben sind weniger klar festgelegt als bei einem Schlichter.

Design und Verknüpfung

Immer differenziertere Ansätze tragen dazu bei, daß sich das Kontinuum der Konfliktlösungsverfahren ständig erweitert. Das hat unter anderem zu großen Fortschritten im Design von Konfliktlösungssystemen geführt. Dieser auch als *Dispute System Design* bezeichnete Ansatz der Konfliktlösung ist sowohl präventiv als auch systemisch. Entwickler von Konfliktlösungssystemen arbeiten mit Organisationen und Gruppen, um bestimmte Konfliktmuster zu antizipieren, die wahrscheinlich auftreten werden, wie Mitarbeiter- oder Kundenbeschwerden, Nachbarschaftskonflikte oder Bürgerproteste gegen staatlichen Aktionen. Zusammen mit Vertretern der verschiedenen beteiligten Gruppen erarbeitet der Systementwickler dann eine Abfolge oder ein System von miteinander verbundenen Maßnahmen der Konfliktprävention und Konfliktlösung für den Umgang mit den am häufigsten antizipierten Streitigkeiten. Zu so einem System gehören häufig Training, Kommunikationsmethoden, verschiedene Formen der Prozeßunterstützung und Entscheidungshilfen. Es gibt eine Reihe von Prinzipien, die Systementwickler normalerweise in solche Prozesse einbeziehen. (Einige dieser Prinzipien sind an anderer Stelle beschrieben worden; vgl. Ury, Brett und Goldberg, 1988; CDR Associates, 1996. Zu weiteren Informationen über das Design von Konfliktlösungssystemen vgl. Slakieu und Hasson, 1998.)

- Kontrahenten sollten nachdrücklich zu einer eigenständigen Entscheidungsfindung ermutigt werden, außer bei Fragen, die mit allgemeinen Organisationsverfahren zusammenhängen oder von öffentlichem Interesse sind.
- Man sollte Kontrahenten dazu ermutigen, sich bei der Beilegung des Konflikts so weit wie möglich an ihren Bedürfnissen zu orientieren.
- Man sollte den Kontrahenten nicht nur bei der Beilegung ihrer Differenzen helfen, sondern auch bei der Wiederherstellung ihrer Beziehungen und einer erfolgreichen Kommunikation.
- Man sollte den Konfliktparteien möglichst viele Chancen geben, zu bedürfnisorientierten Entscheidungsmechanismen zurückzukehren.
- Man sollte eine Intervention durch dritte Entscheidungsträger planen, um Streß, Kosten und negative Folgen so gering wie möglich zu halten.

- Die Entscheidungs- und Konfliktlösungsprozesse sollten transparent, zugänglich, verständlich und leicht handhabbar sein.
- Man sollte dafür sorgen, daß der Planungs-, Umsetzungs-, Überwachungs- und Bewertungsprozeß des Konfliktlösungssystems die Werte und Ziele des Gesamtsystems widerspiegelt.
- Man sollte dafür sorgen, daß das System tatsächlich ein System ist – das heißt, daß die Verbindungen zwischen den Elementen gut durchdacht sind und reibungslos funktionieren können.
- Das System sollte auf den Stärken der bestehenden Konfliktlösungsmechanismen aufbauen.
- Man sollte neue Systeme nach und nach aufbauen.

Das letztgenannte Prinzip spiegelt eine wichtige Lektion wider, die Entwickler von Konfliktlösungssystemen über die Arbeit mit Organisationen gelernt haben. Obwohl es gelegentlich Situationen geben kann, in denen tiefgreifende Organisationsveränderungen oder Systemzusammenbrüche die Einführung eines völlig neuen Systems erfordern oder möglich machen, ist es wichtig, daß man die Kirche im Dorf läßt. Ideale Systeme sind selten realistische Systeme. Häufig lautet die wichtigste Frage: Was sind die wichtigsten Veränderungen, die zu einem bestimmten Zeitpunkt möglich sind und die dem Konfliktsystem eine eher kooperative Ausrichtung geben?

Eine weitere Herausforderung besteht darin, den Leuten, die versuchen, eine praktische Methode für den alltäglichen Umgang mit Konflikten zu finden, einen klaren, verständlichen Zugang zum Konzept des Konfliktsystems als solchem zu eröffnen. Das Konzept wird Praktikern immer abstrakt, theoretisch und praxisfern erscheinen, wenn sie es nicht in anwendbare Alltagshandlungen übersetzen können.

Trotz dieser Schwierigkeiten bildet der systemische Ansatz die vorderste Front der Konfliktlösungspraxis, weil er versucht, die Lücken zu schließen und Verbindungen zwischen den Ansätzen des Kontinuums zu schaffen. Damit das Konzept eines Angebotskontinuums keine abstrakte Idee bleibt, brauchen wir Verknüpfungsmechanismen zwischen den verschiedenen Elementen und eine Methode, um zu entscheiden, welche Hilfe in einer bestimmten Situation angebracht ist.

Entwickler von Konfliktlösungsssystemen sind ständig mit dieser Frage konfrontiert und damit die Speerspitze der Bewegung, die sich darum bemüht, einen immer differenzierteren Ansatz der Konfliktlösung in die Praxis umzusetzen.

Fast alle, die sich beruflich mit der Lösung von Konflikten befassen, spielen viele verschiedene Rollen, doch fast niemand kann oder sollte alle Rollen übernehmen, aus denen sich das Spektrum der Konfliktlösungsangebote zusammensetzt. Je besser wir die vielen verschiedenen Interventionen kennen, die notwendig sind, wenn wir eine Angebotspalette entwickeln wollen, die unseren Klienten tatsächlich hilft, desto eher werden wir in der Lage sein, kluge Entscheidungen darüber zu treffen, welche speziellen Hilfen die Menschen in einem bestimmten Konflikt brauchen. Je klarer wir uns darüber sind, was wir zu leisten vermögen und was nicht, desto besser können wir unsere Verantwortung wahrnehmen, wenn wir unseren Klienten bestimmte Hilfen empfehlen. Die wachsende Differenzierung und Vielfalt der professionellen Konfliktlösung bringt unserer aller Arbeit voran, weil sie uns Verbindungen zu weit wirkungsvolleren Interventionen eröffnet, als der einzelne anzubieten vermag.

KAPITEL 11

Schlußfolgerung: Die Bedeutung der Konfliktlösung für unser Leben

Dieses Buch erörtert, wie man auf hilfreiche und produktive Weise über Konflikte und ihre Lösungen nachdenken kann. Es hat nicht die Absicht, die Werbetrommel für professionelle Konfliktmittler zu rühren oder Rezepte für die praktische Durchführung von Mediation, Verhandlungsführung oder Facilitation aufzustellen. Ich bin überzeugt, daß eine gute praktische Arbeit das Ergebnis einer soliden Denkweise ist, die durch die Praxis untermauert und ständig weiterentwickelt wird. Die zunehmende Ausweitung der professionellen Konfliktlösung verlangt, daß wir in unserem Denken immer differenzierter werden, daß wir lernen, wie wir unsere Konzepte anwenden und bei unseren praktischen Bemühungen erproben können, und daß wir diese Erfahrungen nutzen, um unsere Denkweisen zu überprüfen und neu zu bewerten. Die Fähigkeit, sich auf diesen Reflexionsprozeß einzulassen, kennzeichnet einen erfahrenen Praktiker. Ein klares und verständliches konzeptuelles Rahmenwerk trägt nicht nur dazu bei, daß wir unsere Arbeit vertiefen können, sondern hilft uns auch, aus unseren Erfahrungen zu lernen.

So wichtig es ist, wie wir über Konflikte denken – noch wichtiger für unsere Arbeit ist, an welchen Wertvorstellungen wir uns orientieren. Eine tiefe Verpflichtung gegenüber den Werten, die unsere Tätigkeit bestimmen, ist die wichtigste Grundlage unseres Vorgehens. Sie sind der Motor unseres Engagements und der Kompaß, der uns durch die schwierigsten Momente leitet. Hinzu kommt, daß die Konzepte, die wir zum Verständnis unseres Handelns nutzen, von begrenzter Wirksamkeit sind, wenn sie nicht in unseren Werten gründen oder diese Werte widerspiegeln. Deshalb ist es meiner Ansicht nach sehr wichtig, daß wir uns selbst fragen, was uns zu unserer Arbeit als Konfliktmittler motiviert. Natürlich wird jeder diese Frage für sich anders beantworten, aber wir können zweifellos voneinander lernen.

Ich für meinen Teil habe Freude an dieser Arbeit, weil ich sie als Herausforderung empfinde, weil sie mich inspiriert und weil sie mir Spaß macht. Ich bin auch dankbar, weil es häufig (wenn auch nicht immer) greifbare Ergebnisse gibt. Meine Arbeit hat mich in viele interessante Teile der Welt geführt, in denen sich tiefgreifende Veränderungen vollzogen haben, und ich hatte die Gelegenheit, einige erstaunliche und wundervolle Menschen kennenzulernen. Meine Kollegen sind interessante, warmherzige Menschen mit Wertvorstellungen, die ich schätze. Daß ich mit ihnen zusammenarbeiten durfte, war ein Privileg. Das sind einige der riesigen Vorzüge, die diese Arbeit bietet. Doch sie alle berühren nicht den Kern der Motivation, die mich dazu bewogen hat, zwanzig Jahre lang im Bereich der Konfliktlösung zu arbeiten. Warum habe ich mich dieser Tätigkeit verschrieben? Weil ich miterleben möchte, wie Menschen produktiv mit Konflikten umgehen. Weil ich einen Beitrag zu einer besseren Welt leisten möchte. Weil ich möchte, daß meine Arbeit zu meinem persönlichen Wachstum beiträgt.

Ein besserer Weg der Konfliktlösung

Wenn Menschen in Konflikt geraten, sind die verfügbaren Mechanismen, die sie bei ihrer Suche nach einer Lösung zur Hilfe nehmen können (in Übereinstimmung mit der Art, wie die Gesellschaft auf viele andere Krisen reagiert), tendenziell darauf angelegt, den Kontrahenten die Macht aus den Händen zu nehmen. Die Macht wird an Gerichte, Rechtsanwälte, Regierungsstellen, Jugendämter, technische Experten, Schlichter usw. abgetreten. Ich bin aus praktischen und aus ethischen Gründen davon überzeugt, daß alle zuständigen Stellen versuchen sollten, Menschen in Krisen so viel eigene Entscheidungs- und Handlungsmacht zuzugestehen wie irgend möglich. Das ist besonders wichtig, weil Konflikte häufig entstehen, wenn Menschen sich fremdbestimmt und hilflos fühlen.

Eltern, die ihre Kinder mißhandeln, tun dies zum Beispiel oft, weil sie sich überfordert und machtlos fühlen. Die zuständigen Stellen im Kinder- und Jugendschutz reagieren darauf häufig (und bis zu einem gewissen Grad notwendigerweise), indem sie die Handlungs- und Entscheidungsspielräume der Eltern noch stärker einschränken. Wir müssen Wege finden, wie wir die Kinder schützen und gleichzeitig die Eltern zum Elternsein befähigen können. Darum geht es bei den wachsenden Bemühungen, die Mediation und andere Konfliktlösungsmechanismen (zum Beispiel Familiengruppenkonferenzen) im Kinder- und Jugendschutz zu nutzen (Mayer, 1984, 1995). Die Herausforderung besteht darin, die Macht der Eltern so weit einzuschränken, daß der Schutz der Kinder gewährleistet ist, während man ihnen gleichzeitig hilft, genügend positive Macht zu entwickeln, um zu erfolgreicheren und menschlicheren Eltern zu werden.

Was eine professionelle Konfliktlösung den Kontrahenten im wesentlichen anzubieten hat, ist ein Lösungsansatz für ernsthafte Konflikte, der auf die Selbstkompetenz der Beteiligten setzt. Zu unseren Zielen und Werten sollte gehören, daß wir Menschen in Konflikten helfen, möglichst große Macht über ihr Leben zu behalten, während wir gleichzeitig dafür sorgen, daß die Rechte und Interessen anderer respektiert und geschützt werden.

Wenn wir den Wunsch haben, die Probleme für unsere Klienten zu lösen, wenn wir ihnen die Sache aus der Hand nehmen und sie vor sich selbst schützen wollen, dann tun wir das Gegenteil – dann schränken wir die Handlungs- und Entscheidungsspielräume der Menschen ein und berauben sie ihrer Macht. Konfliktmittler müssen akzeptieren, daß Menschen manchmal schlechte Entscheidungen für sich selbst treffen und daß sie das Recht dazu haben. Wenn wir uns dafür verantwortlich fühlen, die Leute vor schlechten Entscheidungen zu schützen, so hat das zur Folge, daß wir auch in erheblichem Maß ihre persönliche Autonomie beschneiden. Deshalb ist es von wesentlicher Bedeutung, daß wir auf die Fähigkeit der Menschen, gute Entscheidungen für sich selbst zu treffen, vertrauen und daß wir akzeptieren, daß sie auch das Recht zu möglicherweise schlechten Entscheidungen haben. Meiner Ansicht nach ist dies ein unabdingbarer Grundsatz für eine erfolgreiche Konfliktlösungspraxis.

Damit verbunden ist ein kreatives Dilemma, vor dem Konfliktmittler stehen – nämlich die Frage, ob es ihre Aufgabe ist, Menschen zu verändern. Erfordert eine tiefgreifende Konfliktlösung eine persönliche Veränderung? Geht es bei der Beilegung von Konflikten darum, daß man Menschen hilft, persönlich zu reifen, eine Transformation zu durchlaufen oder irgendwie »besser« zu werden? Und wenn ja, wie läßt sich das mit der Tatsache in Einklang bringen, daß Menschen normalerweise nicht aus diesem Grund zu uns kommen? Wie erweitern wir die Autonomie und Selbstbestimmung des einzelnen, wenn wir gleichzeitig vorhaben, ihn zu verändern? Die Ironie besteht darin, daß ein Großteil der Arbeit, die ein Konfliktmittler leistet, tatsächlich den praktischen Effekt hat, daß sie Menschen verändert, daß er dieses Ergebnis jedoch gerade deshalb bewirkt, weil es nicht sein Hauptmotiv ist. Ich glaube, daß erfolgreiche Konfliktmittler häufig zu einem tiefgreifenden persönlichen Wandel beitragen, aber auf eine indirekte Weise, bei der die persönliche Autonomie respektiert wird. Sie helfen Menschen, sich so gründlich durch einen Konflikt zu arbeiten, wie es möglich und notwendig ist, und helfen den Kontrahenten dadurch, ihre Ziele zu erreichen. Die persönliche Veränderung ist häufig ein Nebenprodukt dieses Prozesses.

Die professionelle Konfliktlösung trägt noch in einer weiteren Hinsicht zu einem besseren Umgang mit Konflikten bei, nämlich indem sie den Beteiligten zu einer neuen Sichtweise von Konflikten verhilft. Wenn Konfliktmittler ihre Klienten dazu anregen können, über die distributive Falle hinauszuschauen, also über die knifflige Frage, ob sie ihre Beziehungen oder ihre Interessen schützen sollen, ob sie lieber nett oder lieber clever sein sollen, dann haben sie etwas Bedeutsames erreicht. Wir können Menschen helfen, Ansätze zu finden, mit denen sich solche destruktiven Entscheidungen vermeiden lassen, aber dazu müssen wir aufrichtig glauben, daß dies tatsächlich wichtig und möglich ist. Konfliktmittler müssen davon überzeugt sein, daß Menschen gleichzeitig stark und liebenswürdig, klug und mitfühlend, realistisch und optimistisch sein können. Unser Vertrauen in die Fähigkeit der Kontrahenten, sowohl sich selbst zu schützen als auch in ethischer Weise miteinander umzugehen, gehört zu den wichtigsten Dingen, die wir ihnen vermitteln können.

Alle Menschen müssen in ihrem Leben schwierige Entscheidungen treffen, und niemand kann immer alles bekommen, was er sich wünscht. Manchmal müssen Kontrahenten um des Friedens oder einer Lösung willen etwas aufgeben, das ihnen sehr wichtig ist. Doch Menschen können ihren wichtigsten Bedürfnissen Rechnung tragen und ihre grundlegenden Interessen mit Würde, mit Mitgefühl und mit Respekt für ihre Kontrahenten schützen, auch wenn sie diese Kontrahenten nicht leiden können und sehr wütend sind. Menschen im Konflikt können ihre Wut und Angst überwinden und eine kluge Wahl treffen, auch wenn sie unter großem Streß stehen. Wir können durch unsere Arbeit in diesem Bereich dazu beitragen, diese Überzeugungen zu einer praktischen Realität in einer komplizierten Welt zu machen.

Die Welt verändern

Für die meisten Konfliktmittler, die ich kenne, geht der Sinn unserer Arbeit darüber hinaus, bessere Wege der Konfliktlösung zu finden. Sie umfaßt auch das Engagement für eine bessere Welt. Natürlich trägt auch die Suche nach besseren Formen der Konfliktbeilegung zu einer besseren Welt bei, aber ich glaube, die meisten von uns sind der Ansicht, daß unsere Arbeit noch auf andere Weise zu einem grundlegenden gesellschaftlichen Wandel beiträgt.

Gewalt und Intoleranz führen überall auf der Welt zu großen Problemen, und die Fähigkeit der Menschen, Unterschiede zu akzeptieren und Konflikte zu lösen, ohne einander zu dämonisieren, ist eine große Herausforderung, die unser aller Zukunft beeinflussen wird. Während meiner Arbeit an diesem Buch wurden am anderen Ende der Welt gerade Kosovo-Albaner von Serben aus ihren Häusern vertrieben, während die NATO die Serben bombardierte, und zwanzig Meilen von meinem Haus entfernt wurden Schüler der Columbine High School von ihren Mitschülern niedergeschossen. Wir alle versuchen verzweifelt zu verstehen, warum diese Dinge geschehen sind, was man hätte tun können, um sie zu verhindern, und was wir jetzt tun können, um sie in Zukunft zu verhindern. Es gibt ohne Zweifel vieles, was wir alle lernen müssen, um in Frieden miteinander zu leben.

Die professionelle Konfliktlösung erstreckt sich auf viele unterschiedliche Bereiche menschlicher Interaktion. Die Erkenntnisse, die man in diesen verschiedenen Interaktionsbereichen sammelt, können viel dazu beitragen, neue Erkenntnisse über klügere und wirksamere Methoden der Friedenssicherung zu gewinnen. Allzu häufig wird Friedenssicherung ausschließlich mit der Beendigung von Gewalt gleichgesetzt, so wie Konfliktlösung mit Vereinbarungen. Doch wir wissen, daß echter Friede einen tiefgreifenden Wandel in den Beziehungen zwischen den Kontrahenten erfordert, so wie echte Konfliktlösung nur möglich ist, wenn es in allen drei Konfliktdimensionen zu Fortschritten kommt. Wir müssen bessere Ansätze für eine umfassende Friedenssicherung und für umfassende Konfliktlösungen entwickeln. Durch eine fundierte, von tiefen Überzeugungen geleitete Arbeit in unserem Bereich lernen wir mehr darüber, wie man Konflikte auf tiefgreifende, nachhaltige Weise lösen kann, und tragen dazu bei, neue Ansätze für den Umgang mit schweren Konflikten zu finden. Auf diese Weise leisten wir einen wichtigen Beitrag zu mehr Frieden und Sicherheit in der Welt.

Zur Bekämpfung der Gewalt gehört auch, daß wir Mittel und Wege finden, um den Respekt vor Unterschieden zu fördern. Bei einem Großteil der Konfliktlösung geht es darum, Menschen zu helfen, Unterschiede zu respektieren und sie als potentielle Kraftquellen und nicht als Bedrohung zu sehen. Konfliktmittler leisten Pionierarbeit, um den Menschen bewußt zu machen, daß jedes Problem, das durch Unterschiede entsteht, gleichzeitig große Chancen eröffnet. Sie tun dies nicht auf abstrakte Weise, sondern indem sie beim praktischen Umgang mit Problemen helfen, die sich aus der vermeintlich beängstigenden Andersartigkeit von Menschen ergeben. Wenn Menschen die Erfahrung machen, daß sie einen schwerwiegenden Konflikt erfolgreich lösen können, dann haben sie angefangen, die Mauern einzureißen, die sie voneinander trennen.

Eine weitere Hinsicht, in der unsere Arbeit eine Speerspitze im Kampf für eine bessere Welt bildet, hat mit der Vertiefung einer demokratischen Grundhaltung und dem Streben nach sozialer Gerechtigkeit zu tun. Während meiner Studienzeit in den sechziger Jahren, als ich in verschiedenen sozialen Bewegungen aktiv war, wurde uns zu Recht häufig vorgehalten, daß wir eine wesentlich klarere Vorstellung von dem hatten, was wir bekämpften, als von dem, was wir erreichen wollten. Aktivisten haben viele Versuche gemacht, die Form von Gesellschaft zu beschreiben, für die sie sich einsetzten, aber das tragfähigste Konzept, das entwickelt wurde, war das der *partizipatorischen Demokratie*. Der Begriff klang nicht nur gut, sondern entsprach offenbar dem Wunsch vieler Menschen nach einer Abkehr von der hierarchischen und patriarchalischen Führung der Gesellschaft und der großen Institutionen, in denen sich unser Leben abspielt, seien es Unternehmen, Universitäten, Familien oder kommunale Verwaltungen. Die meisten, ich eingeschlossen, hatten allerdings keine klare Vorstellung davon, was das praktisch bedeuten sollte.

Klar geworden ist inzwischen jedoch, daß die Forderung nach einer bedeutungsvolleren Partizipation ein wichtiges Bedürfnis der Menschen widerspiegelte. An den verschiedensten Fronten haben Menschen eine direktere Mitwirkung an Entscheidungen gefordert, die ihr Leben betreffen. Bürger verlangen Mitspracherechte bei Entscheidungen über Landnutzung, bei der Verkehrsplanung, Polizeipolitik, der Standortwahl von Feuerwachen und fast jeder öffentlichen Anlage, der Verteilung von öffentlichen Geldern und bei nahezu jeder anderen Entscheidung, vor der staatliche Stellen stehen. Schulen haben Schulreformteams und Elternbeiräte gegründet und andere Zuständigkeits- und Beteiligungsstrukturen geschaffen. Arbeitgeber haben vielfältige Formen der Mitarbeiterbeteiligung eingeführt. Man mag das flache Organisationsstruktur, Team-Management, Qualitätszirkel, Teamkultur, Total Quality Management oder industrielle Demokratie nennen, doch unabhängig von der Bezeichnung umfassen all diese Bemühungen den Versuch, den Mitarbeitern eine stärkere Partizipation am Entscheidungsprozeß und mehr Verantwortung für diese Entscheidungen einzuräumen. Große Unternehmen bilden heute eine Vielzahl von Informations- und Beratungsgruppen mit den Bürgern und verhandeln *good neighbor agreements* mit den Kommunen, in denen sie angesiedelt sind. Und natürlich gibt es die ganzen konsensbildenden Dialoge, Gemeindeversammlungen, öffentlichen Aushandlungsprozesse über Verordnungen und Verfahrensgrundsätze, Politikdialoge und die »runden Tische«, mit denen Konfliktmittler so häufig zu tun haben. All diese Strukturen und viele andere zeigen die Sehnsucht der Menschen nach einer stärkeren Beteiligung an der Entscheidungsfindung. Genaugenommen sind all dies Beispiele für eine lebendige, in die Tat umgesetzte partizipatorische Demokratie.

Einige dieser neuen demokratischen Strukturen sind vorübergehende Modeerscheinungen. Andere dienen eher dazu, Eindruck zu machen oder die Leute davon abzuhalten, sich politisch zu organisieren, als sie zu einem echten Dialog und wirklicher Problemlösung anzuregen. Doch diese Strukturen, denen es an echter Substanz mangelt, halten sich für gewöhnlich nicht lange. Der Grund, weshalb viele dieser neuen Partizipationsmechanismen überdauert haben und an Stärke gewinnen, ist, daß sie ein echtes Bedürfnis nach Mitwirkung und Beteiligung, nach Sinn und Gemeinschaft erfüllen. Außerdem haben sie sich als effektiv für den Aufbau besserer Beziehungen zwischen den Menschen und für die Suche nach Lösungen für schwierige Probleme erwiesen. Die Infrastruktur der Partizipation wächst und wird immer stärker in unseren sozialen Institutionen verankert, weil sie einem fundamentalen Bedürfnis gerecht wird und trotz mitunter konfuser Prozesse zu besseren Ergebnissen führt.

Doch diese ganze Partizipation hat definitiv auch eine Kehrseite. Es ist zum Teil schwieriger geworden, politische Entscheidungen zu treffen. Entscheidungsträger, Manager und die Öffentlichkeit fühlen sich häufig von dem Prozedere überwältigt. Regierungsvertreter verweisen mit bitterer Resignation auf das »K«-Wort – Konsens. Einerseits war die Entscheidung über den Standort einer Mülldeponie vor dreißig Jahren eine relativ simple Angelegenheit. Heute umfaßt sie viele komplexe Ebenen kontroverser öffentlicher Beteiligung. Andererseits wurden viele der alten Deponien an Standorten eingerichtet, die nicht sicher waren, und die Entscheidungen waren nicht gut durchdacht. Damit die partizipatorische Demokratie funktioniert, damit sie eine sinnvolle Teilnahme ermöglicht, damit sie den Menschen Einfluß auf die Entscheidungen gibt, die ihr Leben betreffen, und damit sie zur Lösung großer öffentlicher und organisatorischer Konflikte beiträgt, sind die Instrumente der professionellen Konfliktlösung von großer Wichtigkeit. Genaugenommen sind die Beiträge dieses Bereichs unentbehrlich, wenn wir die Demokratie stärken wollen, ohne daß die Menschen sich vom Prozeß oder vom K-Wort erschlagen fühlen.

Das gleiche gilt, wenn die Demokratie in den vielen Teilen der Welt Fuß fassen soll, in denen sie immer noch ein neues und unerprobtes System ist. Die Demokratie steht an einem Scheideweg in der Welt. Es gibt Orte, an denen die Menschen versuchen, demokratische Prinzipien und damit verbundene Freiheiten einzuführen, aber diese Bestrebungen lösen auch tiefgreifende Konflikte aus. Für viele Menschen ist Demokratie gleichbedeutend mit Instabilität und wachsender Ungleichheit in der Vermögensverteilung. Demokratische politische und wirtschaftliche Institutionen sehen sich Angriffen ausgesetzt, weil sie als Ursache persönlicher Unsicherheit und wirtschaftlichen Zerfalls betrachtet werden. Ethnische Konflikte haben zugenommen, weil zentralisierte und autoritäre Führungs- und Entscheidungsstrukturen zusammengebrochen sind. Antidemokratische Kräfte nutzen diese Konflikte für die Aufrechterhaltung oder Wiedereinführung autoritärer politischer Strukturen. Wenn man zusammen mit demokratischen politischen Strukturen gleichzeitig Konfliktlösungsverfahren und -fähigkeiten einführen kann, erhöhen sich die Chancen für tragfähige demokratische Reformen.

Die kommenden Jahre werden entscheidend für die Zukunft der Demokratie und bürgerlichen Gesellschaft in vielen Teilen der Welt sein. Es gibt sowohl ermutigende als auch deprimierende Trends – Staaten, die demokratische Reformen abzulehnen scheinen, und Staaten, die sie bereitwillig übernehmen. Zum jetzigen Zeitpunkt ist es besonders wichtig, daß es in den entstehenden Demokratien gelingt, Konsensbildungs- und Konfliktlösungsprozesse im Alltagsleben der ganz normalen Bürger zu verankern. Die Erwartung der Bürger, daß sie das Recht haben, an den Entscheidungen, die ihr Leben betreffen, mitzuwirken, ist letztendlich der beste Schutz der Demokratie.

Das läßt sich nicht erreichen, indem man einfach westliche Modelle der Konfliktlösung und Entscheidungsfindung exportiert. Doch wenn wir lernen, wie man die Demokratie in bestehenden demokratischen Gesellschaften festigt, können wir Menschen in anderen Teilen der Welt ein Beispiel geben und sind in der Lage, ihnen unsere Erkenntnisse, Erfahrungen und vor allem einen gewissen Optimismus anzubieten. Umgekehrt bieten die Bemühungen um den Aufbau demokratischer Strukturen viele Lernmöglichkeiten und neue Ideen für die länger bestehenden Demokratien in der Welt. Ich bin überzeugt, daß die Erkenntnisse der Konfliktlösung unabdingbar sind, damit die Demokratie in Gesellschaften, die sich im Umbruch befinden, erfolgreich und auf Dauer Fuß fassen kann.

Im Kern vieler dieser Bemühungen steht die Frage der sozialen Gerechtigkeit. Können demokratische Führungsansätze den Kampf um soziale Gerechtigkeit voranbringen? Können demokratische Strukturen die Schwachen schützen, die besitzgierigen Impulse der Mächtigen im Zaum halten und die Verteilung von wirtschaftlichen und anderen gesellschaftlichen Vorteilen auf kluge Weise ausbalancieren? Ich glaube, daß es letztendlich keinen anderen Weg gibt, um auf Dauer zu sozialer Gerechtigkeit zu gelangen, als ein demokratisches System. Doch wenn man bedenkt, wie unglaublich ungleich die Einkommensverhältnisse in den USA sind oder wie dramatisch der Lebensstandard in Rußland seit dem Zusammenbruch der Sowjetunion gesunken ist, kann man leicht skeptisch werden. Ich glaube, die Antwort lautet, daß wir mehr Demokratie brauchen – fester verankert und mit mehr echten Entscheidungs- und Gestaltungsspielräumen für die Menschen. Je mehr Entscheidungsmacht die Menschen in Fragen haben, die sie persönlich betreffen, desto eher erkennen sie, daß Demokratie nicht von oben verliehen wird, sondern von unten kommt, und desto eher werden sie Mittel und Wege finden, um eine sozial gerechte und wirtschaftlich kluge Verteilung gesellschaftlicher Vorteile einzufordern.

Bei der Konfliktlösung geht es im Grunde darum, Menschen mehr Macht über ihr eigenes Leben zu verleihen, insbesondere, aber nicht ausschließlich in Krisenzeiten. In diesem Sinne glaube ich, daß die Arbeit von Konfliktmittlern entscheidend für ein tieferes Demokratieverständnis und für den Kampf um soziale Gerechtigkeit in der Welt ist. Konfliktmittler sind Fürsprecher und Gestalter von praktischen demokratischen Prozessen. Und diese Prozesse sind entscheidend für eine Veränderung der Welt, in der wir leben, und für die Schaffung von mehr Frieden, Demokratie und sozialer Gerechtigkeit.

Den Konfliktmittler verändern

In der Konfliktlösung – wie in jedem intensiven Arbeitsbereich – machen die Praktiker ebenso wie die Klienten eine Veränderung durch. Wenn wir uns nicht unter anderem für diese Tätigkeit engagieren, weil sie uns die Möglichkeit persönlicher Reifung und Entfaltung gibt, sind wir nicht wirklich engagiert. Das hat nichts damit zu tun, daß man sich unprofessionell verhält, daß man eigene Bedürfnisse vor die des Klienten stellt oder daß man sich narzißtisch auf die eigene Persönlichkeitsentwicklung konzentriert. Es hat damit zu tun, daß man voll engagiert, präsent und leidenschaftlich bei seiner Arbeit ist. Wenn wir unser Engagement nicht als etwas sehen können, das uns persönlich weiterbringt, das uns hilft, die Art von Mensch zu werden, die wir sein wollen, und die Rolle zu übernehmen, die wir in der Welt spielen wollen, wird unser Beitrag zu diesem Bereich letztlich zu mechanisch und berechnend sein, um der Intensität dieser Arbeit gerecht werden zu können.

Wenn wir dagegen mit Leib und Seele präsent sind und keine defensiven Barrieren errichten, die uns vor dem Einfluß unserer Erfahrungen schützen (und ich glaube nicht, daß eine solche Abwehr wirklich möglich ist), dann wird diese Arbeit unsere Persönlichkeit sehr tiefgreifend beeinflussen. Die Wirkung ist natürlich bei jedem Menschen anders. Die meisten von uns werden durch ihre Partizipation an der professionellen Konfliktlösung hoffentlich ihre Kommunikationsfähigkeiten ausweiten, die Komplexität von öffentlichen und privaten Konflikte besser erkennen und mehr Empathie und Kreativität entwickeln. Außerdem werden wir hoffentlich über die Neigung hinauswachsen, Konflikte in der Welt und in unserem Leben über polarisierte Begriffe wie gut oder böse, richtig oder falsch, klug oder dumm, wahr oder falsch zu begreifen. Gefördert wird hoffentlich auch unsere Fähigkeit, Unterschiede als etwas Positives zu sehen und uns über Grenzen von Kultur, Alter, Geschlecht, Schicht oder andere Gräben hinweg zu verständigen.

Die Arbeit im Bereich der Konfliktlösung hat allerdings nicht nur positive oder angenehme Auswirkungen. Vielleicht liegt es am Alter, vielleicht an der Perspektive, die die Elternrolle und eine lange Berufstätigkeit mit sich bringen, aber die Klarheit meiner Überzeugungen und die Fähigkeit, mich über soziale Mißstände zu empören, sind nicht mehr das, was sie einmal waren. Der fortgesetzte Versuch, die unterschiedlichen Sichtweisen eines Problems zu verstehen oder die Bedürfnisse zu erforschen, die sich hinter abscheulichen Verhaltensweisen von Einzelpersonen, Organisationen oder Regierungen verbergen, kann die eigene Fähigkeit, klare und eindeutige Standpunkte in öffentlichen Fragen zu beziehen, untergraben. Manchmal vermisse ich meine klare Meinung und Empörung über Menschen und Streitfragen, und gelegentlich suche ich nach einem Bereich, in dem ich diese einst so ausgeprägte Seite meiner Persönlichkeit ausleben kann.

Die Welt braucht Fürsprecher – Menschen, die sich auf den Kampf für soziale Gerechtigkeit konzentrieren, die die Schwachen verteidigen, die sich für den Schutz der Umwelt einsetzen und die Angriffe auf unsere Freiheit abwehren. Sie braucht Menschen, die für die Interessen einer einzelnen Gruppe eintreten oder für ein Ideal kämpfen, das über eine reine Konfliktlösung oder Kooperation hinausgeht. Solche Fürsprecher sind ein Motor für soziale Veränderungen. Ohne diesen Motor wäre die Praxis der Konfliktlösung nur ein Schmiermittel für die Interaktion der Mächtigen. Manchmal sind solche zielstrebigen Fürsprecher schreckliche Nervensägen, die zu jeder Menge Frustration Anlaß geben. Doch sie erfüllen eine notwendige und wertvolle Aufgabe. Bei vielen Konfliktmittlern wächst mit der Zeit die Fähigkeit, größere Zusammenhänge wahrzunehmen. Doch das sollte nicht bedeuten, daß sich ihr Respekt vor diesen leidenschaftlichen Interessenvertretern verringert. Viele von uns können in diesen Fürsprechern ihr früheres Selbst wiedererkennen.

Bei jeder Entscheidung, die wir in unserem Leben treffen, verlieren wir etwas und gewinnen etwas, und die Arbeit in der Konfliktlösung bildet da keine Ausnahme. Für mich ist die allgemeine Tendenz dieser Veränderungen positiv gewesen. Meine Erfahrungen als Konfliktmittler haben mir geholfen, persönlich zu reifen, und sie haben mir geholfen, meine Wertvorstellungen über menschliche Beziehungen und sozialen Wandel in Einklang zu bringen. Ich schätze mich glücklich, weil ich auf einem Gebiet arbeiten kann, das interessant, herausfordernd, befriedigend und innovativ ist. Noch wichtiger ist, daß ich Freude daran habe, in einem Bereich tätig zu sein, der dazu beiträgt, eine bessere Welt zu schaffen und gleichzeitig Menschen bei ihren unmittelbaren Problemen hilft.

Obwohl die meisten Rollen, die man als Konfliktmittler übernimmt, ein unparteiisches Handeln verlangen, ist der Bereich selbst alles andere als wertneutral. Verbunden mit unserer Tätigkeit sind sehr tiefe Überzeugungen davon, wie man die Welt, in der wir leben, verbessern sollte und wie Menschen einander behandeln sollten. Manchmal entsteht ein Widerspruch zwischen diesen Werten und unseren Aufgaben als Konfliktmittler. Doch häufiger erweisen sich diese Wertvorstellungen als die Quelle, aus der wir unsere Macht und unsere Energie schöpfen. Ein aus tiefer Überzeugung erwachsendes Engagement für Demokratie, für die Selbstbestimmung des einzelnen und für soziale Gerechtigkeit gibt uns die Möglichkeit, unsere Rollen ausdauernd, konsequent und kraftvoll zu erfüllen.

Über den Autor

Dr. Bernard Mayer ist Teilhaber von CDR Associates, einem international anerkannten Unternehmen für Konfliktlösung und Konfliktlösungstraining. Er war als Jugend- und Familientherapeut tätig, hat als Leiter von Therapieprogrammen für Drogenabhängige und psychisch Kranke gearbeitet und war klinischer Direktor eines stationären Therapiezentrums für psychisch gestörte Jugendliche.

Seit Ende der siebziger Jahre arbeitet er im Bereich der Konfliktlösung als Mediator, Moderator, Trainer, Forscher, Programmleiter und Entwickler von Konfliktlösungssystemen, um Menschen zu helfen, ihre Streitigkeiten in den unterschiedlichsten Bereichen beizulegen – angefangen bei Konflikten im interpersonellen und familiären Bereich, in Gruppen und Gemeinschaften, über Konflikte in Organisationen, zwischen Arbeitgebern und Gewerkschaften, Mietern und Vermietern, bis hin zu Konflikten über Fragen des öffentlichen Interesses (Public Policy) und zu internationalen Konflikten. Mayer war für Stammesregierungen und Verbände der amerikanischen Ureinwohner tätig, für staatliche, bundesstaatliche und lokale Behörden; für Unternehmen, Bürgerinitiativen, Gewerkschaften, Berufsverbände, staatliche Schulen, Einrichtungen der Kinder- und Jugendfürsorge, psychologische Beratungsstellen und Universitäten.

Mayer, international renommierter Trainer und führender Vertreter innovativer Mediations- und Konfliktlösungsansätze in sozialen Fragen, insbesondere für Konflikte zwischen staatlichen Stellen und ihren unfreiwilligen Klienten, hält einen Doktortitel der University of Denver, einen Masterabschluß der Columbia University in Sozialfürsorge und einen Bachelorabschluß des Oberlin College. Er hat Kurse an zahlreichen Universitäten gehalten, zum Beispiel an der University of Colorado, University of Denver, University of Missouri, Windsor University, Colorado State University, Universität von Warschau, dem Budapest College of Economics und vielen anderen Bildungseinrichtungen. Als Berater für Konfliktmanagementverfahren und Trainer für Mediation, Verhandlungsführung und Konfliktintervention hat er in Australien, Bulgarien, Bosnien, Kanada, Moldawien, Polen, Ungarn, Neuseeland und den USA gearbeitet.

Mayer ist Autor zahlreicher Aufsätze und Handbücher zur Konfliktlösung und federführender Autor des 1999 von der Environmental Protection Agency veröffentlichten *Constructive Engagement Resource Guide: Practical Advice for Dialogue Among Facilities, Workers, Communities, and Regulators.*

Mayer lebt mit seiner Ehefrau und seiner Familie in Boulder, Colorado.

Literatur

Axelrod, R. (1984). *The Evolution of Cooperation*. New York: Basic Books. (Dt.: *Die Evolution der Kooperation*. 5. Aufl. München: Oldenbourg, 2000.)

Bandler, R. und Grinder, J. (1982). *Reframing. Neurolinguistic Programming and the Transformation of Meaning*. Moab, Utah: Real People Press. (Dt.: *Reframing: Ein ökologischer Ansatz in der Psychotherapie [NLP]*. 6. Aufl. Paderborn: Junfermann, 1995.)

Blake, R. und Mouton, J. S. (1984). *Solving Costly Organizational Conflicts: Achieving Intergroup Trust, Cooperation, and Teamwork*. San Francisco: Jossey-Bass.

Burton, J. und Folger, J. (1990). *The Promise of Mediation: Responding to Conflict Through Empowerment and Recognition*. San Francisco: Jossey-Bass.

CDR Associates (1986). *The Mediation Process Training Manual*. Boulder, Colo.: CDR Associates.

CDR Associates (1996). *The Dispute System Design Manual*. Boulder, Colo.: CDR Associates.

Coser, I. A. (1956). *The Functions of Social Conflict*. New York: Free Press. (Dt.: *Theorie sozialer Konflikte*. Neuwied: Luchterhand, 1972.)

Crum, T. (1987). *The Magic of Conflict: Turning a Life of Work into a Life of Art*. New York: Simon & Schuster.

Curle, A. (1971). *Making Peace*. London: Tavistock.

Deutsch, M. (1973). *The Resolution of Conflict: Constructive and Destructive Processes*. New Haven, Conn.: Yale University Press. (Dt.: *Konfliktregelung: Konstruktive und destruktive Prozesse*. München: Reinhardt, 1976.)

Doyle, M. und Strauss, D. (1976). *Making Meetings Work*. Chicago: Playboy Press.

Etzioni, A. (1975). *A Comparative Analysis of Complex Organizations*. New York: Free Press.

Festinger, L. (1957). *A Theory of Cognitive Dissonance*. Stanford, Calif.: Stanford University Press. (Dt.: *Theorie der kognitiven Dissonanz*. Bern: Huber, 1978.)

Fisher, R. (1983). »Negotiated Power.« *American Behavioural Scientist, 27*(2), S. 149–166.

Fisher, R. (1985). »Beyond Yes.« *Negotiation Journal, 1*(1), S. 67–70.

Fisher, R. und Ury, W. (1981). *Getting to Yes*. Boston: Houghton Mifflin. (Dt.: *Das Harvard-Konzept: Sachgerecht verhandeln – erfolgreich verhandeln*. 18. Aufl. Frankfurt a.M.: Campus, 1999.)

Folberg, J. und Taylor, A. (1984). *Mediation: A Comprehensive Guide to Resolving Conflicts Without Litigation*. San Francisco: Jossey-Bass.

Frost, J. und Wilmot, W. (1978). *Interpersonal Conflict*. Dubuque, Iowa: Brown.

Gamson, W. A. (1968). *Power and Discontent*. Homewood, Ill.: Dorsey Press.

Golten, M. M. und Mayer, B. (1987). *The Child Protection Mediation Project Manual*. Boulder, Colo.: CDR Associates.

Hale, K. (1998). »The Language of Cooperation: Negotiation Frames.« *Mediation Quarterly, 16*(2), S. 147–162.

Haynes, J. (1981). *Divorce Mediation: A Practical Guide for Therapists and Counselors*. New York: Springer.

Haynes, J. (1994). *Fundamentals of Family Mediation*. Albany: State University of New York Press.

Kochman, T. (1981). *Black and White Styles in Conflict*. Chicago: University of Chicago Press.

Kolb, C. (1983). *The Mediators*. Cambridge, Mass.: MIT Press.

Kolb, D. u.a. (1994). *When Talk Works*. San Francisco: Jossey-Bass.

Kressel, K., Pruitt, D. G. u.a. (1989). *Mediation Research: The Process and Effectiveness of Third-Party Intervention*. San Francisco: Jossey-Bass.

Kriesberg, L. (1982). *The Sociology of Social Conflict*. (2. Aufl.). Englewood Cliffs, N.J.: Prentice Hall.

Lax, D. und Sebenius, J. (1986). *The Manager as Negotiator*. New York: Free Press.

Lederach, J. P. (1995). *Preparing for Peace: Conflict Transformation Across Cultures*. Syracuse, N.Y.: Syracuse University Press.

Lederach, J. P. (1997). *Building Peace: Sustainable Reconciliation in Divided Societies*. Washington, D.C.: United States Institute of Peace Press.

Maslow, A. H. (1954). *Motivation and Personality*. New York: HarperCollins. (Dt.: *Motivation und Persönlichkeit*. Reinbek: Rowohlt 1981.)

Mayer, B. (1985). »Conflict Resolution in Child Protection and Adoption.« *Mediation Quarterly, 7*, S. 69–82.

Mayer, B. (1987). »The Dynamics of Power in Mediation and Conflict Resolution.« *Mediation Quarterly, 16*, S. 75–86.

Mayer, B. (1995). »Conflict Resolution.« In: R. Edward u.a., *Social Work Encyclopedia*. (19. Aufl.). Washington, D.C.: NASW Press.

Mayer, B., Ghais, S. und McKay, J. A. (1999). *Constructive Engagement Resource Guide: Practical Advice for Dialogue Among Facilities, Workers, Communities and Regulators*. Washington, D.C.: U.S. Environmental Protection Agency.

Mayer, B., Wildau, S. und Valchev, R. (1995). »Promoting Multi-Cultural Consensus Building in Bulgaria.« *Cultural Survival, 19*(3), S. 64–68.

McCarthy, W. (1985). »The Role of Power and Principle in Getting to Yes.« *Negotiation Journal, 1*(1), S. 59–66.

McCrory, J. (1981). »The Mediation Puzzle.« *Vermont Law Review, 6*(1), S. 85–117.

Mnookin. R. W. (1993). »Why Negotiations Fail: An Exploration of Barriers to the Resolution of Conflict.« *Ohio State Journal on Dispute Resolution, 8*(2), S. 234–249.

Moore, C. W. (1986). *The Mediation Process. Practical Strategies for Resolving Conflict*. San Francisco: Jossey-Bass.

Moore, C. W. (1996). *The Mediation Process: Practical Strategies for Resolving Conflict*. (2. Aufl.). San Francisco: Jossey-Bass.

»New Cars: A Buyer's Market.« *Consumer Reports*, Apr. 1999, S. 16–18.

Pearson, J. (1982). »Divorce Mediation: Strengths and Weaknesses over Time.« In: H. Davidson u.a. (Hrsg.), *Alternative Means of Familiy Dispute Resolution*. Washington, D.C.: American Bar Association.

Rothman, J. (1997). *Resolving Identity-Based Conflict in Nations, Organizations, and Communities*. San Francisco: Jossey-Bass.

Rubin, J. (Hrsg.) (1981). *Dynamics of Third Party Intervention.* New York: Praeger.

Saposnek, D. T. (1983). *Mediating Child Custody Disputes: A Systematic Guide for Family Therapists, Court Counselors, Attorneys, and Judges.* San Francisco: Jossey-Bass.

Schellenburg, J. A. (1982). *The Science of Conflict.* New York: Oxford University Press.

Schelling, T. (1960). *The Strategy of Conflict.* Cambridge, Mass.: Harvard University Press.

Schwarz, R. M. (1994). *The Skilled Facilitator: Practical Wisdom for Developing Effective Groups.* San Francisco: Jossey-Bass.

Slaikeu, K. A. und Hasson, R. H. (1998). *Controlling the Cost of Conflict: How to Design a System for Your Organization.* San Francisco: Jossey-Bass.

Stulberg, J. B. (1981). »The Theory and Practice of Mediation: A Reply to Professor Suskind.« *Vermont Law Review, 6*(1), S. 85–117.

Susskind, L. (1981). »Environment Mediation and the Accountability Problem.« *Vermont Law Review, 6*(1), S. 85–117.

Susskind, L., McKearnan, S. und Thomas-Larner, J. (Hrsg.) (1999). *The Consensus Building Handbook: A Conceptual Guide to Reaching Agreement.* Thousand Oaks, Calif.: Sage.

Thomas, K. W. (1983). »Conflict and Conflict Management.« In: M. D. Dunnette (Hrsg.), *Handbook of Industrial and Organizational Psychology,* Skokie, Ill.: Rand McNally.

Thomas, K. W. und Kilmann, R. H. (1974). *Thomas-Kilmann Conflict Mode Instrument.* New York: Xicom.

Umbreit, M. (1994). *Victim Meets Offender: The Impact of Restorative Justice and Mediation.* Monsey, N.Y.: Criminal Justice Press.

Ury, W. (1991). *Getting Past No: Negotiating with Difficult People.* New York: Batam Books. (Dt.: *Schwierige Verhandlungen: Wie Sie sich mit unangenehmen Kontrahenten vorteilhaft einigen.* Frankfurt a.M.: Campus, 1992.)

Ury, W. L., Brett, J. M. und Goldberg, S. B. (1988). *Getting Disputes Resolved: Designing Systems to Cut the Costs of Conflicts.* San Francisco: Jossey-Bass. (Dt.: *Konfliktmanagement: Wirksame Strategien für den sagerechten Interessenausgleich.* Frankfurt a.M.: Campus, 1991.)

Walton, R. W. und McKersie, R. B. (1965). *A Behavioral Theory of Negotiations.* New York: McGraw-Hill.

Wehr, P. (1979). *Conflict Regulation.* Boulder, Colo.: Westview Press.

Williams, M. (1998). *Mediation: Why People Fight and How to Help Them to Stop.* Dublin: Poolbeg Press.

Register